婴幼儿托育服务与管理专业规划教材

杨晓萍　李姗泽　总主编

婴幼儿医学基础

主　编：刘　琴　连伟利　苏　立
副主编：齐晓娅　王　宏　柳　伶　宿玉玺
编　委：（以姓氏笔画为序）
王　宏　毋囡囡　包兴润　冯一笑
刘　琴　齐晓娅　严　格　苏　立
连伟利　吴　迪　吴雨航　张艳博
陆　莹　陈玉霞　封　林　赵　昶
胡　波　柳　伶　徐晓阳　涂　腾
宿玉玺
秘　书：吴　迪　张　琴　王玉洁　罗　杰
何宗蔚　邹丛光　李厚源

西南大学出版社
国家一级出版社　全国百佳图书出版单位

图书在版编目(CIP)数据

婴幼儿医学基础 / 刘琴, 连伟利, 苏立主编. -- 重庆 : 西南大学出版社, 2022.8
ISBN 978-7-5697-1392-3

Ⅰ. ①婴… Ⅱ. ①刘… ②连… ③苏… Ⅲ. ①小儿疾病—防治—高等职业教育—教材 Ⅳ. ①R72

中国版本图书馆CIP数据核字(2022)第137897号

婴幼儿医学基础

YINGYOU'ER YIXUE JICHU

主　编　刘　琴　连伟利　苏　立

总 策 划:杨　毅　杨景罡
执行策划:钟小族　张燕妮
责任编辑:翟腾飞
责任校对:熊家艳
装帧设计:闰江文化
排　　版:王　兴
出版发行:西南大学出版社
重庆·北碚　邮编:400715
印　　刷:重庆紫石东南印务有限公司
幅面尺寸:185mm×260mm
印　　张:14.75
字　　数:289千字
版　　次:2022年8月　第1版
印　　次:2022年8月　第1次印刷
书　　号:ISBN 978-7-5697-1392-3
定　　价:59.80元

扫码获取本书教学资源

总序

0~3岁婴幼儿阶段是一个人生命中最快速发展的时期，亦是人生的重要奠基期。婴幼儿成长需要一个儿童友好社会，需要一个完整的社会教育架构，以保证每个家庭中的每一个孩子都能在其黄金三年得以健康成长。由此，架构一个完整的有利于婴幼儿健康成长的托育服务体系，并在高校培养相应的人才是中国教育体系刻不容缓的任务。

婴幼儿托育服务质量不仅关乎婴幼儿的健康成长，而且关乎人民群众的获得感、幸福感和安全感。近年来，国务院、教育部相继出台了一系列政策，对婴幼儿托育事业进行规划和布局。2017年10月，党的十九大报告明确提出“幼有所育”，并将其作为国家七大民生工程之首。2021年3月，《中华人民共和国国民经济和社会发展第十四个五年规划和2035年远景目标纲要》中特别强调“发展普惠托育服务体系，健全支持婴幼儿照护服务和早期发展的政策体系”。2021年12月，国家发展改革委等部门联合印发了《“十四五”公共服务规划》，指出“着力构建多元化、多样化、覆盖城乡的婴幼儿照护服务体系，积极引导社会力量举办托育服务机构……依法逐步实行婴幼儿照护工作人员职业资格准入制度”。

构建规范普惠的婴幼儿托育服务体系对于改善我国人口结构、积极应对人口老龄化、保持我国人力资源禀赋优势等方面具有重要意义。尽早研究、大力发展婴幼儿托育服务体系，建立健全相关的政策制度设计，是事关国家发展与安全、关乎国计民生的重要任务，这离不开大量高素质专业人才作为支撑。目前，我国托育服务从业人员队伍建设主要存在数量不足、人员素质参差不齐、托育服务人才培养和培训体系尚未形成等短板，应拓宽培养培训渠道，着力建设一支品德高尚、富有爱心、敬业奉献、素质优良的托育服务人才队伍。

本套教材依据《职业教育专业目录(2021年)》，按照《托育机构设置标准(试行)》《托育机构管理规范(试行)》《托育机构保育指导大纲(试行)》等重要文件精神进行编写，涵盖了婴幼儿托育服务与管理专业主要基础课程和专业核心课程，共包含23本教材。在编写过程中力求创新，努力打造自己的优势和特色。

第一，充分体现医教融合，指向岗位实际需求。本套教材的编写团队由师范院校、医学院校和企业团队构成，积极促成高校、医院与早教机构联合开发应用型课程，共同聚焦“医教融合”托育服务新模式下的岗位核心能力，着力体现人才培养的前瞻性和适应性。

第二，结合工作流程制定项目学习任务，符合高职“三教”改革趋势。立足职业教育的类型特点和经济社会发展对技术技能型人才的需求，探索活页式新形态教材开发的思路和方法，是职业教育“三教”改革的重要内容。本套教材积极探索提高实践能力为引领的人才培养流程，对接职业岗位标准，将工作任务转化为项目，将专业知识与技能转化为岗位能力，以项目为纽带、工作任务为载体、工作过程为导向，构建教材内容。融合学校和企业人员，共同编写理实一体、书证融通的工作手册式、活页式新形态教材。

第三，体现岗位能力要求，让学习者提前了解真实工作应用场景。本套教材以学习者发展为根本，以学习产出为导向，关注实践性教学内容，重视解决工作实际问题。在内容设计上，以典型工作任务、案例为载体组织教学单元。立足真实工作情景，采用大量真实案例及拓展阅读素材，帮助学习者在了解基本理论的前提下，更好地面对、解决工作中遇到的实际问题。

第四，配备丰富教学资源，视频展示实操技能。本套教材在设计上注重实操性，通过操作视频、题库、案例集等数字资源，为学习者创设真实详细的任务情境，增强学习过程的综合性、趣味性、挑战性，使学习者在主动建构、合作共研的过程中获得新知、提升经验。此外，编写团队还重视教材的实用性和灵活性，打造“纸质教材+数字化教材”协同互补的新形态教材体系，以期提高教学实效。

本套教材的顺利付梓得益于所有参编人员的辛劳付出和西南大学出版社的积极协调与沟通。在此向参与此次编写活动的全体人员表达我们的敬意。同时，教材写作难免有疏漏或不足之处，我们将在教材使用中进一步总结反思，不断修订完善，恳请各位同行不吝赐教。

李姗泽
2022年7月

前言

党的十九大提出了健康中国发展战略，为推动和促进“幼有所育”，国家相继出台了《关于促进3岁以下婴幼儿照护服务发展的指导意见》《支持社会力量发展普惠托育服务专项行动实施方案（试行）》《托育机构保育指导大纲（试行）》等一系列指导意见、大纲和方案。为了满足婴幼儿照护与服务的需求，各级政府高度重视托育服务机构和行业专业人才队伍的建设。当前，各类托育服务机构发展势头迅猛。高职院校也紧跟国家最新颁布的托育服务行业政策，新增开设了婴幼儿托育服务与管理相关专业。为此，我们参与编写了本教材。

对0~3岁的婴幼儿托育服务与管理从业人员而言，掌握相关的医学基础知识至关重要，是保障婴幼儿日常照护安全的基石，是对每一位托育服务和管理人员的基本要求。本教材结合解剖学、胚胎学、遗传学、病理生理学和免疫学等基础医学知识，帮助学生从人体形态结构、胚胎发育、基因、免疫等不同角度全面了解婴幼儿的九大器官系统及其特点，包括感觉器官、神经系统、呼吸系统、循环系统、消化系统、泌尿系统、生殖及内分泌系统、免疫系统以及运动系统。在介绍中着重于与成人相比较，突出婴幼儿自身的特点，并概要性地介绍了各系统相关的常见疾病。通过本教材的学习，学生为后续婴幼儿常见疾病预防与照护、传染病预防、卫生与保健、健康评估与指导等专业课的学习打下基础。

针对目前职业院校的教材建设普遍存在内容过时、更新缓慢、与企业生产实际脱节等问题，本教材打破了传统教材章节的模式，融入了课程思政育人元素，以“项目引领、任务驱动”为理念，按照“项目+任务”的体例进行撰写。每个项目的学习分解成了多个不同的任务，用任务驱动学生的学习过程。学生可以通过多个任务的学习，逐渐提升对知识的掌握能力。同时，我们在每个任务的学习过程中还提供了医学和企业的双元评价来考核学生的学习。在每个项目学习结束后，学生通过实践实训将项目所学灵活应用到托育工作实践中，做到理论与实践相结合。

本教材编委是由专业医学教师、高等职业院校骨干教师和托育机构以及该领域的一线从业人员组成的一支跨学科、跨领域的团队。医学学习部分由该领域专业的医学从业人员完成撰写，在项目结束时为学生准备了项目小结、思考练习和推荐阅读，帮助学生学习和理解深奥的医学知识。高校骨干教师从高等职业院校托育服务与管理专业人才培养、托育行业从业人员从实际工作岗位需求出发，以行业需求为导向，共同设计了贴近工作场景的任务描述、任务准备、操作流程、任务分析和实践实训，让学生在模拟实际工作情境中体验岗位需求并实现在案例学习中提升自主学习能力。

本书是在西南大学出版社策划与组织下，编委齐心协力，克服了时间紧、任务重等困难完成的。在编写过程中，本教材的秘书团队做了大量的协调和编排工作，在此表示深深地感谢。

由于水平有限，书中难免有不足之处，敬请广大同仁和读者批评指正。

编者

2022年6月22日

目录

绪论

婴幼儿医学基础概述

项目目标

1. 了解婴幼儿的解剖、病理生理、免疫和临床特点。

2. 理解相关基础医学学科的定义及其与本门课程学习的关系。

3. 掌握婴幼儿的年龄分期、各大器官系统的分类及特点。

4. 能根据婴幼儿生长发育各阶段的特点明确区分不同阶段的保健重点。

5. 培养学生从为婴幼儿提供健康、安全、科学的托育服务的理念出发，爱岗敬业，为婴幼儿、家长和社会做好服务工作。

学习重难点

学习重点：

1. 婴幼儿的年龄分期及特点。

2. 婴幼儿各器官系统的分类及特点。

学习难点：

基础医学知识与婴幼儿各大系统的关系。

思维导图

- 绪论
  - 本课程涉及对象
    - 婴幼儿的年龄分期及特点
    - 婴幼儿医学特点
  - 本课程主要内容
    - 婴幼儿各系统的分类及特点
    - 婴幼儿生长发育和保健
  - 本课程涉及的相关学科
    - 基础医学学科
    - 儿科学
  - 学习本课程的意义
    - 在婴幼儿托育服务与管理专业学习中的意义
    - 在婴幼儿托育服务与管理工作中的意义

一、本课程涉及的对象

(一)婴幼儿的年龄分期及特点

本课程涉及的对象是婴幼儿,婴幼儿从儿科学的分期上可以分为婴儿期和幼儿期[1]。在这个阶段,婴幼儿将经历第一次微笑、第一次翻身、第一次说话、第一次走路等人生的里程碑。

婴儿期 婴儿期是指胎儿出生到一岁之前的阶段。在婴儿时期,各系统器官在持续生长发育,却不够成熟完善。婴儿时期神经和身体器官的发展非常旺盛,这个时期正确和适当的体格锻炼可以有效地促进婴儿生长发育。婴儿在这期间将学会集中视觉注意力,伸出手用触摸的方式探索和学习周围的事物。婴儿会通过聆听来理解周围的人和事物,并开始学习语言,尝试发出沟通的声音。同时,此阶段婴儿生长发育极其旺盛,对营养的需求较高,但消化系统常常比较脆弱,易出现消化和营养等方面的问题;一旦出现营养不良,可能导致近期生长发育迟缓如体重增长落后,远期智能发育迟滞等问题,甚至会有罹患慢性病的风险。随着婴儿的生长,来自母体的抗体会逐渐减少,加上婴儿免疫系统尚未发育成熟,易患感染性和传染性疾病。因此,在这个阶段,婴儿要严格按照计划进行疫苗接种,同时按计划完成儿童保健,并做好疾病的预防和筛查。在这一阶段,作为社会和情感发展的一部分,婴儿会开始与父母和其他人建立爱和信任的纽带。父母、家人、托育和护理人员与婴儿相处的方式将为他们未来如何与自己和他人互动奠定基础。

在婴儿期中,有一个特殊的阶段称之为新生儿期。对该阶段的时间定义,不同的领域有不同的理解。在医学领域,普遍认为该阶段是自胎儿娩出至出生后28天的时期。此阶段的特殊性在于新生儿易罹患疾病,且患病率及病死率高。分娩过程中的损伤、感染使新生儿罹患某些疾病,需要进行专科治疗及精心护理。同时先天性畸形也常在此阶段被发现。由于才离开母体,环境有了非常大的改变,这是婴儿经历的一个艰难的适应时期。

幼儿期 一岁后,儿童开始进入幼儿期,幼儿期将会持续到三岁。幼儿的体格生长发育将会比婴儿期慢,但其智能发育是迅速的。此阶段幼儿的消化功能仍然不够完善,饮食逐渐从母乳开始转换成辅食喂养,此时制订正确的喂养方案对幼儿的生长发育至关重要。一岁以后,幼儿开始更多地用肢体去主动接触周围环境,并开始好奇地去探索世界,他们的活动范围变广,接触的社会事物增多。随着身体的生长发育,幼儿的认知能力会突然增加,会展现出独立性,开始模仿他人的行为和说话,还能记住周围的人和事物。两岁时,幼儿的大脑将

① 王卫平.儿科学[M].第8版.北京:人民卫生出版社,2018.

会发育到成年大脑重量的70%左右，同时幼儿在此阶段会经历巨大的思维、学习、社交和情感变化，这都将帮助他们探索这个世界并开始理解事物。他们可以开始区分不同的颜色、分辨不同的指令和表达自己的一些情绪。

（二）婴幼儿医学特点

1. 解剖特点

婴幼儿时期是儿童成长发育最快速的阶段之一。相较于成人较为稳定的解剖结构，婴幼儿身体的大部分器官系统在这个时期并不成熟，并且会经历较大的变化。心、肺等内脏器官的体积会逐渐增大。肌肉、骨骼会逐渐发育。这意味着我们无法使用成人的标准和指标来对婴幼儿进行正确地评估。熟悉婴幼儿的生长发育规律及结构特征有助于及时发现异常情况，发育过程中的解剖异常也可能会导致疾病的发生。

2. 病理生理特点

在生长的过程中，婴幼儿的组织和器官除了在体积上的变化以外，其功能也会逐渐成熟。尚未成熟的器官和系统可能对内在因素或环境因素产生过激或较弱的应答反应，常是疾病发生的潜在因素。不同阶段的婴幼儿的各项生理指标也会有不同的参考值或范围，且常不同于成人的参考值。

3. 免疫特点

儿童的免疫功能在婴幼儿时期尚处于发育过程，其抵御外来病原体的能力与成人相比较为低下，可能出现在成人中并不常见的病原体的感染、传播及流行。对于该类疾病，预防保健工作尤为重要。构建良好的环境并引导儿童养成健康的生活习惯可以有效阻断疾病的传播。在婴儿时期，婴儿可以通过摄入母乳获得一定免疫球蛋白的补充。及时、正规、完善的疫苗接种对于预防婴幼儿疾病的发生具有举足轻重的作用。婴幼儿疾病的有效预防与监护人和托育人员的医学知识储备密切相关。

4. 临床特点

婴幼儿时期的常见疾病具有高度特异性。众多先天性疾病或遗传性疾病可能在婴幼儿时期发生。婴幼儿的病情往往错综复杂，变化快且容易出现反复。婴幼儿由于语言功能的局限性，且情绪不稳定，无法做到有效地沟通。专业人员除了需要仔细观察患儿的细微表现或举动以外，还极大程度上依赖于监护人和托育人员提供更加详细、准确、有意义的信息，以便于进行疾病的鉴别。若监护人和托育人员能够准确地捕捉到婴幼儿的异样并进行初步的分析判断，将大幅提高就诊效率，让患儿尽快开始接受有效的诊疗。

在本门课程的学习中，您将从医学的不同领域去学习婴幼儿的医学基础知识，从而在后续的学习中理解婴幼儿在这个阶段生理上的快速生长、心理上的发展变化和在此阶段的需求，从而更好地在未来的工作中理解婴幼儿的认知，帮助他们健康快乐地成长。

二、本课程的主要内容

婴幼儿时期的生理特点、疾病发生发展规律、诊疗原则等方面与成人存在很大的差异。本课程主要涉及婴幼儿的生理特征、发育成熟规律、该时期内常见的疾病及其初步处理原则，这些内容均属于儿科学的范畴。对于今后将从事婴幼儿托育服务与管理的学生来说，为儿童的健康保驾护航是首要任务。因此，婴幼儿医学基础相关知识的学习不可或缺。

本课程内容按照婴幼儿的器官系统分为了感觉器官、神经系统、呼吸系统、循环系统、消化系统、泌尿系统、生殖及内分泌系统、免疫系统以及运动系统九个项目，分别对各个器官系统的生理特征以及该系统相关婴幼儿时期常见疾病进行介绍。同时，婴幼儿医学基础的学习内容还融入了在托育日常工作中重要的婴幼儿生长发育和保健知识。通过本课程的学习，学生将会对儿童在婴幼儿时期的健康情况形成全面的认识，同时提高对婴幼儿常见疾病的辨识和处理能力。托育服务从业人员在拥有医学基础知识的条件下，可以快速对婴幼儿的异常表现及紧急情况进行正确地判断，避免延误就医的情况出现，使婴幼儿能够获得更加及时的专业诊治，在一定程度上防止病情加重，甚至可以挽救患儿的生命。

（一）婴幼儿各系统的分类及特点

根据不同的生理功能，婴幼儿的组织器官可大致分为感觉器官、神经系统、呼吸系统、循环系统、消化系统、泌尿系统、生殖及内分泌系统、免疫系统及运动系统①。与成人相比，婴幼儿的器官系统（图0-1）在分类上并无特殊，但各个系统均处于发育阶段，在结构和功能方面均与成人存在较大差异，具有显著的特点。

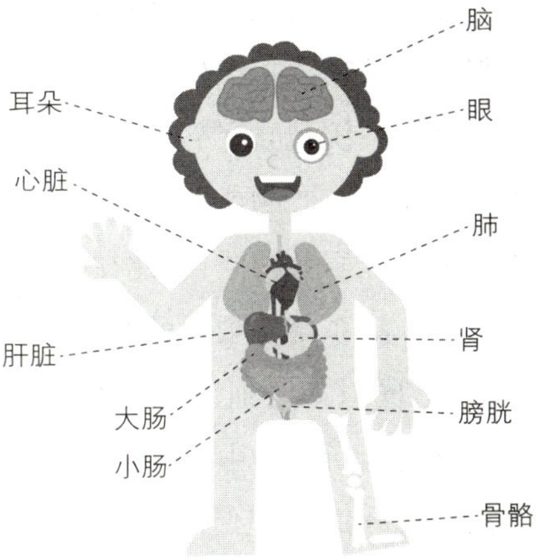

图0-1 婴幼儿的人体器官

婴幼儿在成长的过程中需要从环境中获取丰富的信息。人体感知外部世界的信号由感觉器官完成，主要通过视器（眼）、前庭蜗器（耳）、嗅器（鼻）、味器（口）、皮肤等器官实现。婴幼儿的这些感觉器官伴随着年龄的增长而逐渐成熟。

① 桂永浩．儿科学[M]．第3版．北京：人民卫生出版社，2015．

感觉器官接收到的信号需要通过神经系统进行处理和转化。神经系统在婴幼儿生长发育过程中发育最早。在婴儿出生时,大脑已形成主要的沟回,但细胞分化不成熟。出生后,大脑皮层的神经细胞数目基本不再增加。在幼儿3岁时,脑细胞基本分化成熟。由于婴幼儿时期神经系统尚未完全发育,常由于神经系统异常导致一些阳性病理征,如克尼格氏征、巴宾斯基征等,这些可能为正常生理现象。

呼吸系统开始于鼻和口腔,通过气道延伸至肺部的支气管、肺泡等结构。呼吸系统的发育从怀孕第五周开始,共分为胚胎期、腺期、成管期、成囊期以及肺泡期。在婴幼儿时期,呼吸系统均处于肺泡期,此时已出现有完整毛细血管结构的肺泡,并能够支撑婴幼儿的呼吸功能需要。婴幼儿的呼吸频率、节律与呼吸类型也与成人存在明显差别。幼儿鼻窦发育不完全,易发生上呼吸道感染,甚至经鼻窦入颅内,发生颅内感染。

循环系统的核心器官为心脏。心脏在胚胎期经历了由原始心管向四腔心的发育过程。在此过程中部分胎儿可能形成先天性心脏畸形。婴幼儿的心率和血流速度均大于成人的水平,且与年龄成反比。此外,各个大小血管也是循环系统的另一重要组成部分。婴幼儿的动、静脉在管径、组成成分、血供分布等方面均与成人存在差异,也可能成为一些疾病发生的潜在因素。

消化系统包含了口腔、食管、胃、肠、肝、胰腺等器官。消化系统的目的是消化并吸收对人体有用的营养成分,为各个系统的正常运作提供原材料。足月儿出生时已具有吸吮和吞咽的能力。由于婴儿大脑皮层功能不完善,进食时可能引起胃-结肠反射,产生便意。

泌尿系统包含了肾脏、输尿管、膀胱及尿道等器官。肾脏的功能包括排泄体内代谢终末产物或有毒物质、调节机体水电解质平衡以及内分泌功能。婴儿的肾脏位置相对较低,因此在行腹部初诊时容易扪及肾脏。

内分泌系统主要由垂体、甲状腺、甲状旁腺、肾上腺、性腺及胰岛等内分泌腺组成,同时如心血管、肝、胃肠道、皮肤和一些免疫组织也具备内分泌功能。内分泌功能指的是由内分泌细胞合成激素并分泌进入血液,激素作用于靶细胞从而对机体的生理代谢活动进行调节的过程。内分泌系统参与调控了人体的生长、发育、性成熟和生殖等生命过程,其功能对婴幼儿的茁壮成长至关重要。

生殖系统是男女差异最显著的身体组成部分。男性生殖系统主要包含睾丸、输精管道(附睾、输精管、射精管、男性尿道)和附属腺(精囊、前列腺、尿道球腺);女性生殖系统则是由子宫、子宫附件(卵巢、输卵管)、阴道、前庭大腺和外生殖器(即外阴,包含阴阜、阴蒂、大阴唇、小阴唇、阴道前庭)组成。生殖系统的发育在婴幼儿时期处于抑制状态，其发育与成熟需要内分泌系统的支持，具体是由下丘脑、垂体以及性腺共同进行内分泌调控。

免疫系统包括具有免疫功能的细胞、组织、器官，以及相关大小分子。免疫功能本质上是机体的防御系统，主要表现在抵御病原微生物的侵袭、清除受损和衰老的细胞、识别并清除发生异常转化的自体细胞等方面。免疫系统的成熟依赖于对于外源性物质的接触从而产生免疫记忆，由于婴幼儿对于外源性物质接触相对较少，因此婴幼儿的免疫功能和成人相比尚不健全。

运动系统主要由骨、关节和骨骼肌三部分组成，其功能的实现同时需要神经系统的参与。运动系统的主要功能有支撑人体的重量、维持体姿，保护内脏及运动功能。婴幼儿运动系统的成熟是丰富的外界营养和健康的内分泌功能的共同成果，也是评估儿童发育、营养等情况的重要参考指标。

（二）婴幼儿生长发育和保健

1. 婴幼儿生长发育

（1）生长发育规律与影响因素。生长是指各器官、系统以及身体形态、大小的变化。发育是指细胞、组织、器官分化与功能成熟。生长和发育密不可分，且一起体现机体的动态变化。婴幼儿的生长发育最大的特点是一直持续进行。在出生后的第一年，婴儿的身长、体重生长速度是最快的，随后将一直处在稳定生长期直到青春期。神经系统在所有系统中发育最早，紧随其后的呼吸、循环、消化、泌尿、肌肉及脂肪的发育在1~2岁时增长也较快。

婴幼儿的生长发育主要受到遗传因素和环境因素的影响。来自父母基因的遗传直接影响着婴幼儿的生长发育。婴幼儿的皮肤和头发的颜色、面部特征、对营养的需求、对传染病的易感性都与基因息息相关。同时，遗传因素也可能直接导致生长发育疾病。除了遗传因素，环境对生长发育的影响也不能忽视。居住的环境、水源、空气质量、噪声以及营养、妊娠期母亲的身体健康状况、社会配套医疗保健服务、托育机构的教育甚至地区的经济发达程度都是婴幼儿生长发育的环境影响因素。

（2）体格生长。我们通常选用身长、体重、顶臀长、头围、胸围等易于测量且具有代表性的指标来衡量婴幼儿体格生长。身长与体重的增长规律类似，受遗传和内分泌因素影响，在婴儿期的增长速度最快。头围反映婴幼儿脑和颅骨的发育，可以提示发育迟缓性疾病或可疑脑积水。正常足月儿不同年龄段的身长、体重、头围、胸围各项指标的平均值可参考表0-1。除了这几项指标以外，顶臀长、指距也是反映身材增长的指标，同时胸围的测量可以判断婴幼儿肺、胸廓和胸背部肌肉的生长发育。

表0-1　足月儿的年龄与体格生长指标

年龄	身长(cm)	体重(kg)	头围(cm)	胸围(cm)
出生时	50	3	34	32
3个月	61 ~ 62	6	40	40
1岁	75	9	46	46
2岁	85	12	48	49

2.神经心理发育

神经系统发育是心理发育的前提,包括感知、运动、语言、情感、思维和判断等伴随终生的方面。神经系统在所有系统中是发育最早的系统,脑发育在婴幼儿期基本完成。伴随着神经系统的发育,婴幼儿的心理活动也在逐步发展,其中包括社会行为、注意的发展、记忆的发展、思维的发展、想象的发展、情绪和情感的发展、个性和性格的发展。

3.婴幼儿保健

(1)保健重点。婴幼儿保健的目的是结合婴幼儿的生长发育规律及其影响因素,采取有效的措施促进婴幼儿健康成长。结合婴幼儿的生长发育规律和解剖、生理、体格、神经心理发育的特点,我们可以针对各年龄段制订不同的保健措施方案,从而降低婴幼儿各类疾病的发病率和死亡率。有研究提示,在婴幼儿智力发育及身体发育中,保健不仅可以明显提升婴幼儿的智力发育水平及体格生长,还可明显降低常见疾病的发生率。

如前文提到,婴幼儿可分为婴儿期(0~1岁)和幼儿期(1~3岁),婴幼儿保健在不同分期有不同的重点。在出生后一周以内,是新生儿发病率和死亡率极高的阶段,婴儿死亡中约2/3是小于一周的新生儿,出生后一周的新生儿保健是婴儿保健中的重中之重。出生一周内的新生儿的保健可分为出生时的护理和居家保健。出生时的护理主要是指新生儿娩出后的清洁、消毒、体格检测与评估。评估为高危的新生儿应当送入重症监护室,出院回家的新生儿应按照筛查规定筛查听力和先天性遗传代谢病。同时新生儿在家中还需要注意保暖和皮肤护理。除了出生后的一周以外,婴儿期还应重点关注婴儿的营养膳食和体格生长。由于婴儿体格生长迅速且对营养的需求很高,但同时消化功能又不成熟,所以很容易发生消化不良甚至营养不良的问题。因此对于人工喂养、母乳喂养以及辅食的添加的时机及方法,是婴儿期需要关注的问题。同时,婴儿需要按国家免疫规划程序进行疫苗接种,并进行定期的体格检查,以便早期发现疾病并及时干预和治疗。无论如何,婴儿都需要合理喂养、坚持户外活动和注意增加免疫力。

进入幼儿期后，幼儿开始逐渐有更好的感知能力和自我意识，对周围的环境、事物和人开始好奇，并进入模仿阶段，这也是幼儿社会心理开始迅速发育的时期。这个时期的重点要放在和幼儿语言互动和促进幼儿语言的发展上。父母和照护人员可以通过讲故事、唱歌、游戏等活动，促进幼儿的语言能力发展。在与幼儿交流沟通的过程中，需要培养幼儿的独立能力、养成良好的生活习惯和规律的生活，为幼儿后续的成长打下健康的基础。幼儿同样也需要坚持定期的疾病筛查（贫血、视力、泌尿系统感染、生殖器和遗传代谢疾病）、体格检查（预防营养不良或单纯性肥胖等营养疾病）和进行牙齿护理（养成刷牙的习惯等）以防止龋齿。

（2）具体措施。婴幼儿的保健措施主要包括护理、营养、免疫、健康检查几个方面。众所周知，越小的婴儿越需要合适的护理，婴幼儿的护理环境特别是婴儿的护理环境要求很高。婴幼儿的护理环境建议阳光充足、通风良好，冬季室内环境尽量控制在温度18~22 ℃、湿度55%~60%。每日需要保持婴幼儿皮肤清洁，选择柔软、宽松的衣服，便于穿脱。患病者不应进入婴幼儿居室。

婴幼儿的营养应以高能量、高蛋白的乳类为主，其营养来源由最初的母乳喂养逐渐开始转向添加辅食喂养。6月龄以内的婴儿提倡纯母乳喂养，因为母乳是婴儿健康成长和发育最理想的食品和营养来源。当母乳喂养不再满足婴儿的营养需求时，开始添加配方奶和辅食。在这个过程中，父母及托育人员应当注意婴儿对食物的过敏反应，并逐渐培养婴幼儿正确的饮食习惯，制订健康的膳食计划①。

按照国家免疫规划的规定，婴幼儿需完成乙肝疫苗、卡介苗、脊髓灰质炎疫苗、百白破疫苗、麻风疫苗、麻腮风疫苗、乙脑疫苗、A群流脑多糖疫苗以及甲肝疫苗的接种②。需要注意的是，部分疫苗的接种可能会引起婴儿的一些不良反应，这些不良反应需要尽早发现并与保健医生及时沟通。除了以上要求接种的疫苗以外，父母还可以根据自身意愿选择水痘疫苗、流感疫苗、肺炎球菌疫苗、轮状病毒疫苗等进行接种。

健康检查主要分为体格生长和社会心理发育趋势的检查，在家喂养的和在托育机构照护的婴幼儿都应进行定期的健康检查。频率应为：6个月的婴儿每月1次，7~12个月的婴儿每2~3个月1次，1~3岁的幼儿每6个月1次。

---

① 中华预防医学会儿童保健分会.婴幼儿喂养与营养指南[J].中国妇幼健康研究，2019，30(4)：392-417.

② 中华人民共和国卫生计生委.国家免疫规划疫苗儿童免疫程序及说明(2016年版)[M].北京：中国标准出版社，2016.

三、本课程涉及的相关学科

本课程涉及多门医学学科的知识，包括基础医学中的解剖学、胚胎学、遗传学、病理生理学和免疫学，这些基础医学学科的知识可以帮助托育人员从人体形态结构、胚胎发育、基因、免疫等不同角度理解婴幼儿各大器官系统。同时，本课程还涉及儿科学中婴幼儿生长发育的规律和特点，以及常见疾病的基础知识。通过对这些知识的学习，可以了解婴幼儿的基本医学特征，有助于在未来婴幼儿照护工作中进行基本的判断和处理。

（一）基础医学学科

1.解剖学

解剖学是最经典的基础医学学科之一，是现代医学的基石。人体解剖学研究的是人体形态结构。正常的组织器官形态和结构是维持生理功能的前提条件。器质性疾病的发生发展多伴随着组织、器官在结构上的异常。婴幼儿的发育并非线性，而是具有多维度、多阶段的特征。婴幼儿的肌肉骨骼（运动）系统、呼吸系统、消化系统、生殖系统等多个系统在解剖结构上与成人存在较大的差异。因此，婴幼儿的正常解剖结构不能简单地被视为成人解剖结构的缩小版。婴幼儿时期的疾病常与组织器官的发育密切相关，可能很直观地体现为解剖结构的缺失或畸形。充分认识婴幼儿的正常形态结构是判断婴幼儿发育状态和健康状况的基础。

2.胚胎学

研究个体发生过程和规律的学科称为人体胚胎学。人体的发生从受精开始到胎儿出生，总历时约38周，广义的胚胎一词包括从受精至出生整个阶段。对这期间胎儿发育演变规律进行学习可以加深学生对婴幼儿各个器官系统的解剖结构和基本功能的认识，理解先天性疾病发生的原理和机制，从而实现科学、有效地预防。人体胚胎发生分为三个阶段：胚前期、胚期、胎儿期。胚胎在每个阶段会经历特异性的变化。

3.遗传学

广泛的遗传学研究的是所有生物的遗传和变异，其内容包括遗传物质和遗传信息。人类的健康主要受到外界环境以及内部遗传信息的调控。同时外界环境也可对内部遗传结构进行调控。遗传信息的异常往往为疾病埋下了种子。了解遗传学相关知识的目的在于正确认识婴幼儿健康发育的先决条件，熟悉常见遗传病的相关表现，以便托育人员能够充分对其进行科学识别或初步发现。

4.病理生理学

病理生理学也是一门基础医学学科，其主要研究内容为疾病发生、发展过程中的规律及其机制，探索疾病的本质。病理生理学作为基础医学与临床医学的“桥梁”，将解剖学、胚胎学、遗传学等基础医学学科的相关知识内容进行整合，并以此分析疾病的症状、体征及各项检查检验指标的变化。

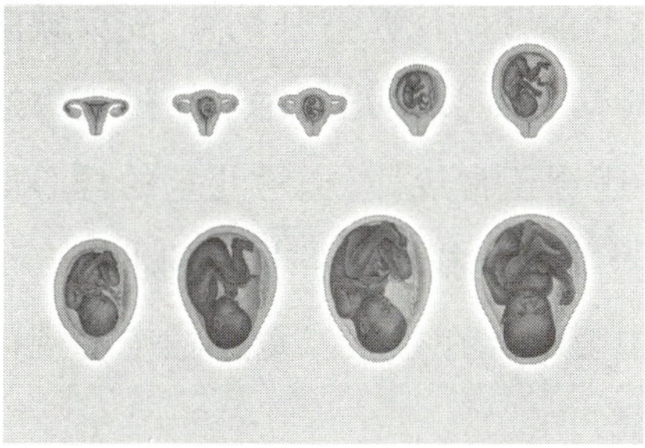

图0-2 胚胎发育

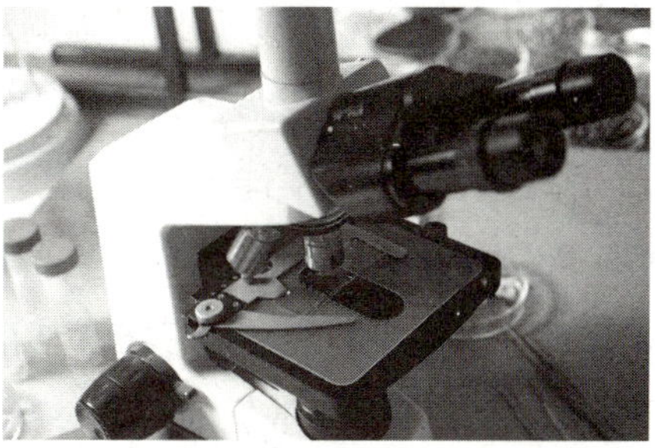

图0-3 运用显微镜进行病理生理分析

5. 免疫学

前文中提到，婴幼儿抵御病原体的能力与成人存在较大差距。免疫学所研究的内容正是机体通过具有特殊功能的组织和器官抵御外源性物质的功能以及这些组织和器官本身。这些具有特异性功能的组织器官构成了机体的免疫系统。婴幼儿由于免疫系统发育不够完善，所以是很多传染病的高发人群。

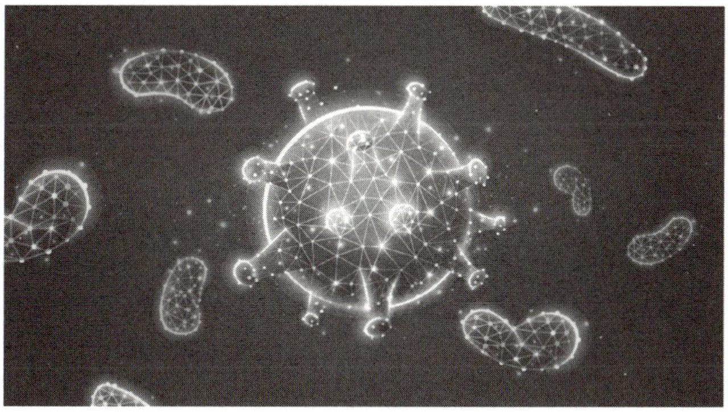

图0-4 病原体

免疫学的本质特征是识别外源性的物质，并对其产生免疫应答，从而防止其对机体造成危害。机体在遇到比如新冠肺炎病毒、流感病毒等病原体感染时，免疫系统被激活，并在抗病毒的过程中发挥重要作用。甲状腺、肝脏、皮肤、胰腺等器官相对容易受到免疫系统的攻击，导致相关疾病的出现，婴幼儿也可能发生这些疾病。但是免疫识别系统可能出现误差，将自身正常的组织误认为是外源性物质，便会出现误伤，从而导致自身免疫疾病的发生。值得一提的是，自身免疫病的发生与机体的遗传背景具有相关性。

（二）儿科学

儿科学是研究胎儿到青少年这一生长发育过程中的人体健康和疾病防治的医学科学。本课程所关注的婴幼儿时期属于儿科学的学习范畴。儿科学是对各个基础医学学科知识的凝练，并科学地将其运用于儿童健康保健和疾病的预防及治疗的学科。儿科学的重要内容包括预防儿科学、发育与行为儿科学及临床儿科学等。临床儿科学研究的是儿童或青少年时期身心疾病发生发展规律以及临床诊疗。预防儿科学强调对于传染病的预防以及意外伤害、先天缺陷与遗传性疾病的早期筛查。发育与行为儿科学着重关注儿童在生长过程中运动、语言、认知等各项能力的发展，当其趋势违背正常规律，提示儿童的身心健康可能存在异常，所涉及的知识内容对于提升婴幼儿托育服务与管理水平有至关重要的作用。本课程将重点介绍儿科学中婴幼儿在生长发育过程中的规律及特点，并简要介绍常见的疾病。

四、学习本课程的意义

（一）在婴幼儿托育服务与管理专业学习中的意义

作为婴幼儿托育服务与管理专业的基础课程，本教材结合了基础医学与儿科医学的知识，为学生全方面地介绍婴幼儿的感觉、神经、呼吸、循环、消化、泌尿、生殖及内分泌、免疫和运动系统。同时，针对实际工作中可能遇到的涉及各系统相关问题的真实场景，设计了具有实践意义的学习任务和实践实训，从未来工作应用的角度生动形象地阐述医学知识，从而让学生在学习过程中可以将理论学习和实践相结合。

在已开展多年托育服务行业的国家中，澳大利亚、加拿大、日本、美国等国已有明确的托育专业的学习标准，且这些国家均在标准中明确将健康作为培训、学习指标①。由此可见，掌握健康相关的基础知识是托育从业人员的基础必备技能。不同于传统的医学学生进行儿科学习的过程，婴幼儿医学基础不需要学生掌握解剖学、胚胎学、遗传学、病理生理学、免疫学知识以及疾病诊断、治疗、预防的详细内容。学生只需要掌握每个系统的理论概述和熟悉其在真实工作中的应用场景。

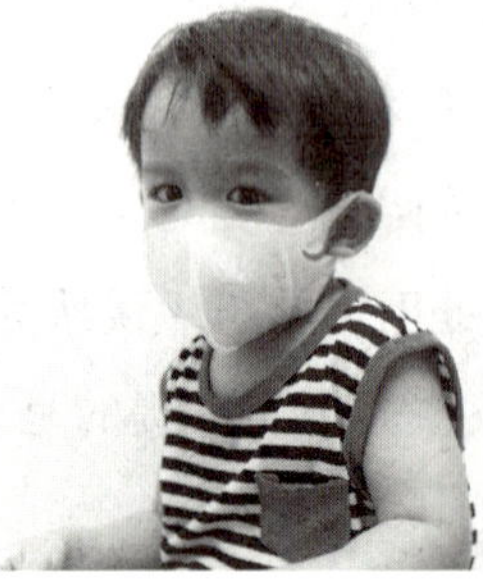

图0-5　戴口罩预防疾病

本教材作为本系列教材中的医学基础教材，也是后续专业课程婴幼儿常见疾病预防与照护和婴幼儿传染病预防的理论基础。婴幼儿常见疾病预防与照护和婴幼儿传染病预防是面向婴幼儿托育服务与管理专业学生介绍各种婴幼儿常见疾病和传染病、预防措施和照护方法的学科。这两门课程也将涉及婴幼儿各系统的特点和疾病，并对各类疾病进行更有针对性的学习。所以学习婴幼儿医学基础能帮助学生在理解婴幼儿各系统

① 时扬.婴幼儿托育服务政策的国际比较及对我国的启示[D].上海：华东师范大学，2019.

的结构、特点和各系统疾病概述的基础上更深入地学习另外两门婴幼儿疾病相关课程的内容。

本系列教材还包含了婴幼儿的营养与科学喂养。由于婴幼儿生长发育快，对营养需求高，而自身消化吸收功能尚不完善，所以正确的婴幼儿膳食行为对其健康成长十分重要。学生可以通过婴幼儿医学基础中消化系统的学习，理解消化道和消化腺的组成和特点，在后续婴幼儿的营养与科学喂养的学习中可以更快速地理解消化系统与营养的关系，可在工作中正确使用科学喂养、制订婴幼儿的喂养方案和有效地指导家长喂养婴幼儿。

此外，婴幼儿卫生与保健也是一门与婴幼儿医学基础紧密相关的学科。婴幼儿卫生与保健是研究其正常生长发育和心理发育规律、其影响因素和相关保健措施的学科。婴幼儿卫生与保健目的是根据婴幼儿不同生长发育的解剖、生理、体格、神经心理发育的医学基础特点，采取不同的儿童保健的具体措施，防止不利因素、及时发现和处理各种偏离及异常，保障婴幼儿健康成长。

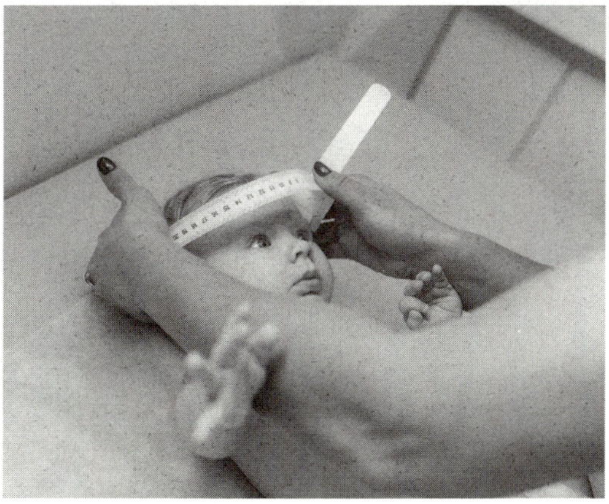

图0-6　婴儿保健中的体格检查

（二）在婴幼儿托育服务与管理工作中的意义

国务院办公厅于2019年颁发的《关于促进3岁以下婴幼儿照护服务发展的指导意见》的基本原则中明确指出："安全健康，科学规范。按照儿童优先的原则，最大限度地保护婴幼儿，确保婴幼儿的安全和健康。遵循婴幼儿成长特点和规律，促进婴幼儿在身体发育、动作、语言、认知、情感与社会性等方面的全面发展。"

从国务院颁发的指导意见可以看出，在婴幼儿托育服务与管理工作中，确保婴幼儿的健康，遵循婴幼儿的成长特点和规律是最基本的原则。托育服务需要提供能开发儿童生理、心理的培养环境，促进婴幼儿的成长。刘中一在《我国托育服务的历史、现状与未来》中提出，我国托育服务主要目标是对婴幼儿的保育及照护，而对婴幼儿的教育服务作为次要。所以，托育服务与管理工作应当在保障婴幼儿身心健康的前提条件下，关注托育的教养平衡。掌握婴幼儿医学基础将会帮助托育人员更好地理解婴幼儿的生长发育规律。另外，2019年国家卫生健康委颁发的《托育机构管理规范（试行）》要求："第二十四条　托育机构应当坚持晨午检和全日健康观察，发现婴幼儿身体、精神、行为异常时，应当及时通知婴幼儿监护人。第二十七条　托育机构应当建立卫生消毒和病儿隔离制度、传染病预防和管理制度，做好疾病预防控制和婴幼儿健康管理工作。"

对于托育服务的特点，不同的年龄段存在着明显的差异。0~3岁的婴幼儿由于各方面系统尚未发育完善，与在家中照顾的小孩比起来，在托育中心照护的小孩更易罹患轻微或严重的疾病，一旦具有传染性的疾病在托育中心开始传播，托育中心的所有婴幼儿的健康都会受到威胁。因此托育中心的婴幼儿的健康是托育服务与管理工作中的重中之重。托育中心的所有工作人员对于预防婴幼儿感染疾病、控制疾病传播和促进婴幼儿的身体健康应当引起高度重视并且应具备有一定的医学专业知识，为婴幼儿提供一个安全的照护环境。

此外，从对托育服务的需求出发，有研究显示城市父母倾向于选择购买托育服务，其托育服务需求呈现出"安全为重，保教融合，普惠可及"的偏好特征。在目前低生育率的时代，每个孩子对于家庭来说都非常宝贵，孩子的安全心系每个家庭[①,②]。0~3岁的婴幼儿其身体机能和自理能力都未发展成熟，更需要得到细致和科学的喂养。为了增加托育服务的安全性和托育服务与管理的公众信任度，未来托育服务工作者掌握基本的医学基础知识也将变得尤其重要。

思考练习

1.（判断题）新生儿期为婴儿期中的特殊时期。（　　）

2.（判断题）婴幼儿的生理特征与成人相似。（　　）

3.婴幼儿的组织器官可以主要分为哪几大系统？

4.婴幼儿的生长发育有何特点？影响因素有哪些？

答案

（编写：刘琴，吴迪，冯一笑）

① 高琛卓，杨雪燕，井文．城市父母对0～3岁婴幼儿托育服务的需求偏好——基于选择实验法的实证分析[J]．人口研究，2020，44(01)：85-98．

② 陈念念．全面二孩背景下0～3岁婴幼儿托育服务家长需求调查[D]．石家庄：河北师范大学，2020．

项目一

感觉器官

项目目标

1. 了解婴幼儿感官器官常见病病因及症状。

2. 理解婴幼儿眼、耳和皮肤的解剖结构及婴幼儿味觉、嗅觉发育特点。

3. 掌握婴幼儿眼、耳和皮肤的生理功能特点。

4. 能根据婴幼儿不同阶段的感觉器官发育情况给予相应的照护，以适应不同阶段婴幼儿感觉器官功能状态，减少相关疾病发生，促进其健康发展。

5. 培养学生认真负责，勤思善用，爱岗敬业的职业素养。

学习重难点

学习重点：

1. 婴幼儿眼、耳和皮肤的生理功能特点。

2. 如何早期识别婴幼儿感官器官发育异常，并采取合理应对措施。

学习难点：

婴幼儿感知觉不断变化的发育过程。

思维导图

- 感觉器官
  - 婴幼儿感觉器官解剖结构
    - 眼
    - 耳
    - 皮肤
    - 嗅器及味蕾
  - 婴幼儿感觉器官功能特点
    - 感觉器官生理功能
    - 婴幼儿期感觉器官的发育特点
  - 婴幼儿感觉器官常见疾病
    - 眼
    - 耳
    - 皮肤

任务一
婴幼儿感觉器官解剖结构

任务描述

感觉器官包括眼、耳、嗅器、味器、皮肤等。托育人员应熟知婴幼儿的各感觉器官结构特点,选择适当的照护方法。

(1)小组讨论:各个感觉器官的外形及分布的位置,假定婴幼儿的眼睛发生感染,需要如何进行滴眼药水的操作。

(2)查看各个感觉器官的分布位置,并思考它们之间的关系。

任务分析

眼睛与鼻腔之间存在一条称为泪道的通路,泪道属于眼附属结构中泪器的构成部分。滴完眼药水后按住内眼角可以暂时关闭泪道,以免药水沿着鼻泪管流失,延长眼药水在眼表停留的时间。

任务准备

眼药水瓶、婴幼儿模型。

学习支持

感觉器官是感知体内外事物变化的一类器官,如眼、耳、鼻、舌和皮肤。人体通过感受器感受外界刺激,再经过神经传导传入大脑皮质,让人体做出恰当的反应以适应环境变化。

一、眼

(一)眼球

眼球位于眶内,眼球后方由视神经连接于脑。眼球的正前方中点称之为前极,正后方中点称之为后极。通过前、后极两点一线的轴线称之为眼轴。眼球中还有另一轴称为视轴,是光线通过瞳孔的中央到视网膜黄斑中央凹的两点一线。眼球由3层被膜与眼球的内容物组成。

3层被膜由外而内分为外膜、中膜和内膜。外膜也称纤维膜,是由强韧的结缔组织构成,具有支持和保护作用,分为前面1/6的角膜和后面5/6的巩膜。角膜是无色透明的屈光介质之一,而巩膜的主要功能是维持眼球的形状和保护眼球的内容物等。中膜也称血管膜,主要包括虹膜、睫状体、脉络膜。虹膜在血管膜的最前部,虹膜内的肌肉控制着瞳孔的大小;睫状体位于血管膜的中部,含有血管和睫状肌，睫状肌可以调节晶状体的曲度，以便于对焦；脉络膜位于血管膜的后部，膜后面有视神经连接，主要作用是为视网膜提供营养。内膜也称视网膜，具有感光能力，能产生神经冲动。视网膜上有一黄斑，它的中央凹陷处称之为中央凹，是感光最敏锐的地方。

眼球的内容物包括房水、晶状体和玻璃体。房水是在眼房内的透明液体，具有屈光作用、营养作用和维持眼内压的作用；晶状体位于房水和玻璃体之间，它能通过自身形态的变化调节屈光度。近视与远视的主要原因便是晶状体的屈光度改变。玻璃体是透明无色的胶状物质，主要功能是支撑视网膜并维持眼球的形状并能缓冲外界对眼球的冲击。

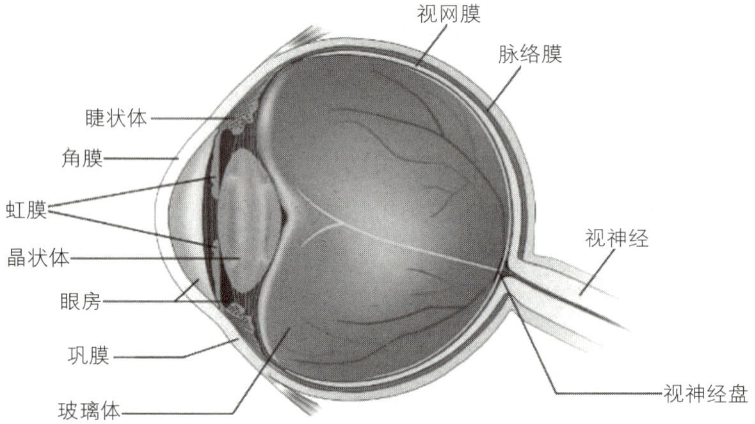

图 1-1　眼的解剖结构

（二）眼附属结构

眼附属结构有眼睑、结膜、泪器和眼外肌等，有保护眼球的作用。

眼睑分为上眼睑和下眼睑，位于眼球前方，其起到保护眼球的作用，眼睑边缘上生长有睫毛，可阻挡灰尘入眼并削弱进入眼内的光线。结膜为一层富含血管的光滑薄膜，位于眼球和眼睑之间，根据部位不同分为睑结膜、球结膜和结膜穹窿，结膜能分泌黏液起润滑作用，当感染某些病毒或细菌而发生炎症时，可引起结膜充血水肿。泪器由泪腺和泪道构成，泪腺可分泌泪液，眼泪可清除眼内微尘、湿润眼球防止眼睛干燥以及具有杀菌作用；泪道由泪点、泪小管、泪囊和鼻泪管组成，当哭泣时过多的眼泪可通过泪道流入鼻腔，形成“鼻涕”，同理，当人发生感冒时，鼻泪管堵塞，泪液引流不畅，人常伴流泪现象。当婴幼儿眼泪汪汪，眼屎量多且浓稠泛黄时，应怀疑是婴幼儿出现泪囊管堵塞，可以用干净的手指，从婴幼儿鼻子的侧面向上轻轻推至内眼角，如果推出了脓性分泌物，说明是泪囊管堵塞。每眼各有6条眼外肌，它们相互协调来控制眼球的运动。

二、耳

(一)外耳

外耳由耳郭、外耳道和鼓膜构成。

耳郭主要由软骨组成,表面覆盖着皮肤,是漏斗状结构便于收集声波。外耳道是从耳门至鼓膜的一段管道,成人长约2.0~2.5 cm,小儿长约1.5~2.5 cm。耳朵内的腺体会产生耳屎,当过多耳屎干燥凝结成块堵塞外耳道时,可影响正常听力。但由于婴幼儿的外耳道还未发育成熟,切忌使用挖耳勺去除耳屎。婴幼儿的耳屎一般会自动脱落,可以不必特意清理。鼓膜为一层介于外耳和中耳的薄膜,可以传导声波振动,将声音传入耳内。如果发现婴幼儿有发烧现象、耳朵疼,同时耳朵里流出黄色的,带血的分泌物,需要怀疑婴幼儿的鼓膜受损。

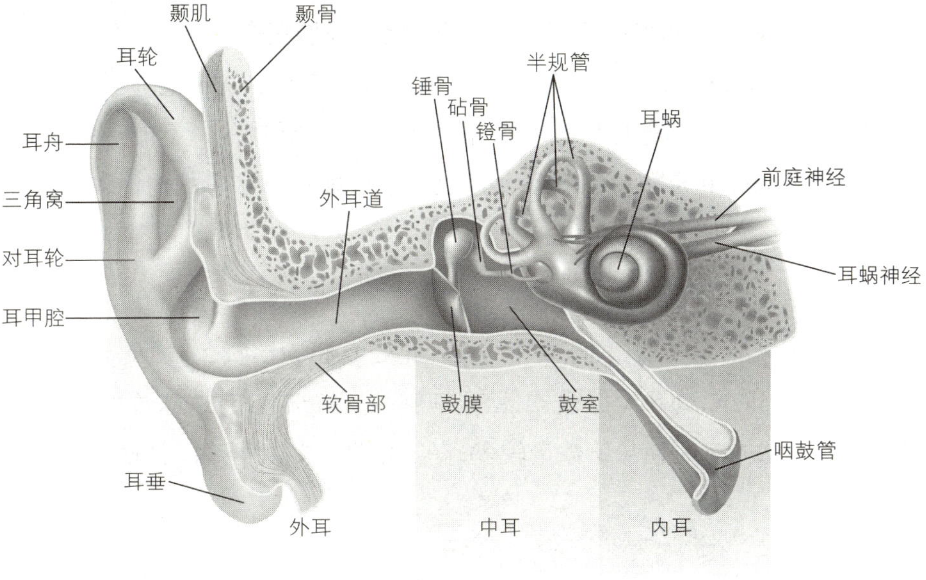

图1-2　耳的解剖结构

(二)中耳

中耳由鼓室、咽鼓管、鼓窦和乳突构成。

鼓室为有6个壁的不规则含气小腔隙,鼓室内有3个听小骨——锤骨、砧骨及镫骨,共同构成听骨链,传导声波振动入内耳。咽鼓管联通鼓室和鼻咽部,向前内下方倾斜,咽鼓管可调节鼓室内压力和外界大气压,以平衡鼓膜两侧压力,但婴幼儿的管腔相对较宽,鼻咽部炎症易循咽鼓管入侵鼓室。当婴幼儿开始出现挠耳,哭吵不止时,应该考虑婴幼儿是否患有急性中耳炎,最好前往医院就诊。需要注意并不是所有中耳炎都会致使耳朵内流出脓状物,所以并不能只通过耳朵内是否流出脓状物判断婴幼儿是否患有中耳炎。

（三）内耳

内耳由耳蜗、前庭和半规管组成。

耳蜗形似蜗牛壳，其上分布有丰富的听觉神经末梢，为人体听觉感受器。前庭和半规管为人体位置觉感受器，前庭感受人体的直线加速度运动，而半规管感受旋转变速运动。婴幼儿前庭感觉发育不良会导致平衡感差，注意力不集中，智力发育迟缓等问题，可以在日常生活中帮助婴幼儿做一些平衡感的训练。

三、皮肤

皮肤是人体最大的器官。

覆盖于人体表面，主要由表皮、真皮、皮下组织和皮肤附属器组成。随年龄和部位不同，皮肤的厚度也不同。通常成人皮肤厚约2 mm，而新生儿皮肤厚度大约为1 mm，人体手掌和足跖部皮肤较其他地方皮肤稍厚。

当婴幼儿皮肤出现斑点、红肿时，应怀疑是否患有皮肤过敏。切忌自己随意医治，应及时到医院进行检查。由于婴幼儿皮肤比较娇嫩，不能有效抵御外来物质，因此尘螨和霉菌易使婴幼儿过敏。最好能保持家里的清洁卫生，尽量减少婴幼儿接触到过敏原的机会。

四、嗅器及味蕾

嗅器，即嗅觉感受器，位于鼻腔上部，此处黏膜为淡黄色，内含有嗅细胞。味蕾主要位于舌下，为味觉感受器，由味细胞和支持细胞组成，味蕾数量可随年龄改变而变化，儿童时期味蕾数量较多，青年时期最多，老年阶段则减少。

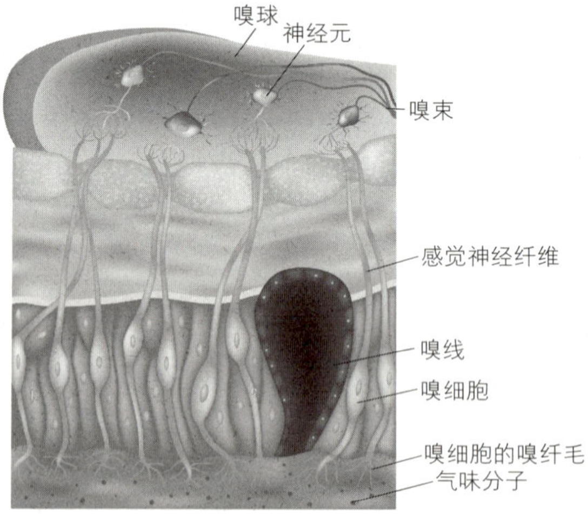

图1-3　味器的解剖结构

操作流程

（1）模拟为幼儿滴眼药水，步骤参考如下（一人无法完成时可多人，并注意安全卫生、准确、快速）：

①首先,确认眼药标签上类型、保质期等信息,以免滴错。

②清洗双手,用湿纸巾或是干净的棉签将幼儿眼周围的分泌物擦拭干净,一根棉签只能用于一只眼睛,避免交叉感染。

③滴眼药过程中的注意事项。用左手拇指和食指轻轻分开幼儿的上下眼睑,也可以用拇指将下眼睑往下拉,将眼药水滴入眼睑中间或外侧区域。注意不要直接滴到黑眼球上面,否则会引起幼儿眼部刺激。注意滴眼药水时需要悬空,避免与睫毛接触导致眼药水污染。

④滴完后关闭眼睑,让幼儿闭眼2~3 min,使眼药水与眼部充分接触。同时用手指按住鼻侧的内眼角(这一步对于婴幼儿来说非常重要,因为可以有效防止眼药水通过鼻泪管进入鼻腔和食道,引起其他感觉器官的过敏反应)。

⑤如果需要点2种以上的眼药,需要间隔5~10 min再滴下一种,否则会影响眼药的吸收效果。

(2)在上述操作时,比较滴完眼药水后用手指按住鼻侧内眼角与不按鼻侧内眼角两种情况下,眼药水的去向及其不同,讨论分析滴完眼药水后用手指按住鼻侧内眼角的原因。

任务评价

教学评价:

主题	内容	优秀	良好	一般	较差	很差
学习态度	能准时参加全部课程,按时提交作业,及时查阅教师上传的学习材料	5	4	3	2	1
专业知识	了解婴幼儿眼、耳、皮肤、嗅器和味蕾的解剖结构特点	5	4	3	2	1
研讨精神	积极参与讨论,对其他人的发言能提出合理的分析和见解	5	4	3	2	1
团队协作	能很好地融入课堂小组讨论,共同推进学习进程	5	4	3	2	1
沟通交流	能够清晰准确地表达自己的观点,与他人交流时态度语气恰当	5	4	3	2	1
人文素养	能够关注医学人文知识,有意识地树立职业精神	5	4	3	2	1
信息素养	会检索常见的医学专业文献数据库,主动阅读医学文献	5	4	3	2	1
实践应用	能准确描述婴幼儿和成人在眼、耳、皮肤、嗅器和味蕾解剖结构的一些区别,并结合解剖特点给予相应的日常照护	5	4	3	2	1
自我小结						

企业评价：

评价维度	评价项目	评价内容	评价标准	备注
判断与识别	行为干预	婴幼儿眼耳、鼻、舌、皮肤、嗅器、味蕾的结构特点	能否正确地给幼儿滴眼药水并理解掌握按压内眼角的原理	
科学干预	发展与支持	了解婴幼儿感觉器官发育的规律，并掌握观察标准	能否使用各种教玩具刺激适龄婴幼儿的听力及视力发育	
应急处理	意外事件	受伤情况常规检查与处理	能否在意外情况出现时第一时间做出反应并简单科学处理，以减少对婴幼儿的伤害	
与家长沟通	沟通的能力	损伤后的行为与症状描述	能否清晰、正确描述婴幼儿感觉器官受损后的具体症状	

任务二
婴幼儿感觉器官功能特点

任务描述

感觉器官是分布在人体体表或组织内部能感受体内外环境变化引发各种感受或感觉的感受器，托育人员应该了解并掌握各个感受器不同月龄段的发育特点，并结合教玩具进行有效的刺激，以促进婴幼儿感觉器官功能的良好发展。

(1)小组讨论：各个感觉器官的功能特点。

(2)查看婴幼儿各个感觉器官发育迟缓的案例，熟练掌握各个月龄段婴幼儿器官功能观察标准。

任务分析

12~18月龄的婴幼儿。

视觉发育：

将图形按照形状(三角形、正方形等)归类。

将四色(红、绿、蓝、黄)归类。

至少指出身体的3个部分。

听觉发育：

任意改变词语的前后次序。

会动作表达要、不要、是、不是。

听觉理解超过语言表达能力。

会在耳边说悄悄话。

任务准备

准备12~18月龄婴幼儿教具：不同形状卡片、身体部位卡片、颜色卡片、音乐。

学习支持

儿童的感觉器官功能在婴幼儿期是不断发展和完善的，在此期间应结合其功能特点给予相应的照护和刺激发育。

一、感觉器官生理功能

(一)眼

人眼结构类似于一个凸透镜，外界物体发射或反射出来的光线，经过角膜、房水、晶状体和玻璃体共同组成的屈光系统的折射，最终在视网膜上呈现出清晰的物像。人体通过调节晶状体曲度，使物像刚好落在视网膜上。若眼轴过长，或屈光系统屈光度增大，所成物像将会落在视网膜前，称为近视，只能看清近处物体，可通过佩戴凹透镜进行矫正；反之，眼轴过短，或屈光系统屈光度减小，所成物像将会落在视网膜后，称为远视，只能看清远处物体，可通过佩戴凸透镜进行矫正。角膜弧度改变引起的屈光不正称为散光，可通过佩戴柱状镜进行矫正。托育人员应注意婴幼儿平时的用眼卫生，让他们养成良好的用眼习惯，从而预防视力不良的发生。

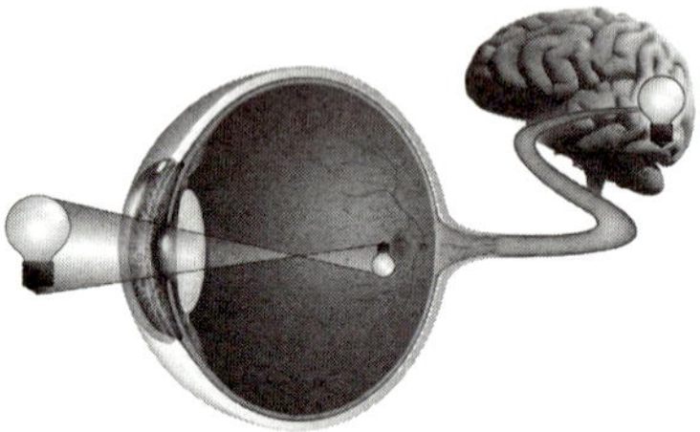

图 1-4　视觉传导

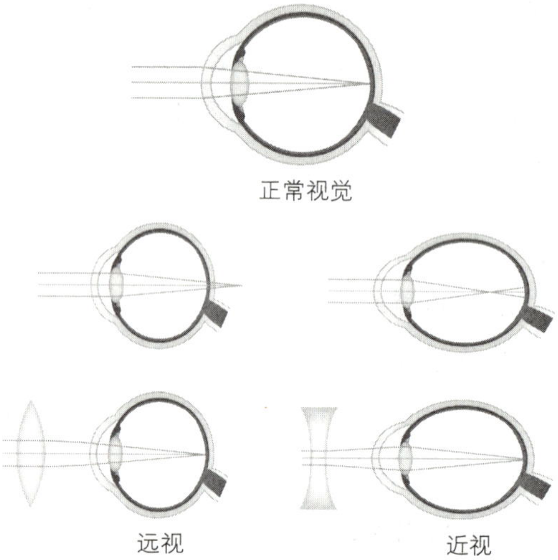

图 1-5　正常视觉与视力障碍及其矫正

(二)耳

外界声波经过介质传递到耳郭，经耳郭收集，通过外耳道传到鼓膜，引起鼓膜振动，再通过听小骨的传导，扩大到内耳，引起内耳相关结构发生振动。振动使听觉神经纤维产生冲动，并传入大脑皮质听觉中枢，产生听觉。当身体做直线变速运动或旋转变速运动时，就能被前庭或半规管内的感受器感受，并通过相应的神经纤维传入中枢，使身体反射性地调整以维持躯体平衡。

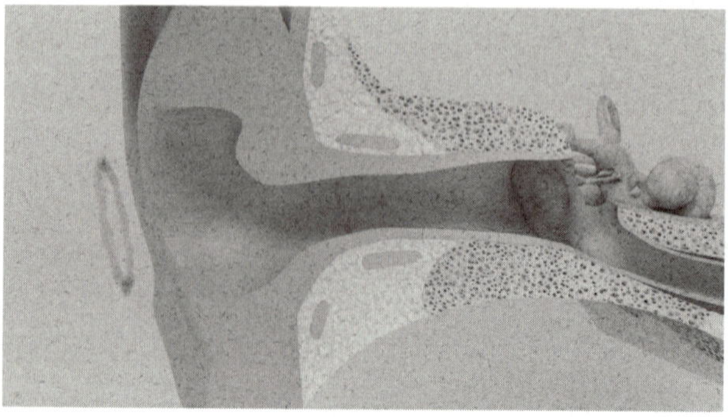

图 1-6　声波传导

(三)皮肤

皮肤具有多种生理功能,如感受刺激、调节体温、屏障保护、吸收、分泌和排泄等。

皮肤内含有丰富的感觉神经末梢,可以感受痛、温、冷、触和压等多种感觉。当皮肤感受到冷刺激时,皮肤内血管可通过收缩以减少血流量,达到减少散热的目的;反之,当皮肤感受到热刺激时,皮肤内血管可通过舒张以增大血流量,达到增加散热的目的。皮肤是人体的第一道免疫屏障,可阻挡部分细菌、病毒和化学物质侵入机体,并防止体液流失,起着屏障保护功能;并且皮肤柔软且具有弹性,可在一定程度上缓冲外界机械刺激的强度,保护内脏器官。但由于新生儿皮肤还未完全发育,第一道免疫屏障较为薄弱,易被细菌等外来物质感染,在日常生活中用注意婴幼儿接触的环境的卫生。机体可经皮肤吸收某些外界化学物质,吸收能力主要取决于化学物质的脂溶性,也是皮肤外用药物的作用原理。皮肤还可以将机体产生的一些代谢废物通过大汗腺和小汗腺随汗液排出体外。

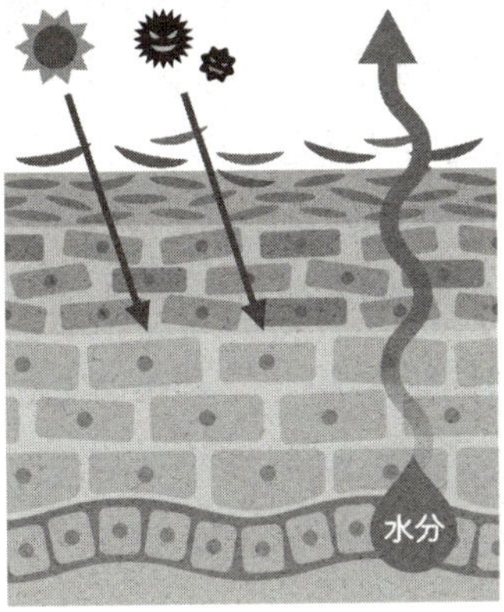

图 1-7　皮肤屏障

(四)嗅器及味蕾

嗅器接受外界嗅觉刺激并发放神经冲动,通过神经传导进入大脑,产生嗅觉。味蕾可感受甜、苦、酸、咸等味觉刺激,通过相应神经末梢可将味觉刺激传入大脑,产生味觉。

二、婴幼儿期感觉器官的发育特点

(一)眼

婴幼儿阶段是眼发育最快的时期。新生儿即有视觉感知能力,并有瞳孔对光反射,但只能看清近处物体,视物距离不超过 40 cm,3 个月时大概能看到 75 cm 远的物体,并开始区分彩色和非彩色物体,4 个月时视物距离可达到 4~7 m 远,五六个月之后逐渐能够关注较远物体,8~9 月龄婴儿可以看清楚小物体,开始出现深度知觉，18月龄时已能区分物体形状，1.5~2岁幼儿会辨别5~6种颜色。随着儿童不断生长发育，各方面视觉感知能力也趋于成熟。

婴儿在刚出生的前几个月晶状体较凸，之后逐渐变扁平。学龄前儿童的晶状体曲度较成人小，眼轴前后径较短，大部分呈远视状态，称为生理性远视，其与年龄和生长发育关系密切，随着年龄增大，眼轴前后径慢慢延长，视力逐步发育正常。儿童视力的年龄发育过程通常是从最初的生理性远视变为正视，若用眼不当或用眼过度，又由正视变为近视。

幼儿晶状体弹性较好，调节能力强，但若长期视物过近，使睫状肌疲劳，长此以往晶状体调节能力下降，眼轴前后径延长，形成近视。且婴幼儿眼球发育不成熟，容易受外界不良因素影响，如果不注意爱护双眼，很容易在将来发展成近视。

（二）耳

新生儿出生一周左右，听觉已经发育良好，能够区分人声和物声。婴儿4个月时可以转头寻找说话的人，5个月时可以感知熟悉的声音，7~9个月时能够鉴别不同声源，12月龄时能够主动听取视野以外的声音，1~2岁时听觉发育已经慢慢接近成人水平，直到4岁听觉完全发育成熟。

婴儿外耳道尚未发育完全，外耳道壁未完全骨化和愈合，外耳道几乎由软骨支撑，短直且塌陷，检查耳内时应向下拉耳垂，并向前推耳屏。婴幼儿外耳道皮肤娇嫩，不建议用尖锐物体为婴幼儿挖耳朵，以免损伤外耳道皮肤或鼓膜，造成感染或听力损伤。咽鼓管短粗，倾斜度小，呈水平位，容易发生感染。当咽部发生感染时，炎症很容易通过咽鼓管蔓延至中耳，引起中耳炎。

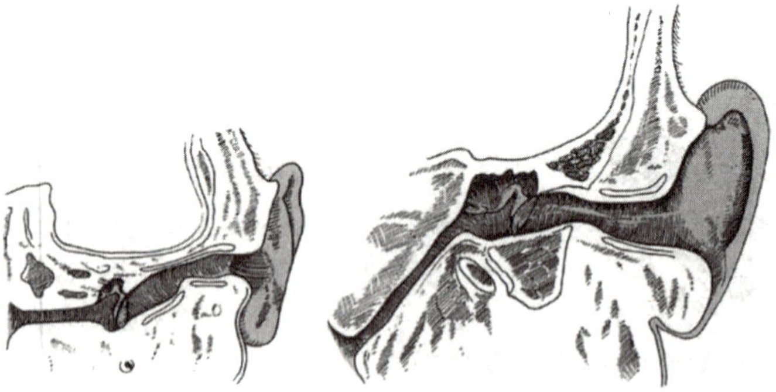

婴幼儿　　　　成人

图1-8　成人和婴幼儿咽鼓管比较［引自田勇泉《耳鼻咽喉头颈外科学》（第8版）］

（三）皮肤

新生儿温度觉已经比较灵敏了，能区分物体温度的高低，对冷刺激比热刺激更加敏感。并且已具有痛觉，但不甚灵敏，随着年龄增大才逐渐发育完善。

新生儿触觉在眼睛、前额、口周、手掌和足底等部位非常灵敏，而在躯干和近端肢体较迟钝。

婴幼儿皮肤嫩薄，对外界防御能力差，保护功能差，且活泼好动，皮肤容易受到机械性损伤，并因此造成皮肤感染。体温调节功能差，婴幼儿皮肤内血管丰富，单位面积皮肤上血流量相对较大，散热较成人多，并且汗腺功能较差，神经系统对皮肤及周围血管调节功能不完善，因此很容易着凉或受热，应加强对婴幼儿的保暖和防暑工作。婴幼儿皮肤薄且皮肤内血流丰富，皮肤吸收和渗透能力较成人更强，对于局部外用药物更容易吸收，但同时对外界有害化学物质如苯、有机磷农药等也更易吸收。需要注意婴幼儿直接接触的周围环境的清洁环保。

（四）嗅器及味蕾

婴儿自出生开始味觉就已经相当灵敏，能够辨别不同味道，是当时最发达的感觉。4~5月龄时对食物味道的微小改变已变得很灵敏，此阶段为味觉发育关键期。在6个月至1岁期间婴儿味觉发展最灵敏。

出生时嗅觉中枢和神经末梢已基本发育成熟，3~4个月时就能区分愉快气味和难闻气味，3~6个月时就能转头向气味来源处，9~12个月时味觉发育已经相当灵敏，逐渐趋于成熟，接近成人水平。

婴幼儿在6个月时就可以添加辅食。首先在6月龄时添加的米粉要是高铁米粉，不是自制米粉，前半个月的水粉比依次为1:50逐步变化到1:40，一天一餐，后半个月开始，可增加蔬菜泥，先根茎类再瓜类最后叶菜类，7月龄开始添加肉类，8月龄开始添加蛋黄，9~10月龄可逐渐从泥状向半固体过渡，但每天还须保证600~800 mL的奶量。

操作流程

（1）根据婴幼儿的月龄段设计视觉和听觉功能的保教活动。

（2）将准备好的形状图片或颜色图片先进行展示，让婴幼儿看。

（3）缓慢地说出图片上的形状或者颜色的名称，示意婴幼儿跟读或让婴幼儿指认。

（4）播放不同节奏的音乐，观察婴幼儿是否能跟随不同节奏的音乐进行身体摆动。

（5）根据婴幼儿的实际表现，对婴幼儿的各感觉器官发育水平进行评估，评估依据可参考婴幼儿身体发展规律阶段目标。

任务评价

教学评价：

主题	内容	优秀	良好	一般	较差	很差
学习态度	能准时参加全部课程，按时提交作业，及时查阅教师上传的学习材料	5	4	3	2	1
专业知识	掌握婴幼儿眼、耳、皮肤、嗅器和味蕾的生理功能特点，理解婴幼儿味觉、嗅觉发育特点	5	4	3	2	1
研讨精神	积极参与讨论，对其他人的发言能提出合理的分析和见解	5	4	3	2	1
团队协作	能很好地融入课堂小组讨论，共同推进学习进程	5	4	3	2	1
沟通交流	能够清晰准确地表达自己的观点，与他人交流时态度语气恰当	5	4	3	2	1
人文素养	能够顾关注医学人文知识，有意识地树立职业精神	5	4	3	2	1
信息素养	会检索常见的医学专业文献数据库，主动阅读医学文献	5	4	3	2	1
实践应用	能准确描述婴幼儿眼、耳、皮肤、嗅器和味蕾的生理功能和发育特点，并根据婴幼儿感觉器官发育特点给予相应的训练和照护	5	4	3	2	1
自我小结						

企业评价：

评价维度	评价项目	评价内容	评价标准	备注
判断与识别	行为观察	婴幼儿日常行为表现	能否通过感官或教具刺激并观察婴幼儿的反应，并对观察内容进行记录、整理，从而获取事实资料	
	行为分析	婴幼儿发展水平	能否使用发展走势图等评估工具对婴幼儿现阶段的感觉功能发展水平进行评估并解读分析	
科学护理或健康教育	环境提供	适宜的室内环境创设	能否根据婴幼儿感觉器官发育规律特点进行室内环境的创设	
		适宜的玩具和材料的提供	能否提供、设计促进婴幼儿感觉器官发育的玩具教具	
	发展支持	科学的游戏活动设计	能否根据观察和评估的结果，并结合婴幼儿不同发育速度特点，给予婴幼儿适宜的活动和游戏，支持婴幼儿感觉器官功能的发育	
与家长沟通	沟通的能力	家庭教养环境调查	能否进行家庭养育环境的基础调查并进行合理分析与评估并形成报告	
		家庭教育指导能力	能否解读婴幼儿的发育评估观察日记，从而给家长合理的家庭教育指导，以促进婴幼儿感觉器官功能的发育和成长	

任务三
婴幼儿感觉器官常见疾病

任务描述

在婴幼儿时期，各个感觉器官的功能都处于逐步发育的过程，且在发育的过程中，婴幼儿眼部、耳部、皮肤是相对发病率较高的器官，托育人员应该重视发育过程中的疾病表现。视觉是出生时最不发达的感觉，出生时的调焦能力和视敏度都比较差，托育人员要早发现，早预警，早干预。

(1)小组讨论：婴幼儿视觉发育的过程是怎样的？如何帮助婴幼儿克服弱视障碍，促进婴幼儿视力发育？

(2)查找婴幼儿视觉发育障碍(弱视)相关案例，探讨具体成因，形成促进婴幼儿视力发育的有效策略。

任务分析

婴幼儿的感觉器官发育在不同阶段有不同表现，而所有的感官发育都和大脑发育相关，感觉器官也都是相互作用的，熟练掌握各个感觉器官的发育特点和规律，及时刺激感觉器官发育。

研究表明，有视觉损伤或发育迟缓的婴幼儿需要根据声音来定位物体，并且要能触碰到物体，才会有安全感，才愿意独立活动。

任务准备

材料准备：图案卡片、发声教玩具。

案例材料

学习支持

一、眼

(一)眼部常见疾病分类

根据疾病的病因和部位可将眼部疾病分为眼的先天畸形、眼睑疾病、泪器疾病、结膜疾病、眼表疾病、角膜疾病、巩膜疾病、葡萄膜疾病、晶状体疾病、青光眼、玻璃体疾病、视网膜疾病、视路疾病、眼眶疾病、屈光不正、斜视、弱视、眼球震颤和眼外伤等。

婴幼儿眼部疾病应及早发现，做到早筛查、早诊断和早治疗。对于婴儿应着重筛查先天性致盲性疾病，尤其是早产儿，如早产儿视网膜病变，在早产儿中发病率为10%~20%，是儿童致盲的首要疾病；此外，还应早期筛查先天性白内障，发病率约为4‰，约占新生儿致盲性眼病的30%。在幼儿期应着重关注斜视、弱视等疾病，斜视患病率在3%左右，弱视患病率约为1%~5%，避免因忽视而影响儿童外观及视力正常发育。0~3岁婴幼儿期是人视觉发育的关键期，应当引起托育工作者的重视。

表1-1　0~6岁儿童眼保健及视力检查服务时间及频次

年龄段	频次	时间
新生儿期	2	新生儿家庭访视时、满月健康管理时
婴儿期	4	3、6、8、12月龄
幼儿期	4	18、24、30、36月龄
学龄前期	3	4、5、6岁

（二）眼部疾病的常见表现

眼部疾病常见表现通常分为3类症状：

(1)**视力障碍**　表现为突然或逐渐视力下降，甚至视力丧失，视物变形，视野缺损，视野固定、视物黑影和重影等。突然性的视力降低或丧失，多是由于眼部供血不足或缺血所导致；逐渐视力降低可见于多种疾病，如慢性的视网膜病变、角膜疾病、黄斑病变、白内障、青光眼和屈光不正等。

(2)**感觉异常**　表现为眼部异物感，眼睛酸、胀、痛、痒，畏光，流泪等。多见于一些眼部炎性疾病引起的眼部刺激症状，也可见于眼部外伤和急性青光眼等多种疾病。

(3)**外观异常**　表现为眼球或眼副器充血、出血，眼部肿胀，眼球突出，眼分泌物增多，眼睑位置异常等。可见于眼部感染、眼外伤、眼部肿瘤等疾病。

（三）注意事项

在日常生活中应采取必要措施，为婴幼儿眼睛正常发育创造条件。在饮食方面，要保证婴幼儿的日常营养，合理摄取蛋白质、维生素及有利于眼睛发育的元素，比如多吃点青菜、胡萝卜等，同时要让婴幼儿养成良好的饮食习惯；另外要让婴幼儿注意用眼卫生，不能随意用脏手擦眼；做到劳逸结合，不要让眼睛长时间处于疲劳状态；注意读写时的坐姿和距离。

当发现婴幼儿挠抓、揉眼睛，眼睛发红，长时间流泪，有异常分泌物或分泌物较多时，应及时前往医院就诊，以防延误诊治。

二、耳

（一）耳部常见疾病分类

婴幼儿常见耳病按病因和发生部位可分为耳先天畸形、外耳疾病、鼓膜疾病、中耳疾病、耳聋和小儿眩晕等。婴幼儿早期听力损失不仅可以影响其听力发展，甚至会影响其语言表达能力，即“因聋致哑”，不管是家长、医务工作者还是托育人员，都应早期识别婴幼儿听力发育异常，尽早采取干预措施。

(二)耳部疾病的常见表现

(1)**耳痛** 常表现为钝痛、刺痛或抽痛等。可因耳部炎症性疾病导致局部压力增高产生剧痛感，或因耳外伤直接造成耳部损害而产生疼痛，或神经性、其他部位疾病牵涉性以及恶病性等多种原因造成。

(2)**耳漏** 即从外耳道内流出液体，根据液体的性状可分为脂性耳漏、浆液性耳漏、黏液性耳漏、脓性耳漏、血性耳漏和水样耳漏。通常外耳道分泌物无黏性，中耳黏液腺细胞增多可增加分泌物的黏稠度，脓性耳漏常见于中耳或外耳的化脓性感染，血性耳漏可见于耳内或周围结构的肿瘤，水样耳漏多见于脑脊液耳漏。

(3)**耳鸣** 正常人可有生理性耳鸣，但生理性耳鸣超过一定限度就变成症状，传导性耳聋患者的耳鸣通常音调较低，感音神经性耳聋患者的耳鸣音调较高。耳部疾患和耳周疾患以及一些全身性疾病均可引起耳鸣。

(4)**耳聋** 根据耳聋的性质和部位可将其分成三种临床类型，传导性聋、感音性聋和混合性聋。通常病变部位发生在外耳和中耳传音装置所致的耳聋为传导性聋；病变部位发生在内耳耳蜗螺旋器的耳聋为感音性聋；由神经节和脑干耳蜗核病变所致耳聋为神经性聋。

(5)**眩晕** 因机体对空间定位障碍而产生的一种动性或位置性错觉，它涉及多个学科。通常表现为睁眼时有外物旋转感，闭眼时有自身旋转感。

(三)注意事项

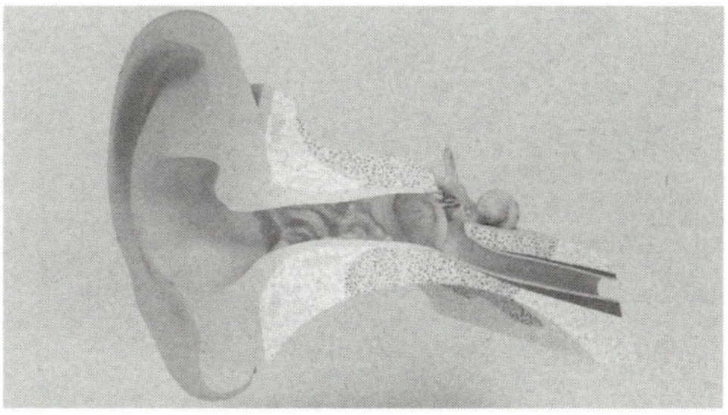

图1-9 分泌物栓塞

耳先天畸形既可有遗传的原因，也可因孕期接触有害环境因素从而影响胚胎正常耳结构和功能发育。照护人员对婴幼儿耳朵照护不当可造成婴幼儿外耳道分泌物栓塞或其他异物栓塞，或暴力清理外耳道时造成损伤；由于婴幼儿还未发育完全，细菌、病毒和真菌容易感染耳部引起相应部位发生炎症，如中耳炎、疱性鼓膜炎和外耳道真菌病等；邻近周围组织或全身性其他疾病若累及耳部也可造成相应病理性损害。

三、皮肤

（一）皮肤常见疾病分类

皮肤病按照病因可分为病毒性皮肤病、细菌性皮肤病、真菌性皮肤病、动物性皮肤病、皮炎和湿疹、荨麻疹类皮肤病、药疹、物理性皮肤病、瘙痒性皮肤病、红斑丘疹鳞屑性皮肤病、结缔组织病、大疱性皮肤病、血管炎和脂膜炎、嗜中性皮肤病、皮肤附属器疾病、色素性皮肤病、遗传性皮肤病、营养与代谢障碍性皮肤病和皮肤肿瘤等。

儿童皮肤病不仅有明显的年龄差异，还存在季节差异和地区差异。湿疹是常见的一类儿童皮肤病，病因尚不明确且发病机制复杂；丘疹样荨麻疹多见于儿童，全年均可发生，夏季多发，主要与昆虫叮咬有关；荨麻疹患病率约为15%~20%，对于儿童患者，多是因感染和食物过敏所致；尿布皮炎是婴儿期最常见的皮肤病之一，发病率约为7%~35%；白色糠疹儿童多见，有一定季节性，多因冬季气候干燥而发病。

（二）皮肤疾病的常见表现

（1）**局部症状** 常见表现为瘙痒、疼痛、烧灼及麻木感等。瘙痒是最常见的皮肤病症状，程度可轻可重、范围可局限可广泛、可为持续性瘙痒也可为间断性发作，常见于荨麻疹、湿疹和疥疮等疾病；疼痛可见于带状疱疹、疖肿等多种疾病，麻木感多见于神经系统损伤所致的皮肤感觉异常，如麻风病。

（2）**全身症状** 畏寒、发热等，可见于皮肤感染引起的菌血症或毒血症等。

（三）注意事项

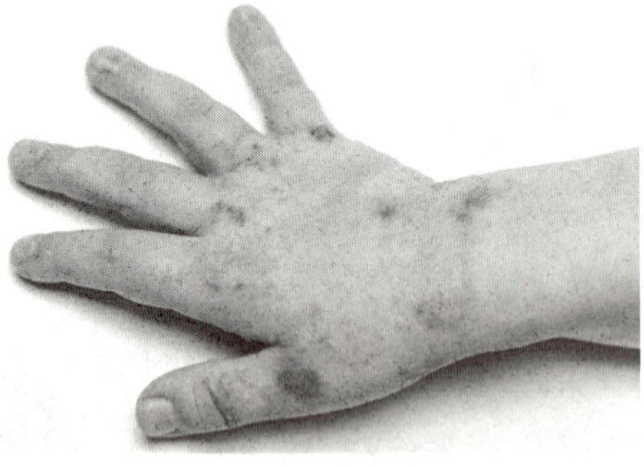

图1-10 湿疹

婴幼儿皮肤还未发育完全，第一道防线还未搭建好，易受遗传、免疫、内分泌、情绪、饮食和环境等多种因素影响。婴幼儿皮肤薄弱，容易受到外界物质损伤，照护人员应注意日常护理，做好清洁卫生，注意保温隔热，远离致敏物质。平时应坚持母乳喂养，可以增强婴幼儿免疫力，大大降低婴幼儿患有皮肤病的概率；给婴幼儿选择宽松全棉的衣物，同时保持皮肤湿润，出汗后，应及时洗澡，防止婴幼儿汗液持续附着在皮肤上，易给细菌提供生存环境；平时应保持室内卫生，多开窗通风，防止婴幼儿接触过敏原而引起皮肤病，同时避免阳光直射婴幼儿皮肤。

操作流程

(1)描述婴幼儿视觉发育异常的成因。

(2)采用多种发声教玩具,对婴幼儿进行听音定物能力的训练,如发现婴幼儿频繁出现对眼或斜视,要及时反馈给父母,进行医学确认。

任务评价

教学评价:

主题	内容	优秀	良好	一般	较差	很差
学习态度	能准时参加全部课程,按时提交作业,及时查阅教师上传的学习材料	5	4	3	2	1
专业知识	了解婴幼儿感觉器官常见病病因及症状	5	4	3	2	1
研讨精神	积极参与讨论,对其他人的发言能提出合理的分析和见解	5	4	3	2	1
团队协作	能很好地融入课堂小组讨论,共同推进学习进程	5	4	3	2	1
沟通交流	能够清晰准确地表达自己的观点,与他人交流时态度语气恰当	5	4	3	2	1
人文素养	能够关注医学人文知识,有意识地树立职业精神	5	4	3	2	1
信息素养	会检索常见的医学专业文献数据库,主动阅读医学文献	5	4	3	2	1
实践应用	能准确识别出婴幼儿感觉器官常见疾病早期症状,并及早做出反应和处理	5	4	3	2	1
自我小结						

企业评价:

评价维度	评价项目	评价内容	评价标准	学习反思与小结
判断与识别	行为观察	婴幼儿五官及皮肤的常见疾病表现	能否及时准确地识别婴幼儿感觉器官常见疾病的表现,如过敏性鼻炎、湿疹、结膜炎、睑腺炎等,特别是传染性疾病,如手足口病、咽峡炎	
科学干预	环境提供	每日的消杀工作要及时且彻底	能否及时处理婴幼儿发生传染性疾病时班级所有感觉器官婴幼儿用品的管理和消毒	
与家长沟通	沟通的能力	婴幼儿感觉器官常见疾病症状的描述	能否清晰、准确描述婴幼儿感觉器官发生常见疾病的症状	
		家庭教育指导能力	能否根据科学的家庭消杀及家庭护理要求,指导家长进行家庭照护	

项目小结

认识感觉器官的解剖结构有助于学习其功能及常见疾病。

眼主要由眼球和眼附属结构构成；耳分为外耳、中耳和内耳三个部分；皮肤主要由表皮、真皮、皮下组织和皮肤附属器组成。

婴幼儿时期眼晶状体弹性较好，眼球发育不成熟；外耳道皮肤娇嫩且结构未发育完全；皮肤对外界防御能力与体温调节能力较差。

眼部疾病常见症状有视力障碍、感觉及外观异常；耳部疾病常见症状有耳痛、耳漏、耳鸣、耳聋、眩晕；皮肤病症状主要分为局部症状和全身症状。

思考练习

1.眼的屈光系统中，哪个结构起主要调节作用？（　　）

A.晶状体　　B.玻璃体　　C.角膜　　D.房水　　E.结膜

2.（判断题）婴儿在刚出生的前几个月晶状体较凸，之后逐渐变扁平。而学龄前儿童的晶状体曲度较成人小，眼轴前后径较短，大部分呈远视状态。（　　）

3.婴幼儿为什么较成人更容易患中耳炎，其理论基础是什么？

4.为什么婴幼儿需要特别注意保暖和防暑？

答案

实践实训

针对婴幼儿常见的感觉器官疾病，对托育园除校医以外的所有照护岗位进行需求调研，形成培训资料和培训制度，有效地指导老师识别、筛查及应急处理。

推荐阅读

[1]丁文龙，刘学政.系统解剖学[M].第9版.北京：人民卫生出版社，2018.

[2]张徽.幼儿卫生与保健[M].上海：华东师范大学出版社，2014.

[3]郁波.婴幼儿感官教具设计研究[D].无锡：江南大学，2008.

（编写：刘琴，吴雨航，涂腾）

项目二

神经系统

项目目标

1. 了解婴幼儿神经系统常见疾病。

2. 理解婴幼儿神经系统的组成。

3. 掌握婴幼儿神经系统的特点。

4. 能运用神经系统的组成和特点理解神经系统常见疾病的病理机制。

5. 培养善于观察、识别婴幼儿行为表现的能力；思考、分析行为背后的原因，能与家长进行科学、有效的沟通；能够有效识别家长存在的养育误区并能进行科学的家庭教育指导。

学习重难点

学习重点：

1. 婴幼儿大脑皮层生理活动。

2. 婴幼儿不同阶段的神经发育特点。

学习难点：

区分婴幼儿不同阶段神经反射和兴奋状态。

思维导图

- 神经系统
  - 婴幼儿神经系统的组成
    - 中枢神经系统
    - 周围神经系统
  - 婴幼儿神经系统的特点
    - 神经系统的发育特点
    - 神经系统活动
    - 大脑皮层的活动特点
  - 婴幼儿神经系统常见疾病
    - 神经系统常见病概述
    - 婴幼儿神经系统发育障碍

任务一

婴幼儿神经系统的组成

任务描述

脑是中枢神经中最大和最复杂的结构，也是神经系统的最高层级。因此，了解脑的组成是学习神经系统特点和功能的基础。

(1)小组讨论：脑的各组成部分以及脑神经的功能。

(2)查找脑神经损伤的相关案例，探讨其病因和表现。

任务分析

大脑是调节机体功能的器官，也是意识、精神、语言、学习、记忆和智能等高级神经活动的物质基础。脑神经共12对，各具不同功能，损伤后的表现也不相同。

任务准备

婴幼儿脑的模型和图片。

案例材料

学习支持

神经系统由脑、脊髓及遍布全身的周围神经所组成，是人体各系统中结构和功能最复杂的调节系统。它可以使机体感知来自内、外环境变化的刺激，并且通过调节和控制各系统的活动以维持内环境的稳定和适应外环境的变化，对人体各系统的调节起着主导作用。

一、中枢神经系统

(一)脑

脑由端脑、间脑、中脑、脑桥、延髓和小脑6部分组成，位于颅腔内，将延髓、脑桥和中脑这3个部分统称脑干。

1.脑干

脑干自上而下由延髓、脑桥和中脑3部分组成(图2-1)。延髓向下与脊髓相连，中脑向上与间脑和端脑相连，脑干背侧与小脑相连。脑干内部有许多重要的生命活动中枢，其内部结构除与脊髓一样含有灰质和白质外，在脑干中央区还有大量由灰质、白质混杂在一起形成的网状结构。

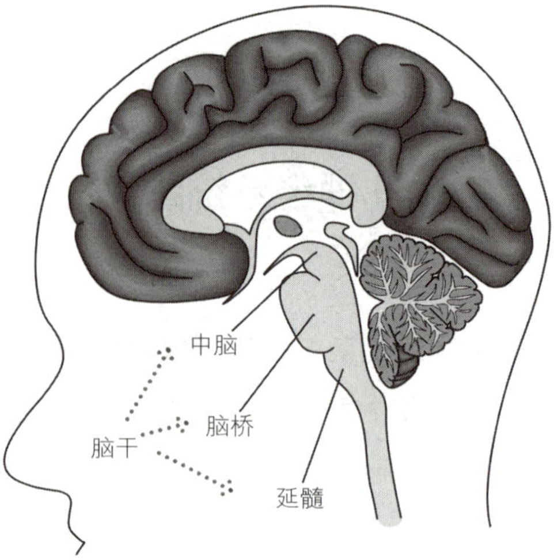

图2-1　脑干解剖图

脑干的白质中有上行和下行的神经纤维，是维系大脑、小脑、脊髓互联的枢纽。脑干的灰质被神经纤维隔成大小不等、形状各异的神经核，其中一部分神经核与脑神经的功能有关，一部分神经核有中转信息的功能等。脑干的网状结构与脊髓、脑干、小脑、间脑及大脑有广泛的纤维联系，是躯体和内脏的感觉的非特异性传入系统。它把来自体内、外的信息经由脑干网状结构外侧区、内侧区及其上行投射纤维以及由间脑某些核团传到皮质各区，刺激皮质各部神经元，以保持大脑皮质的清醒状态。除此之外，脑干网状结构对躯体骨骼肌的运动起调节作用，还参与调节内脏活动。在脑干网状结构中有呼吸中枢、血管运动中枢和血压调节中枢等。

2.小脑

小脑位于颅后窝，在延髓和脑桥的背面。其上端平坦，贴近由硬脑膜形成的小脑幕，下端中部凹陷，容纳延髓。小脑两侧膨隆的部分称为小脑半球，中间缩窄的部分称为小脑蚓。小脑表层由大量的神经元胞体形成薄层灰质，称为小脑皮质，其表面大致平行的浅沟将小脑分成的横行薄片，称为叶片(图2-2)。

小脑表面的灰质，称为小脑皮质；内部为白质，称为小脑髓质；髓质内埋藏有灰质核团，称为小脑核或中央核。小脑通过一些纤维与脑干相连，进而与大脑、脊髓发生联系。小脑起到维持人体平衡和维持体位、调节肌张力维持姿势以及计划和协调运动的功能。

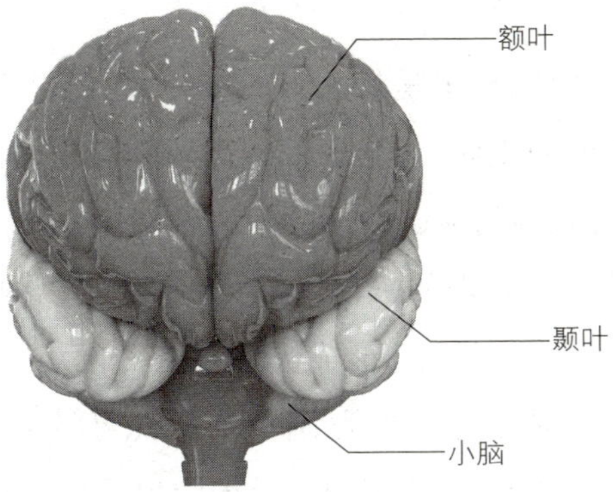

图2-2 小脑解剖图

3.间脑

间脑位于中脑和端脑之间(图2-3),其背侧面和两侧面被大脑半球所掩盖,外侧面与大脑半球的实质愈合。间脑可分为背侧丘脑、后丘脑、上丘脑、底丘脑和下丘脑5部分。

背侧丘脑的功能主要有两方面:一方面,它是除嗅觉以外各种感觉通路的皮质下中继站,是感觉信息进入大脑皮质的门户;另一方面,它也是复杂的调节中枢,可以实现对躯体运动、情感、记忆等生理活动的调节。后丘脑是听觉和视觉传导中的最后一个中继站。上丘脑主要包括丘脑髓纹、缰三角和松果体等。底丘脑是背侧丘脑与中脑被盖的过渡区。下丘脑与大脑、丘脑、脑干网状结构都有双向的纤维联系,控制着机体的多种功能,是调节植物性神经较高级的中枢,是脑内维持机体内环境稳定的最重要的部位之一,也是控制内分泌功能活动的重要部位。它对摄食行为、水盐平衡、体温、情绪、昼夜节律等进行广泛的调节。

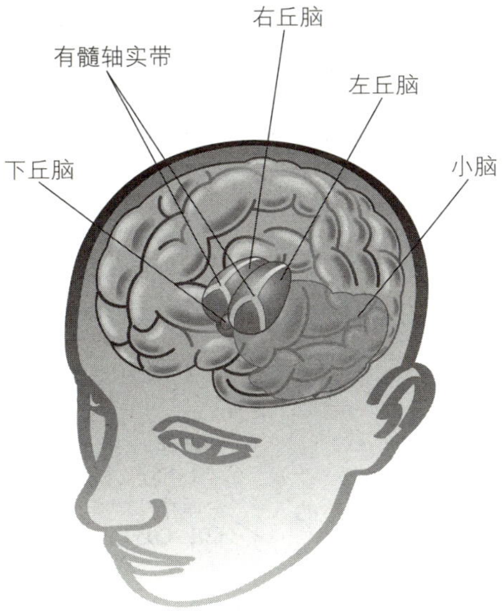

图2-3 间脑解剖图

4.端脑

端脑是脑的最发达部分,也是最大组成部分,主要包括左、右大脑半脑。端脑可分为大脑半球表面的皮质,大脑深部的髓质和髓质内的基底核。大脑半球表面的凹陷处为大脑沟,沟间隆起的部分为大脑回。

大脑皮层是大脑半球表面的一层灰质,大脑皮层以内为白质,称为大脑髓质。神经细胞相互之间发生联系,形成极为复杂的网络,成为各种心理活动的生理基础。大脑皮层各部位的机能是不同的,据此可将大脑皮层划分为不同的中枢,如运动中枢、感觉中枢、视觉中枢、听觉中枢及语言中枢等。此外,左、右大脑半球的功能具有不对称性。左侧大脑半球与数字的计算、语言表达密切相关,而右侧大脑半球则感知非语言信息、图形、空间等。

(二)脊髓

脊髓起源于胚胎时期神经管的尾端,与脑相比其分化较少,结构也相对简单,并保留着明显的节段性。脊髓位于椎管内,由相互连续的31个脊髓节组成:8个颈节,12个胸节,5个腰节,5个骶节和1个尾节,每个脊髓节与一对脊神经相连(图2-4)。脊髓上端在平枕骨大孔处与延髓相连,下端在成人平第1腰椎的下缘(新生儿平第3腰椎),全长42~45 cm。脊髓由位于外周的白质和位于中央的灰质组成(图2-5),脊髓的中央有一个容纳脑脊液的中央管,其周围是“H”形的颜色偏暗的灰质和外围颜色浅淡的白质。灰质是神经元胞体聚集的地方,白质是神经纤维聚集的地方。

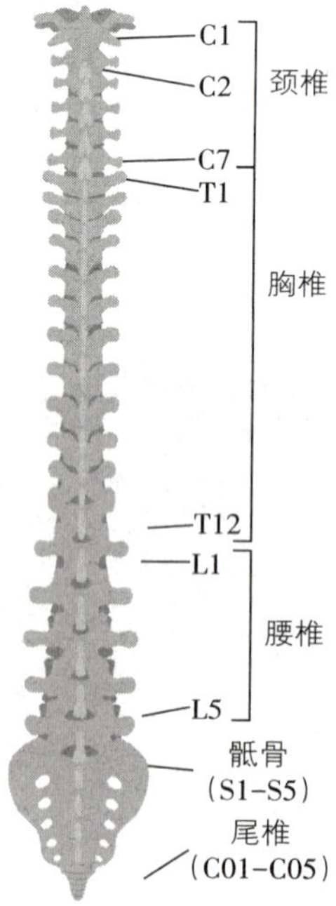

图2-4 脊髓

脊髓主要有两个功能：一是传导功能，其主要结构是脊髓白质，它使身体周围部分与脑的各部分联系起来，如躯体（除头、面部外）的浅、深感觉和内脏感觉冲动会经过脊髓传到大脑和小脑。二是反射功能，脊髓是反射中枢，能完成腱反射、屈膝反射等各种反射活动。

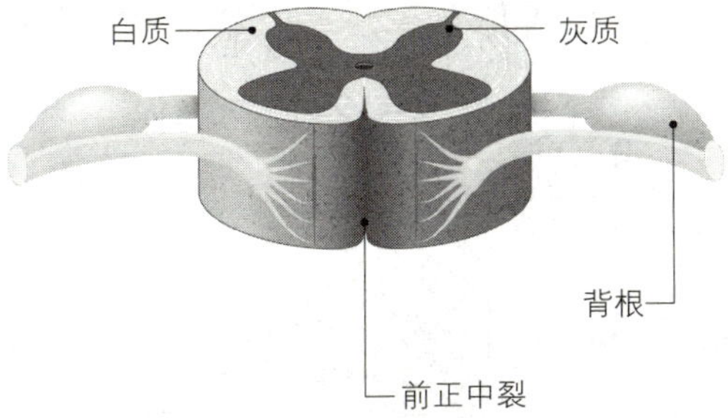

图2-5　脊髓解剖图

二、周围神经系统

周围神经系统包括脑神经、脊神经和自主神经三部分。脑神经与脑相连，主要分布于头面部；脊神经借前、后根与脊髓相连，分布于躯干和四肢；内脏神经的传入和传出纤维随脑神经和脊髓分布于内脏、心血管和腺体。

（一）脑神经、脊神经

1.脑神经

人的脑神经是与脑相连的周围神经，从脑发出后，主要分布到头、面部各器官，其中迷走神经进入胸、腹腔，支配胸、腹腔的内脏器官。脑神经共12对（如图2-6），按其排列顺序，分别用罗马字表示为：Ⅰ嗅神经、Ⅱ视神经、Ⅲ动眼神经、Ⅳ滑车神经、Ⅴ三叉神经、Ⅵ展神经、Ⅶ面神经、Ⅷ前庭蜗（位听）神经、Ⅸ舌咽神经、Ⅹ迷走神经、Ⅺ副神经、Ⅻ舌下神经，其主要功能与损伤后症状如表2-1所示。各脑神经所含的纤维成分不同，简单的脑神经只含有1种或2种纤维，复杂的可含三四种。按照各脑神经所含的主要纤维成分分类，可将12对脑神经大致分为以下3类。

（1）**感觉型** 包括Ⅰ嗅神经、Ⅱ视神经、Ⅷ前庭蜗神经，这3对脑神经只把外周感受器的信息传至中枢。

（2）**运动型** 包括Ⅲ动眼神经、Ⅳ滑车神经、Ⅵ展神经、Ⅺ副神经、Ⅻ舌下神经，这5对脑神经只把中枢的命令传到外周效应器。

（3）**混合型** 包括Ⅴ三叉神经、Ⅶ面神经、Ⅸ舌咽神经、Ⅹ迷走神经，这4对脑神经兼具上述两种功能。

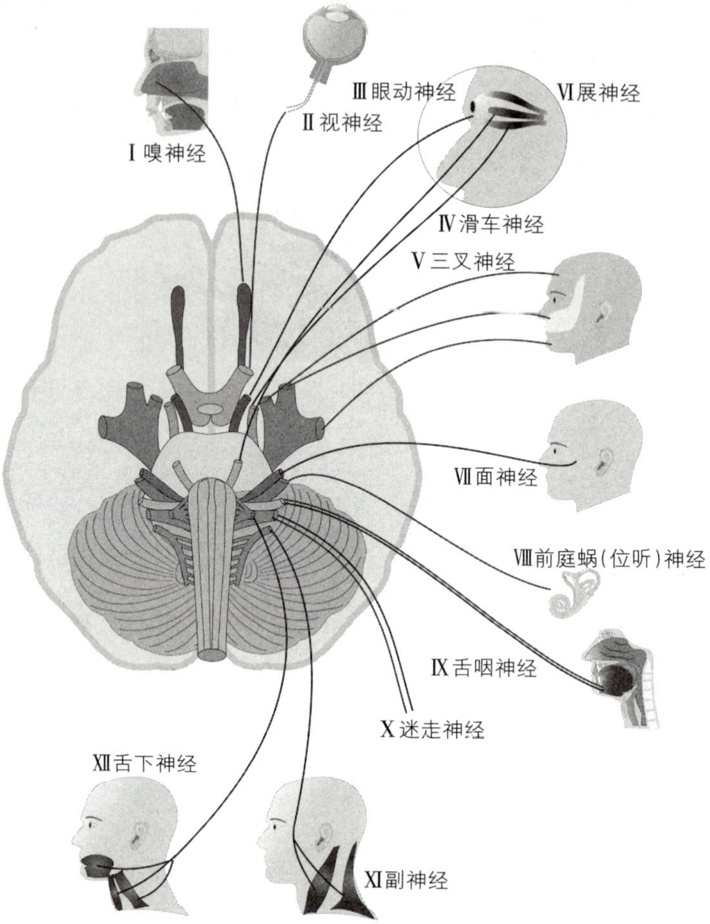

图2-6 脑神经分布图

表2-1 脑神经主要功能与损伤后症状

顺序及名称	功能	损伤后症状
Ⅰ嗅神经	嗅觉	嗅觉障碍
Ⅱ视神经	视觉	光反射
Ⅲ动眼神经	1.支配眼球的运动 2.瞳孔收缩及调节运动	1.眼外斜视,上睑下垂 2.对光及调节反射消失
Ⅳ滑车神经	使眼球转向下斜方	眼不能向下外斜视
Ⅴ三叉神经	1.咀嚼、听小骨的运动 2.痛、温觉和触觉,咀嚼肌、面肌和眼球外肌的本体感觉	1.咀嚼肌瘫痪,听觉障碍 2.感觉障碍
Ⅵ展神经	眼球向外斜运动	眼向内斜视
Ⅶ面神经	1.面部表情,上提舌骨,听小骨运动 2.腺体分泌及血管扩张 3.味觉	1.额纹消失,眼不能闭,口角斜向健侧,鼻唇沟变浅,听觉过敏 2.分泌障碍 3.味觉障碍

续表

顺序及名称	功能	损伤后症状
Ⅷ前庭蜗神经	1.平衡觉 2.听觉	1.眩晕，眼球震颤 2.听觉障碍
Ⅸ舌咽神经	1.咽的运动 2.腮腺分泌 3.内脏感觉，味觉，血管的感觉 4.痛、温觉和触觉	1.分泌障碍 2.舌后1/3的感觉及味觉障碍，咽后感觉障碍，咽反射消失 3.感觉障碍
Ⅺ副神经	1.咽喉运动，咽鼓管运动，发音 2.分布区器官的运动，腺体分泌，调节心率（抑制） 3.一般内脏感觉，血管感觉 4.痛、温觉和触觉	1.发音困难，声音嘶哑，吞咽困难 2.分布区内脏活动障碍，心动过速 3.感觉障碍
Ⅻ舌下神经	1.咽喉的运动 2.胸锁乳突肌和斜方肌的运动 3.舌肌的运动	1.头不能向患侧侧屈和健侧旋转，肩下垂 2.舌肌瘫痪、萎缩，伸舌时舌尖偏向患侧

2.脊神经

脊神经共31对（图2-7），其中颈神经8对，胸神经12对，腰神经5对，骶神经5对，尾神经1对。每一对脊神经都由前根和后根在椎间孔处汇合而成。后根属于感觉型，由传入纤维组成，负责把感受器传来的刺激输送到脊髓；前根属于运动性，由传出纤维组成，负责把大脑下达到脊髓的“命令”输送到效应器。

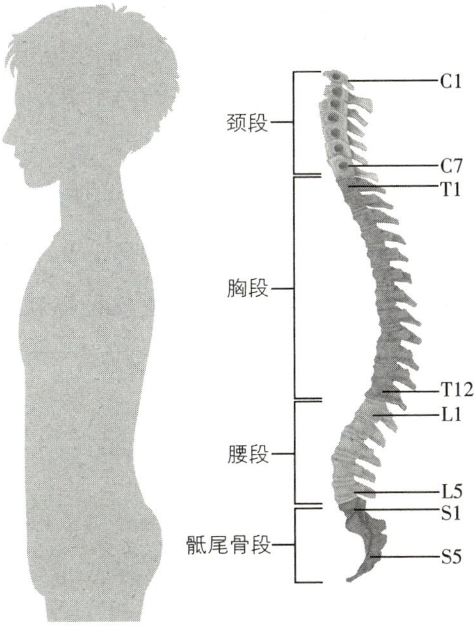

图2-7 脊神经分布图

3. 内脏神经

内脏神经是从脑和脊髓发出，主要分布于内脏、心血管和腺体，与躯体神经一样含有感觉（传入）和运动（传出）两种纤维成分。内脏感觉神经分布于内脏和心血管壁的内感受器。内脏感觉神经由内感受器接受来自内脏的刺激，并将内脏感觉性冲动传到中枢，中枢可直接通过内脏运动神经或间接通过体液来调节各内脏器官的活动。内脏运动神经又称植物（自主）神经，支配平滑肌、心肌的运动和腺体的分泌。其主要的功能在于调节机体的呼吸、循环、分泌、排泄、生殖等机能活动，并影响全身组织的新陈代谢。

内脏运动神经和躯体神经一样，都受大脑皮质和皮质下各级中枢的控制和调节，而且两者之间在功能上相互依存、互相协调和互相制约，以维持机体内外环境的相对平衡。然而，内脏运动神经与躯体运动神经在结构与功能上也有较大的差别（表2-2）。

表2-2　躯体运动神经与内脏运动神经的区别

躯体运动神经	内脏运动神经
支配骨骼肌	支配平滑肌、心肌和腺体
只有一种纤维成分	有交感和副交感两种纤维成分，而且多数内脏器官又同时接受两种纤维的双重支配
自低级中枢至骨骼肌只有一个神经元	自低级中枢出发后，需要在周围部的内脏神经节内换神经元，由节内的神经元发出纤维支配效应器。因此内脏运动神经从低级中枢至所支配的器官需要经过两个神经元
以神经干的形式分布	节后神经纤维则攀附于脏器或血管周围形成神经丛，由丛再分发至效应器
受意识支配	在一定程度上不受意识的直接控制

根据形态、功能和药理的特点，内脏运动神经分为交感神经和副交感神经两部分（图2-8），它们的作用是相互对抗的。交感神经和副交感神经的主要功能如表2-3所示。

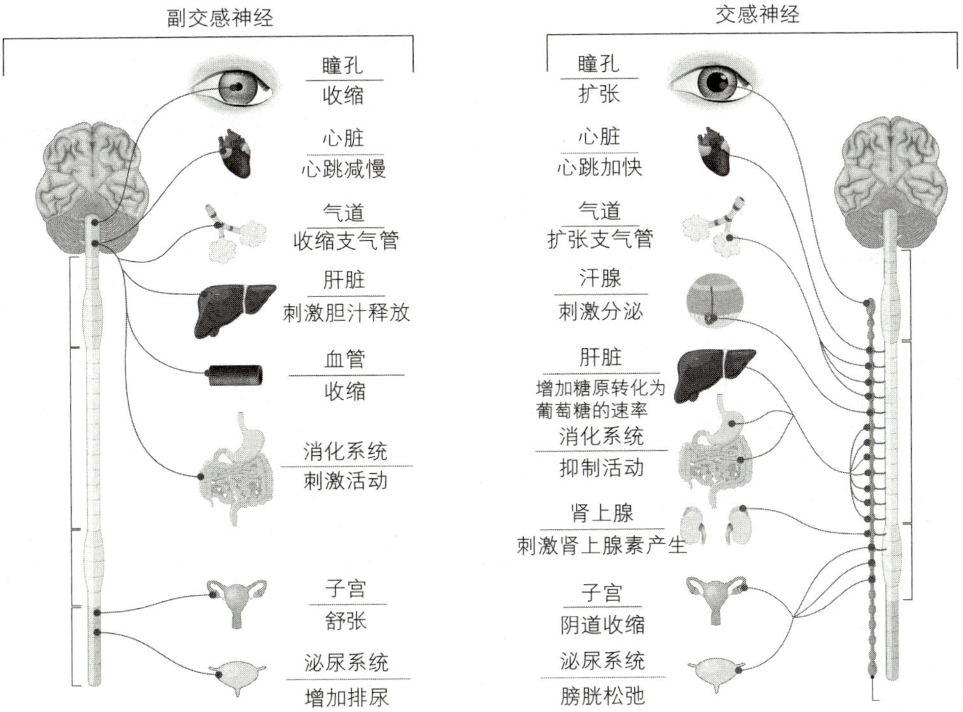

图2-8 神经系统

表2-3 内脏运动神经的主要功能

器官	交感神经	副交感神经
眼球	瞳孔开大	瞳孔缩小
泪腺	血管收缩	促进腺体分泌，血管舒张
腮腺	血管收缩	促进腺体分泌，血管舒张
循环器官	心跳加快、加强（心排血量增多） 皮肤及腹腔血管收缩（血压升高）	心跳减慢、减弱
呼吸器官	血管收缩、支气管扩张	支气管收缩、腺体分泌
消化器官	抑制消化器官蠕动、腺体分泌	加强消化器官蠕动、腺体分泌
膀胱	膀胱壁肌松弛、尿道口收缩	膀胱壁肌收缩、尿道口松弛
代谢	促进糖原分解，血糖升高	血糖降低
皮肤	汗腺分泌，竖毛肌收缩	无

操作流程

（1）观看教学图片，了解脑的各组成部分。

（2）在脑的模型上找到脑的各组成部分的位置。

（3）描述脑各组成部分对应的功能。

（4）分析“任务准备”中的案例，判断患儿受损的是哪一对脑神经，并描述其症状。

任务评价

教学评价：

主题	内容	优秀	良好	一般	较差	很差
学习态度	能准时参加全部课程，按时提交作业，及时查阅教师上传的学习材料	5	4	3	2	1
专业知识	理解婴幼儿神经系统的组成	5	4	3	2	1
研讨精神	积极参与讨论，对其他人的发言能提出合理的分析和见解	5	4	3	2	1
团队协作	能很好地融入课堂小组讨论，共同推进学习进程	5	4	3	2	1
沟通交流	能够清晰准确地表达自己的观点，与他人交流时态度语气恰当	5	4	3	2	1
人文素养	能够顾关注医学人文知识，有意识地树立职业精神	5	4	3	2	1
信息素养	会检索常见的医学专业文献数据库，主动阅读医学文献	5	4	3	2	1
实践应用	能够准确描述婴幼儿脑神经主要功能与损伤后症状，能根据表2-1识别婴幼儿脑神经损伤后的行为表现	5	4	3	2	1
自我小结						

企业评价：

评价维度	评价项目	评价内容	评价标准	学习反思与小结
判断识别	行为观察	婴幼儿脑神经损伤后症状与行为表现描述	能否根据脑神经损伤后具体症状识别婴幼儿的行为表现	
科学干预	发展支持	婴幼儿脑神经主要功能损伤修复	能否围绕婴幼儿脑神经主要功能设计相应的功能损伤修复活动	
应急处理	异常或突发情况	受伤情况常规检查与处理	能否在意外情况出现时第一时间做出反应并简单科学处理，以减少对婴幼儿的伤害	
与家长沟通	沟通的能力	损伤后的行为与症状描述	能否清晰、正确描述婴幼儿脑神经损伤后的具体症状	
		家庭教育指导能力	能否有效指导家长在家中对婴幼儿进行相应的训练，共同促进婴幼儿脑神经修复；指导家长激活婴幼儿大脑	

任务二
婴幼儿神经系统的特点

任务描述

人的大脑皮层最为发达，主导机体内一切活动过程，并调节机体与周围环境的平衡，所以大脑皮层是高级神经活动的物质基础。理解神经系统活动特点和大脑皮层活动特点，学会婴幼儿神经系统的保育，按照其发育规律对婴幼儿开展科学的早期教育。

（1）小组讨论：探讨婴幼儿睡眠时长的规律，分析婴幼儿对事物易产生新鲜感但不持久的原因。

（2）根据大脑皮层的活动特点，以小组为单位，设计符合婴幼儿作息习惯的安排表。

任务分析

大脑皮层的活动特点包括优势法则、始动调节、兴奋与抑制的扩散和集中、镶嵌式活动、动力定型、保护性抑制。婴儿时期，神经系统发育尚未成熟，各种刺激引起的神经冲动传导缓慢，不易形成兴奋灶，容易疲劳而进入睡眠状态，对事物产生的兴趣也不能持久。随着神经系统发育加快，所需睡眠时间逐渐减少，注意力增加。因此，婴幼儿睡眠状态和质量需要引起托育人员和家长的足够重视。

任务准备

材料：婴幼儿睡眠时间参考

美国儿科学会（American Academy of Pediatrics，AAP）和美国睡眠医学学会（American Academy of Sleep Medicine，AASM）：推荐与年龄相关的睡眠时间范围如表2-4所示。

表2-4　婴幼儿不同年龄段睡眠时长范围

年龄组	AAP（2019年）和AASM（2020年） 建议每日睡眠时长（含午休）
4~12月龄	12~16 h
1~2周岁	11~14 h
3~5周岁	10~13 h

学习支持

一、神经系统的发育特点

在婴幼儿生长发育过程中，神经系统发育最早，发育速度也最快。婴幼儿的脑实质生长较快，新生儿脑的平均重量约为350 g，相当于体重的10%~12%；6个月时脑重约600 g；1岁时脑重达约900 g；3岁时可至1010 g，约为成人的75%（表2–5）。

表2–5 婴幼儿不同年龄段脑平均重量

阶段	新生儿	6个月	1岁	3岁
脑平均重量(g)	350	600	900	1010

婴幼儿出生时大脑的外观已与成人相似，有主要沟回，但皮质较薄，沟裂较浅。新生儿神经细胞数目已与成人相同，但其树突与轴突少而短。此后神经细胞体积增大，树突增多、加长，以及神经鞘髓形成与发育成熟。3岁时神经细胞分化基本完成，8岁时接近成人。婴幼儿出生时大脑皮质下中枢如丘脑、苍白球等发育已较成熟，新生儿的活动主要由皮质下系统调节；以后脑实质逐渐增长成熟，转变为主要由大脑皮层调节。脑干在出生时已发育较好，呼吸、循环、吞咽等维持生命的中枢功能已发育成熟。脊髓在出生时已具备功能，重约2~6 g。小脑在胎儿期发育较差，生后6个月达生长高峰，出生后15个月小脑大小已接近成人。

（一）脑功能发育

生命早期，即从受精卵形成到出生后2年，大脑生长迅速，功能发育也随之产生。婴儿出生时脑重可达成人的25%左右，此时发育相对完善的区域是脑的低级中枢（皮质下中枢），这些中枢控制着新生儿反射、觉醒和其他生命必需的功能，如呼吸、消化和排泄。这些结构周围是脑皮质的各个脑区，与自主性身体运动、感觉、学习、思维、言语产生等高级智力活动有关。初级运动区、初级感觉区是大脑最先发育成熟的部位，前者控制挥动胳膊等简单的运动，后者则控制着视、听、味和嗅等感觉过程。婴儿出生时这些感觉、运动区域功能良好，故新生儿能够对外界刺激做出反应，具有感知运动能力。6个月时，初级运动区已经发展到能够引导婴儿大部分活动的水平，如抓握反射、巴宾斯基反射（图2–9）等先天反射将消失，这说明随着年龄增长，大脑皮质逐渐发育成熟，出现对皮层下中枢的抑制作用。小脑主要调节躯体运动，与维持身体平衡和协调动作密切相关，6岁时，小脑发育至成人水平。

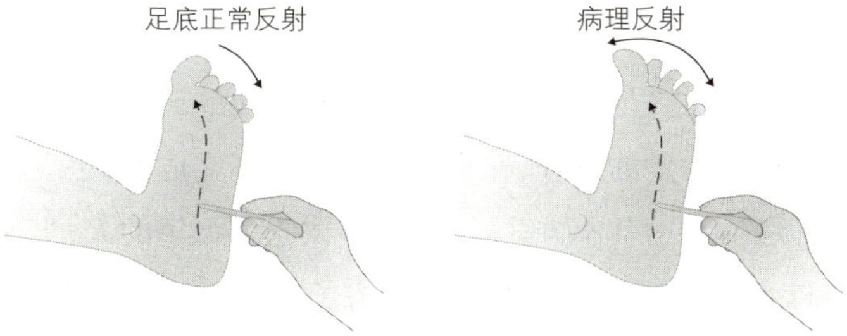

图2-9 巴宾斯基反射

脑的可塑性，指环境或经验可以塑造或改变脑功能。许多研究表明，丰富的环境刺激可以促进小儿脑功能的发展，特别是在小儿某些能力发展的敏感期，大脑需要适当的刺激，例如在小儿出生的几年内，是视觉发育的敏感期，如没有适当的环境视觉刺激，视皮质发育不良可致永久性立体视觉损害；可塑性同样体现在一些脑早期损伤的小儿，通过早期干预措施，使其受损的神经系统得到部分代偿，改善其脑功能。但可塑的大小与年龄、大脑功能区和受损程度等因素有关。

（二）髓鞘的发育

髓鞘主要由神经磷脂和蛋白质组成，包围神经纤维周围，起保护神经轴索，帮助神经冲动快速传导的作用（如图2-10）。神经纤维的髓鞘化指有绝缘作用的髓鞘包裹神经纤维的过程，保证了神经传导的效率，加快了传导速度，是神经系统发育成熟的一个标志。神经髓鞘的形成从尾端向头侧，从背侧向腹侧，从中央向周围发展，其形成和发育约在4岁完成，但与高级智力活动有关的前额叶神经纤维髓鞘化可持续至20岁。婴儿时期，由于神经纤维髓鞘化不全，各种刺激引起的神经冲动传导缓慢，且易于泛化；不易形成兴奋灶，易疲劳而进入睡眠状态。

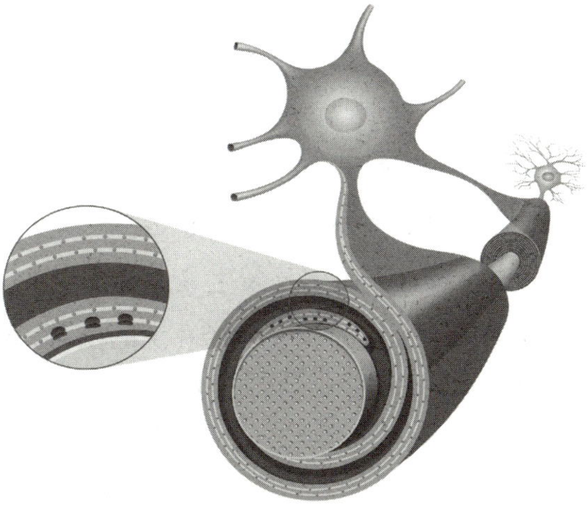

图2-10 髓鞘

二、神经系统活动

(一)条件反射

条件反射是人出生以后在生活过程中逐渐形成的后天性反射，是在非条件反射的基础上，经过一定的过程，在大脑皮层参与下完成的，是一种高级的神经活动，是高级神经活动的基本方式。例如：多次吃过梅子的人，当他看到梅子的时候，也会流口水。这就是他在曾经吃过梅子流口水的基础上完成的，因此是条件反射。

(二)非条件反射

通过对新生儿的观察，我们通常能够发现如果用手指触碰其嘴角时，他们会转头张口进行寻找，用嘴衔住并进行吮吸，这是其生来就有的觅食反射和吸吮反射。其他在出生时即存在的反射如：放手指在新生儿手掌上时，会被牢牢抓住（抓握反射）；醒着的时候，突然有强光照射，会迅速闭上眼睛（眨眼反射）；把不满6个月婴儿俯卧放在水里，会表现出协调很好的不随意游泳动作（游泳反射）。这些都是出生之后就已经具备对环境中一些刺激做出适宜反应的能力，也就是非条件反射，能够帮助其适应环境和保护自身。

婴儿的学习能力在妈妈肚子里便已开始。当婴儿长到3~4个月后，发现哭就会有人喂奶，就会慢慢学习用行为表现来表达需求，因此觅食反射将慢慢消失。而诸如抓握反射、游泳反射、吸吮反射等非条件反射对新生儿之后的发展没有生物学意义，会在出生后的一定时间内自行消退，当神经系统发生病理改变时，这些反射存在与消失的时间也将发生变化。

出生时并不存在而以后逐渐出现并不消失的反射如立直反射和平衡反应，对于维持身体重心，保持平衡具有重要作用。这些反射相互影响，是婴幼儿站立行走和生长发育的重要条件。

(三)兴奋活动

睡眠是大脑皮层的一个弥漫性抑制过程，婴幼儿睡眠时长因年龄不同而不同，年龄越小，所需的睡眠时间越长，睡觉次数越多，反之，婴幼儿觉醒时间就越短。新生儿无法区分白天夜晚，睡眠时间在新生儿期为16~20 h，2~3个月时为16~18 h，5~9个月时为15~16 h，1岁时为14~15 h，2~3岁时为12~13 h，直到青少年期，睡眠时间才与成年人接近。原因是新生儿大脑皮层的兴奋性低，在外界刺激下容易疲劳而进入睡眠状态，但随着神经系统的发育，婴幼儿睡眠时间渐渐缩短，并因外界刺激的多少而区分出白天和黑夜。

三、大脑皮层的活动特点

(一)优势法则

人在活动时的效率高低取决于对应的大脑皮层区域是否处于良好的兴奋状态。人能够从作用于机体的大量刺激中选择最强、最重要、最符合自己目的和愿望的少数刺激,使该区域的兴奋状态占优势,并在大脑皮层中形成优势兴奋中心,称优势法则。当外界事物如游戏、电视引起幼儿兴趣时,大脑皮层相应的区域就会形成优势兴奋中心,表现为注意力集中。处于兴奋状态的区域反应能力最好,条件反射最易形成,学习效率高。据此,组织幼儿学习活动时应尽量采用有趣的形式激发他们的兴趣,集中他们的注意力,调动他们学习和参加活动的积极性。同时也要注意,年龄越小其优势兴奋中心的持续时间越短,注意力不容易持久。

(二)始动调节

大脑皮层的工作能力在活动刚开始时较低,需要一定的时间启动,活动能力才会逐渐提高,这一现象称为始动调节。根据这一现象,在幼儿的技能和习惯的训练和培养时,每天、每个培养阶段和周期开始时的难度和强度不宜太大,应循序渐进,逐渐增强。

(三)兴奋与抑制的扩散和集中

兴奋和抑制过程始发于大脑皮层一定部位的神经细胞,然后向邻近的神经细胞扩散,扩散的过程就像在水中滴入颜料,颜料在水中放射性散开;在扩散到一定限度后,又逐渐向原来发生的部位聚集,聚集的过程就像磁铁把散落在四周的铁片吸引集中。弱的神经过程和极强的神经过程倾向于扩散,中等强度的神经过程倾向于集中,神经过程是两端扩散,中间集中。在幼儿的活动和学习过程中,一定要安排适中难度和强度的内容,因而有利于兴奋和抑制的集中,从而提高效率。

(四)镶嵌式活动

人的大脑皮层在从事某项活动时,部分区域在工作(兴奋),另外一部分区域则在休息(抑制),养精蓄锐。随着活动性质的改变,大脑皮层的兴奋区(工作区)和抑制区(休息区)不断转换使大脑皮层各区域做到劳逸结合,一张一弛维持高效率,称为镶嵌式活动。大脑皮层各区轮流休息可以维持较长的活动能力。幼儿的神经系统尚未发育成熟,兴奋容易扩散而不易集中,注意力不易持久,所以幼儿干一件事坚持不了多久。因此需要经常变换活动的内容和性质,保持大脑皮层工作能力,减少疲劳发生,提高幼儿生活和学习的能力。

（五）动力定型

当各种条件刺激按照一定的顺序有规律地重复多次以后，大脑皮层的兴奋区和抑制区按照一定的排列顺序作出的反应会变得越来越恒定和精确，每当前一个刺激出现，大脑就“知道”下面该做什么，提前做好准备，大脑皮质的这种活动特性叫作动力定型，也就是我们常说的“习惯”。动力定型的形成需要反复的、较长时间的训练。年龄越小，可塑性越大，动力定型越容易形成。但是幼儿所建立的动力定型很不牢固，不良习惯的改变较容易，一旦形成稳固的动力定型，改变它就比较困难。动力定型建立后，神经细胞能以最小的消耗，收到最大的工作效果。因此，要注意培养幼儿规律的生活习惯，将他们一日生活中的主要环节，如起床、盥洗、进餐、上课、游戏、睡眠等合理安排，帮助其形成好习惯，使幼儿到什么时间就顺利、愉快地做什么事。其次，不要轻易改变儿童已经形成习惯的活动次序，破坏已经建立的动力定型，否则会加重大脑皮层工作负担，严重时可导致高级神经活动的病理反应。

（六）保护性抑制

人们无论是从事脑力活动，还是从事体力活动，都需要消耗大脑皮层的能量。当大脑皮层的机能损耗过程超过恢复过程，工作能力逐渐降低，大脑皮层自动转为休息状态，即保护性抑制，以防止能量的进一步损耗，便于重新恢复工作能力。休息、睡眠都是保护性抑制的表现形式。在组织幼儿的活动中，要善于观察幼儿的表现，一旦疲劳发生要及时组织休息，以促进大脑皮层工作能力的恢复。

操作流程

（1）阅读“任务准备”中的材料，结合神经系统兴奋活动的理论知识，分析婴幼儿对事物易产生新鲜感但不持久的原因。

（2）以小组为单位，讨论6个大脑皮层活动特点的应用实例。（应用实例在理论知识里均有涉及，学生可在此基础上拓展）

（3）根据大脑皮层活动特点，规划3岁幼儿一天的作息时间表，可从睡眠时间、饮食安排、游戏活动、阅读时间等方面进行设计，以此让幼儿养成良好的生活和作息习惯。

任务评价

教学评价：

主题	内容	优秀	良好	一般	较差	很差
学习态度	能准时参加全部课程，按时提交作业，及时查阅教师上传的学习材料	5	4	3	2	1
专业知识	掌握婴幼儿神经系统特点	5	4	3	2	1
研讨精神	积极参与讨论，对其他人的发言能提出合理的分析和见解	5	4	3	2	1
团队协作	能很好地融入课堂小组讨论，共同推进学习进程	5	4	3	2	1
沟通交流	能够清晰准确地表达自己的观点，与他人交流时态度语气恰当	5	4	3	2	1
人文素养	能够关注医学人文知识，有意识地树立职业精神	5	4	3	2	1
信息素养	会检索常见的医学专业文献数据库，主动阅读医学文献	5	4	3	2	1
实践应用	能准确描述婴幼儿神经系统特点，能根据大脑皮层的活动特点设计出婴幼儿的一周活动安排表	5	4	3	2	1
自我小结						

企业评价：

评价维度	评价项目	评价内容	评价标准	学习反思与小结
判断识别	行为观察	婴幼儿日常行为表现	能否通过感官或仪器（比如：摄影设备）有效观察自然状态下婴幼儿的行为表现，并对观察内容进行记录、整理，从而获取事实资料	
	行为分析	婴幼儿发展水平	能否使用发展检核表等评估工具对婴幼儿现阶段的发展水平进行评估并解读分析	
科学干预	环境提供	适宜的室内环境创设	能否根据婴幼儿大脑皮层的活动特点和其神经系统的发育特点进行室内环境的创设	
		适宜的玩具和材料的提供	能否提供、设计促进婴幼儿大脑发育的玩具、材料	
	发展支持	科学的游戏活动设计	能否根据观察和评估的结果，并结合婴幼儿不同气质特点，给予婴幼儿适宜的活动和游戏，支持婴幼儿大脑的发育	
与家长沟通	沟通的能力	家庭教养环境调查	能否进行家庭养育环境的基础调查并进行合理分析与评估并形成报告	
		家庭教育指导能力	能否解读评估报告，从而给家长合理的家庭教育指导，以促进婴幼儿大脑发育和成长	

任务三

婴幼儿神经系统常见疾病

任务描述

婴幼儿神经系统疾病种类多,病因复杂。遗传因素、心理社会因素、环境因素、免疫因素、感染因素、药源性因素等都可能导致婴幼儿神经系统发育障碍。交流障碍是婴幼儿神经系统的常见疾病之一,此障碍不一定都是因为器质性病变导致的,环境对语言学习也非常重要,儿童发育的早期若脱离语言环境(如家长或托育人员缺乏与幼儿的语言交流)也会使儿童由于缺乏语言刺激而患语言障碍。现实生活中确实有一部分孩子的交流障碍是由于不当的环境刺激或缺乏相应的语言环境导致的。因此,及早识别并有效帮助婴幼儿家长分析孩子交流障碍的表现与成因,有助于婴幼儿的健康成长。

(1)小组讨论:了解婴幼儿语言发育进程。

(2)查找婴幼儿交流障碍相关案例,探讨具体成因,形成促进婴幼儿语言发展的有效策略。

任务分析

婴幼儿交流障碍包括语言障碍和语音障碍。语言中枢的器质性病变如脑炎、脑瘫、脑血管病变等都可能导致不同程度的语言障碍;环境对语言学习也非常重要,生命早期,家长或托育人员与孩子如果交流不足,会导致孩子因缺乏语言刺激而发生语言障碍。而神经运动性疾病如脑瘫可导致听力损失,进而导致语音障碍。

任务准备

案例:3岁的小男孩依然不会说话。

案例材料

学习支持

一、神经系统常见疾病概述

(一)神经系统常见疾病分类

婴幼儿神经系统常见疾病种类很多,按照发病原因可将其分为婴幼儿神经系统发育障碍、婴幼儿头痛、婴幼儿惊厥与癫痫、婴幼儿神经系统感染以及其他婴幼儿神经系统疾病。

(二)神经系统疾病的常见表现

(1)意识障碍 意识状态分为意识清晰,嗜睡、昏睡及昏迷。意识障碍是由于维持正常意识状态的神经系统功能受到各种原因的损害引起的一种临床表现。比如严重缺氧、缺血,糖尿病、尿毒症、肝昏迷等全身代谢性及水电紊乱疾病,颅内感染、中毒性脑病等均是意识障碍的原因。

(2)头痛 疼痛主要发生于疼痛敏感组织。脑膜炎、出血、颅内压增高、血管扩张、高血压等均可引起婴幼儿头痛。

(3)惊厥 是由于各种原因造成大脑神经细胞暂时性的功能紊乱及异常放电。高热惊厥、各种脑炎、脑膜炎,中毒性脑病,新生儿产伤及窒息,颅内感染及营养性疾病均可引起惊厥。

(4)不自主运动 是指在意识清醒状态下,不能控制某一部分肌肉的收缩而引起的各种形态异常的动作和姿势。多数与锥体外系病变有关。

(5)共济失调 大脑皮质、锥体外系、小脑、前庭以及深感觉的病变均可引起共济失调。

(6)眼球震颤 为非随意的反射性眼球运动,表现为眼球不自主节律性地来回摆动,是由视觉系统和前庭系统的病变引起。

(7)失语 是指理解和运用言语的能力缺失。言语中枢的病变可引起失语。

(8)瘫痪 人类的一切有目的的运动都是由大脑皮质通过一定的传导系统支配肌肉来完成的,这种运动称为随意运动。随意运动功能的减弱或丧失称为瘫痪。支配随意运动的神经通路受损可引起瘫痪。

(9)感觉障碍 在没有任何外界刺激情况下,患者本身感到麻木、疼痛等不正常感觉。大脑皮质、丘脑、脑干、脊髓及周围神经等受损时均可引起感觉障碍。

(三)神经系统疾病的常见病因

神经系统疾病受遗传因素、心理社会因素、环境因素、免疫因素、感染因素、药源性因素等影响。神经系统疾病往往是多种病因共同作用的结果。比如注意力缺陷多动障碍受遗传因素、脑外伤、环境污染等因素的影响。婴幼儿神经系统发育障碍的病因比较复杂,可受遗传因素、心理社会因素、环境因素等影响。婴幼儿头痛是由于遗传因素形成的神经系统异常反应,受紧张、恐惧、气候变化、闪光刺激等因素共同影响。婴幼儿神经系统感染性疾病是由于感染了细菌、病毒、真菌等引起。同样婴幼儿神经系统寄生虫病则是由于脑部感染了寄生虫引起,例如囊尾蚴入侵脑后引起脑囊虫病,肺吸虫成虫寄生于脑引起脑肺吸虫病。总体来说,神经系统疾病的病因比较复杂,不同疾病要具体分析。

二、婴幼儿神经系统发育障碍

(一)智力障碍

智力障碍是指个体在发育时期智力明显落后于同龄正常水平,包括适应能力缺陷和认知功能损害两种缺陷的神经发育障碍性疾病。

智力障碍是儿童神经发育障碍性疾病中的常见类型。在发展中国家,智力障碍患病率相对发达国家高。我国儿童的智力障碍患病率特点是农村高于城市,男童高于女童。在大脑的发育阶段,神经细胞进行增殖、分化、突触形成和神经元之间相互连接,其中任一环节受到干扰和抑制都有可能影响大脑的发育,从而导致智力障碍。

(二)交流障碍

1.语言障碍

语言障碍可分为语言障碍和语言发育迟缓。其中语言障碍是指理解或使用口语、书面语言、其他符号时有困难,语言发育未遵循正常的顺序;语言发育迟缓是指儿童语言发育速度比正常儿童慢,未达到同龄相应的水平。

婴幼儿的语言发育主要为以下两个阶段:(1)前语言阶段:在该阶段,与视觉和听觉的刺激相比,新生儿更愿意听说话声。婴儿能分辨并发出简单的音节、语音,对简单的指令做出反应,通过非语言的方式表达需求。(2)语言阶段:婴幼儿大约在1岁时能理解并开始说出第一个词(如:爸爸、妈妈),1.5岁之后进入词语爆发期,3岁时会说简单的句子。其中婴幼儿各阶段语言发育的具体进程如表2-6所示。

各种涉及语言中枢的器质性病变(如脑炎、脑瘫等)都可能导致婴幼儿不同程度的语言障碍。此外,环境对语言学习也非常重要,儿童发育的早期若脱离语言环境(如家长或托育人员缺乏与幼儿的语言交流)也会使儿童由于缺乏语言刺激而患语言障碍。

表2-6 婴幼儿各阶段语言发育进程

生长发育阶段	语言表达
0~6个月	哭、笑、咿呀学语
6~12个月	说“mama”“baba”,挥手“再见”,摇头表示“不”
12~18个月	有词语性的乱语、联合性词语如“谢谢”
18~24个月	能说2个词短语、早期电报式语言
24~30个月	能说几次词的短句、回答“什么”“哪里”的问题、说话逐渐清晰

2. 语音障碍

语音障碍是指语音产生能力受损，包括构音障碍、音调、语调、语言连贯性等问题，可表现为说话不清晰或音调、响度、音质共鸣的异常。神经运动性疾病如脑瘫可导致听力损失，进而导致语音障碍。

轻度听力损失的儿童难以识别某些高频音，中度听力损失的儿童对很多语音甚至全部语音的识别都有困难，重度和极重度听力损失的儿童基本上无法听到语音。

（三）注意力缺陷多动障碍

注意力缺陷多动障碍是儿童最常见的神经行为障碍之一，是遗传因素、神经生物因素、社会心理因素共同作用的结果，主要表现为注意力不集中、多动、冲动等。

大脑的发育过程中额叶进化成熟最迟，易受不良因素的影响。注意力缺陷多动障碍儿童皮质发育比正常儿童落后数年，其延迟突出表现在与执行功能有关的外侧前额叶皮质，常体现为反应抑制、注意控制、较高级的运动控制等方面的问题。

操作流程

（1）学习表2-6的内容，熟悉婴幼儿各阶段语言发育进程。

（2）以婴幼儿语言障碍为例，分析可能导致婴幼儿神经系统发育障碍的因素。

（3）分析“任务准备”中的案例，小男孩3岁仍不会说话，做各种检查都没有发现问题，因此可以初步判断不是由中枢系统的器质性病变造成的这一现象，可能与环境因素有关。家长和托育人员与孩子的沟通不当也可能导致孩子的交流障碍。因此，在婴幼儿语言的发育阶段，家长和托育人员需注意与孩子的交流以避免此类现象的发生。

任务评价

教学评价：

主题	内容	优秀	良好	一般	较差	很差
学习态度	能准时参加全部课程，按时提交作业，及时查阅教师上传的学习材料	5	4	3	2	1
专业知识	了解婴幼儿神经系统常见疾病	5	4	3	2	1
研讨精神	积极参与讨论，对其他人的发言能提出合理的分析和见解	5	4	3	2	1
团队协作	能很好地融入课堂小组讨论，共同推进学习进程	5	4	3	2	1
沟通交流	能够清晰准确地表达自己的观点，与他人交流时态度语气恰当	5	4	3	2	1
人文素养	能够顾关注医学人文知识，有意识地树立职业精神	5	4	3	2	1
信息素养	会检索常见的医学专业文献数据库，主动阅读医学文献	5	4	3	2	1
实践应用	能准确描述婴幼儿神经系统常见疾病的分类和表现，能根据其症状及时发现并处理神经系统异常的情况	5	4	3	2	1
自我小结						

企业评价：

评价维度	评价项目	评价内容	评价标准	学习反思与小结
判断与识别	行为观察	婴幼儿神经系统常见疾病表现	能否通过日常行为观察及时并准确识别婴幼儿神经系统常见的9种疾病表现	
科学干预	环境提供	适宜的室内环境创设	能否根据婴幼儿神经系统病症的康复需要进行室内环境的创设	
		适宜的玩具和材料的提供	能否提供、设计促进婴幼儿神经系统病症康复需要的玩具、材料	
	发展支持	科学的游戏活动设计	能否根据婴幼儿神经系统病症康复需要给予适宜的活动和游戏	

续表

评价维度	评价项目	评价内容	评价标准	学习反思与小结
与家长沟通	沟通的能力	婴幼儿神经系统常见疾病症状的描述	能否清晰、准确描述婴幼儿神经系统常见疾病症状	
		家庭教育指导能力	能否通过科学的游戏活动设计等，指导家长进行疾病的辅助治疗	

项目小结

本项目首先详细介绍了神经系统的基本组成，分为中枢神经系统和周围神经系统；在神经系统的组成基础上描述了神经系统的发育特点，神经系统活动和大脑皮层的活动特点，最后简要介绍了神经系统的常见疾病。学生在学习时主要理解神经系统的基本组成，掌握神经系统的特点，了解神经系统常见疾病，同时在理论知识基础上探索三个任务之间的联系。

思考练习

答案

1.（选择题）脑由哪几部分组成？（　　）

A. 端脑、间脑、中脑、脑桥和小脑

B. 端脑、中脑、脑桥、延髓和小脑

C. 端脑、间脑、中脑、脑桥和小脑

D. 端脑、间脑、脑干和小脑

E. 端脑、间脑、中脑、延髓和小脑

2.（判断题）神经系统髓鞘化在3岁完成。（　　）

3. 举例说明条件反射和非条件反射的不同之处。

4. 简述大脑皮层的活动特点。

5. 神经系统疾病有哪些常见表现？

实践实训

（1）请自学脑科学研究最新研究成果，结合本项目所学知识，如大脑皮层的活动特点等设计一套科学的家庭养育指导方案。

（2）请根据大脑皮层的活动特点研讨和分享你对“兴趣是最好的老师”的理解。

推荐阅读

[1]金星明.儿科专科医师规范化培训教材.发育行为学分册[M].北京:人民卫生出版社,2017.

[2]于菲.小儿神经系统疾病诊疗常规[M].汕头:汕头大学出版社,2019.

[3]罗云,等.小儿神经系统疾病诊断治疗学[M].北京:中国医药科技出版社,2001.

知识拓展

(编写:刘琴,连伟利,徐楠,杨晶)

项目三

呼吸系统

项目目标

1. 了解婴幼儿呼吸临床表现的病理意义。

2. 熟悉婴幼儿呼吸系统的解剖特点。

3. 掌握婴幼儿呼吸的生理特点及病理生理特点。

4. 能够运用婴幼儿呼吸系统的解剖和生理特点解释常见呼吸系统疾病的发病机制。

5. 培养学生善于观察婴幼儿相应行为及症状，学会思考、分析行为及症状的成因，与家长有效沟通和解决问题的能力。

学习重难点

学习重点：

1. 婴幼儿呼吸系统的解剖特点。

2. 婴幼儿呼吸系统的生理特点及病理生理特点。

学习难点：

对婴幼儿的呼吸系统解剖结构达到初步认识。

思维导图

- 呼吸系统
  - 婴幼儿呼吸系统的组成
    - 鼻和鼻窦
    - 咽
    - 喉
    - 气管、支气管
    - 肺
    - 肺门
    - 呼吸肌与胸廓
    - 胸膜及纵隔
  - 婴幼儿呼吸系统的特点
    - 婴幼儿呼吸的生理特点
    - 婴幼儿呼吸临床表现的病理意义
  - 婴幼儿呼吸系统常见疾病
    - 呼吸系统常见疾病概述
    - 肺炎及其分类

任务一

婴幼儿呼吸系统的组成

任务描述

呼吸系统是人体与外界进行气体交换的重要途径，同时还有发音、嗅觉、神经内分泌等功能。呼吸系统主要由呼吸道和肺组成。呼吸道包括鼻、咽、喉、气管、支气管等。

（1）小组讨论：呼吸系统的主要组成部分是什么？

（2）举例说明：根据呼吸系统的解剖特点，相关器官出现异常的表现有什么？

任务分析

鼻部是婴幼儿呼吸系统常常发生异常的部分，比如鼻出血、鼻塞等，托育人员需要注意观察婴幼儿的鼻部异常，注意纠正婴幼儿的不良习惯与嗜好，如抠鼻、塞入异物等，保持好鼻腔卫生，减少婴幼儿呼吸系统疾病发生的概率。

任务准备

呼吸系统的各个组成器官挂图、图片。

学习支持

呼吸系统主要包括呼吸道和肺。呼吸道主要是指鼻、咽、喉、气管、支气管等。鼻、咽、喉为上呼吸道，气管和各级支气管为下呼吸道。肺由实质组织和间质组织组成。实质组织包括支气管树和肺泡，间质组织包括结缔组织、血管、淋巴管、淋巴结和神经等。呼吸系统的主要功能是进行气体交换，即吸入氧，排出二氧化碳。除此以外还有发音、嗅觉、神经内分泌等功能。

一、鼻和鼻窦

鼻包括外鼻和鼻腔（图3-1）。鼻前庭为鼻腔前端被皮肤覆盖部分，有鼻毛起保护作用。鼻腔有内、外、顶和底四壁。内壁为鼻中隔，是鼻出血好发部位。外壁主要是筛窦和上颌窦的侧壁，自上而下有上、中、下鼻甲。鼻腔的顶壁最狭窄，是重要的危险区，感染可由此传入颅内。婴幼儿鼻黏膜柔弱而富于血管，且没有鼻毛保护，而易受感染。感染时，鼻黏膜充血肿胀，常使狭窄的鼻腔闭塞，甚至发生呼吸困难。这说明即使在普通感冒时，婴儿也可能发生呼吸困难，出现拒绝吃奶以及烦躁不安。婴儿时期鼻黏膜下层缺乏海绵组织，到了性成熟期最为发达，所以婴幼儿很少发生鼻出血，而接近性成熟期时鼻出血才多见。

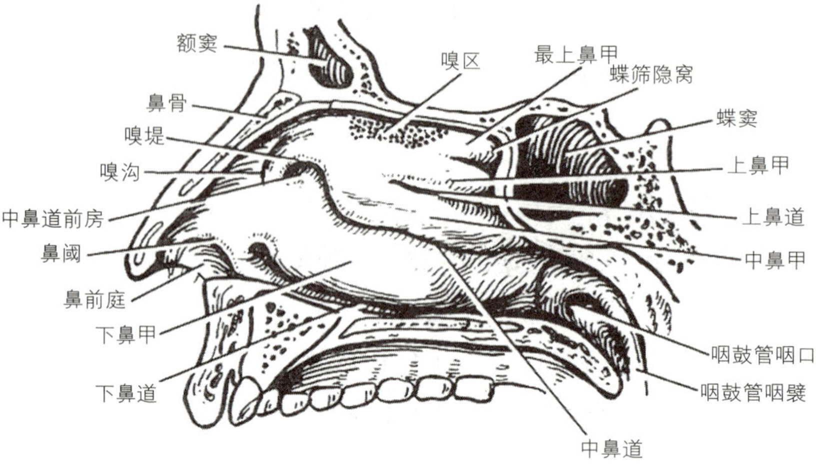

图3-1　鼻部的解剖图[引自柏树令，应大君《系统解剖学》(第8版)]

鼻窦为鼻腔周围与鼻腔相通的含气骨腔，左右对称共四对。按解剖部位及开口，分别为上颌窦、筛窦、额窦及蝶窦(图3-2)。鼻窦和鼻腔在发声时起到共鸣的作用。鼻窦在婴幼儿时发育较差，到青春期后才发育完善，由于幼儿鼻窦发育差，故虽易患上呼吸道感染，但极少引起鼻窦炎。上颌窦孔相对较大，鼻腔感染时可发生上颌窦炎。鼻泪管在幼儿时较短，开口部的瓣膜发育不全，位于眼的内眦，所以幼儿上呼吸道感染往往侵及结膜。

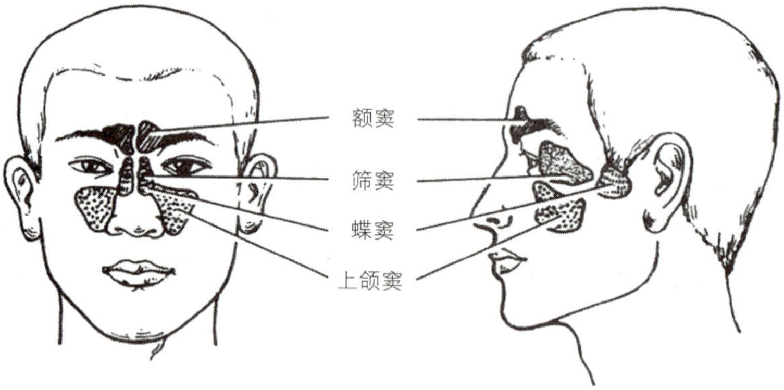

图3-2　鼻窦的解剖图[引自柏树令，应大君《系统解剖学》(第8版)]

二、咽

咽为肌性管道，上宽下窄，形似漏斗，分鼻咽、口咽和喉咽三部分。咽部淋巴组织丰富，有的聚集成团，有的分散成小簇，在咽部黏膜下有淋巴管互相联系，形成咽淋巴环，是咽部感染的防御屏障。

(一)腺样体

腺样体又称咽扁桃体、增殖体,约在婴儿6~12月时开始发育,位于鼻咽顶与后壁交界(图3-3),肥大时可堵塞后鼻孔,影响呼吸。严重的腺样体肥大是小儿阻塞性睡眠呼吸暂停综合征的重要原因。

(二)腭扁桃体

腭扁桃体即扁桃体,是咽部最大的淋巴组织,位于两腭弓之间(图3-3),新生儿时期不发达,到1岁末,随着全身淋巴组织的发育而逐渐长大,4~10岁时发育达最高峰,14~15岁时又逐渐退化。因此,咽峡炎常见于学龄儿童,而1岁以下婴儿则很少见。扁桃体具有一定的防御功能,但当细菌藏于腺窝深处时,又成为慢性感染的病因。

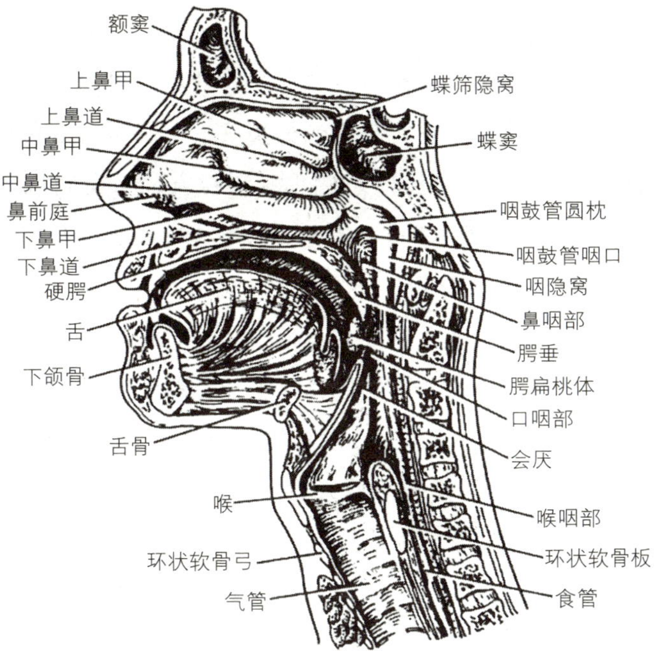

图3-3 咽部的解剖图[引自柏树令,应大君《系统解剖学》(第8版)]

三、喉

新生儿喉头位置较高,6岁以前较成人为高。小儿喉腔呈漏斗形,分为声门上区、声门区和声门下区。声门区包括室带(假声带)和声带。声门以下至环状软骨以上为声门下区,是小儿呼吸道最狭窄处(图3-4)。婴幼儿声门下区组织结构疏松,炎症时可能因出现水肿而引起喉梗阻。

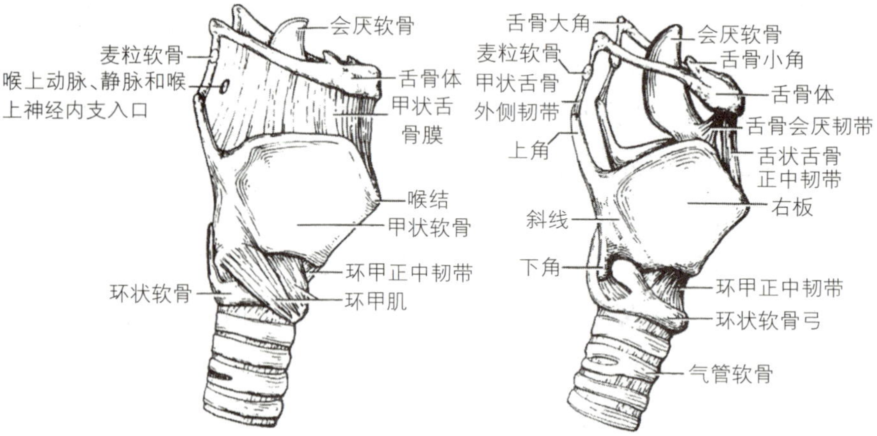

图3-4 喉部的解剖图[引自柏树令，应大君《系统解剖学》(第8版)]

四、气管、支气管

气管是位于喉与气管杈之间的通气管道，由黏膜、气管软骨、平滑肌和结缔组织构成(图3-5)。支气管是气管分出的各级分支。气管分叉在新生儿位于第3~4胸椎，而成人在第5胸椎下缘。右侧支气管较直，气管插管易滑入右侧，支气管异物也以右侧多见。新生儿末梢气道相对较宽，从新生儿到成人肺重和肺总量增加20倍，气管长度增加3倍，直径增加4倍，而毛细支气管只增加2倍，但其壁厚增加3倍。毛细支气管平滑肌在生后5月以前薄而少，3岁以后才明显发育，因此，除支气管痉挛以外，主要是黏膜肿胀和分泌物堵塞引起婴儿的呼吸道梗阻。婴儿支气管壁缺乏弹力组织，软骨柔弱，细支气管无软骨，呼气时易被压，造成气体滞留，影响气体交换。此外，由于管径细小，婴儿呼吸时的阻力明显大于成人，在呼吸道梗阻时尤为明显。

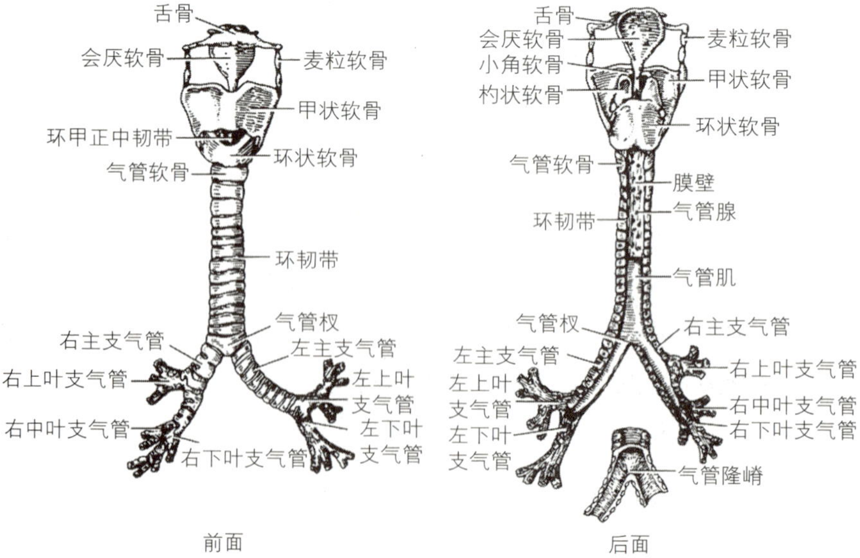

图3-5 喉部的解剖图[引自柏树令，应大君《系统解剖学》(第8版)]

五、肺

肺是呼吸系统中最重要的器官，位于胸腔内，膈肌的上方、纵隔的两侧。两肺外形不同，右肺宽而短，左肺狭而长（图3-6）。肺泡直径早产儿仅75μm，新生儿为100μm，成人为250~350μm。足月新生儿肺泡数目仅为成人的8%。新生儿肺泡数目约2500万，而成人肺泡数约3亿（2~6亿）。生后肺的发育分为二期，第一期从出生到生后18个月，此期肺气体交换部分的面积和容积有不成比例的快速增长，毛细血管容积的增长更快于肺容积，不但有新肺泡间隔出现，更伴有肺泡结构的完善化，其肺泡的发育可在2岁以前完成。第二期肺脏所有组分均匀生长，虽然还可有新肺泡生出，但主要是肺泡体积的增加。肺泡面积初生时为2.8 m^2，8岁时为32 m^2，到成人期为75 m^2。婴儿肺泡表面积按千克体重计与成人相似，但婴儿代谢需要按千克体重计，远较成人为高，因此婴儿呼吸储备能力较小。在婴幼儿时期，肺上、中两叶往往尚未分开。2岁以内儿童肺叶之间的肺裂隙常不明显，有时仅在肺的表面呈一浅沟。小儿的肺叶以及其各肺叶的界线，与成人大致相同。

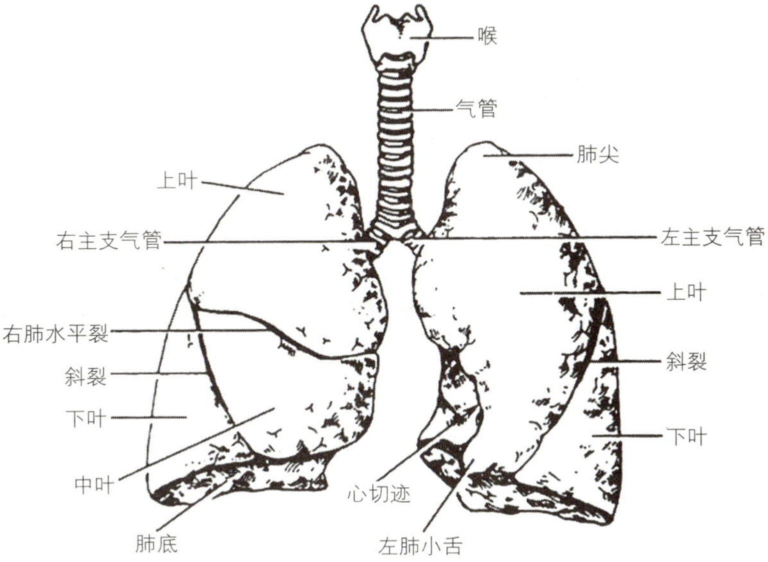

图3-6 肺部的解剖图[引自柏树令，应大君《系统解剖学》（第8版）]

六、肺门

肺门包括大支气管、血管和大量的淋巴结（气管淋巴结、支气管肺淋巴结和支气管叉部淋巴结）。肺门淋巴结与肺脏其他部位的淋巴结互相联系。因此肺部各种炎症均可引起肺门淋巴结的反应。肺间质气肿时气体可经过肺门进入纵隔，形成纵隔气肿。

七、呼吸肌与胸廓

婴儿胸廓前后径略等于横径，生后二年内渐变椭圆形。初生时肋骨主要为软骨，随年龄增长逐渐钙化。婴儿肋骨与脊柱接近直角，吸气时不能通过抬高肋骨而增加潮气量。婴儿胸部呼吸肌不发达，主要靠膈呼吸，易受腹胀等因素影响。婴儿的膈呈横位，倾斜度小，收缩时易将下部肋骨拉向内，胸廓内陷，使呼吸效率减低。由于婴儿胸壁柔软，用力吸气产生较大负压时，在肋间，胸骨上、下和肋下缘均可引起内陷，限制了肺的扩张。呼吸肌的肌纤维有不同类型，其中耐疲劳的肌纤维在膈肌和肋间肌于早产儿不到10%，足月儿占30%，一岁时达成人水平，约占50%~60%。故婴儿呼吸肌易疲劳，成为导致呼吸衰竭的重要因素。

八、胸膜及纵隔

小儿胸膜较薄，纵隔较成人相对地大，其周围组织柔软而疏松，所以胸膜腔有较大量液体时，常易引起纵隔器官移位。由于纵隔在胸廓内占据较大空间，限制了吸气时肺脏的扩张。

操作流程

(1)对照挂图或图片，认识呼吸系统各个器官。

(2)描述每个器官的特点与功能。

任务评价

教学评价：

主题	内容	优秀	良好	一般	较差	很差
学习态度	能准时参加全部课程，按时提交作业，及时查阅教师上传的学习材料	5	4	3	2	1
专业知识	了解婴幼儿呼吸系统的解剖，熟悉婴幼儿呼吸系统的结构与特点	5	4	3	2	1
研讨精神	积极参与讨论，对其他人的发言能提出合理的分析和见解	5	4	3	2	1
团队协作	能很好地融入课堂小组讨论，共同推进学习进程	5	4	3	2	1
沟通交流	能够清晰准确地表达自己的观点，与他人交流时态度语气恰当	5	4	3	2	1
人文素养	能够关注医学人文知识，有意识地树立职业精神	5	4	3	2	1
信息素养	会检索常见的医学专业文献数据库，主动阅读医学文献	5	4	3	2	1

续表

主题	内容	优秀	良好	一般	较差	很差
实践应用	能够指出婴幼儿呼吸系统的基本结构及位置	5	4	3	2	1
自我小结						

企业评价：

评价维度	评价项目	评价内容	评价标准	学习反思与小结
判断识别	行为观察	婴幼儿日常呼吸体征特点	能否通过感官有效观察自然状态下婴幼儿的呼吸体征表现，并对观察内容进行记录、整理，从而获取事实资料。	
	行为分析	婴幼儿呼吸发展水平	能否使用发展检核表等评估工具对婴幼儿现阶段的发展水平进行评估并解读分析。	
科学干预	环境提供	适宜的室内环境创设	能否通过不同的环境创设，如富氧环境、高负离子环境、空气对流环境等，保障不同年龄段婴幼儿呼吸系统发展	
		适宜的设备投放	能否投放适当设备改善婴幼儿生活空间的空气环境	
	发展支持	科学的游戏活动设计	能否根据观察和评估的结果，给予婴幼儿适宜的活动和游戏，促进呼吸系统的健康发展。	
与家长沟通	沟通的能力	家庭教养环境调查	能否清晰、正确描述婴幼儿呼吸系统发育的特征	
		家庭教育指导能力	能否有效指导家长在家中对婴幼儿进行相应的训练，共同促进婴幼儿呼吸系统发展。	

任务二 婴幼儿呼吸系统的特点

任务描述

婴幼儿的肺部容量很小，因而呼吸受到很多限制，但婴幼儿的代谢又十分旺盛，对氧气的需求量和成人没有很大差别。为了满足婴幼儿机体代谢以及生长的需要，只有通过增加呼吸的频率来补充氧气。因此婴幼儿的年龄越小，其呼吸的频率就会越快。

另外，婴幼儿因为呼吸中枢发育不完全，因此对呼吸的调节功能较差，特别容易出现呼吸节律不齐或是间歇性呼吸甚至呼吸暂停等症状，以上一些症状尤其以新生儿表现得最为明显，且处在不同年龄阶段的孩子其每分钟的呼吸次数都会有很大不同。

(1)小组讨论：如何甄别婴幼儿呼吸异常？

(2)举例说明：婴幼儿呼吸困难时能采取的急救方法有哪些？

任务分析

婴幼儿的呼吸频率、节律及形态与成人有很大不同，需要结合婴幼儿呼吸的特点和病理特征，进行综合分析，判断婴幼儿呼吸是否异常；同时掌握吸氧这一常用呼吸困难急救方法的操作流程。

任务准备

婴幼儿呼吸系统各个部分的图片与模型，病理状态(鼻翼扇动、胸廓凹陷、喘鸣、呻吟、发绀、咳嗽等)相关图片与视频，鼻塞或氧气面罩、氧气袋、胶布、棉签、手电筒。

学习支持

一、婴幼儿呼吸的生理特点

(一)婴幼儿呼吸的生理特点

呼吸的目的主要是保证气体交换的正常进行。小儿呼吸的特点以婴儿时期最为明显。小儿肺脏的容量相对成人较小，按体表面积计算肺容量是成人的1/7，而代谢水平及氧气的需要则相对地较高。按体表面积计，1岁小儿的代谢为成人的1.6倍，而潮气量仅为成人的40%~50%，从满足机体代谢需要考虑，小儿的肺容量处于相对不利的地位。由于小儿胸廓解剖特点的限制，要满足机体代谢的需要，只有采取浅快的呼吸作为消耗能量最少的方式，故小儿呼吸频率较快。年龄越小，呼吸越快。

婴儿的胸壁高度柔软，在呼吸负担增大时难于有效地增加通气量。由于婴儿横膈肌纤维的化学成分和解剖特点，婴儿在呼吸负担增加时易于出现呼吸肌疲劳。由于婴儿功能残气量相对小，其肺内氧储备也小于成人，但氧消耗量却相对较高，因此在呼吸功能不全时易于出现氧供应不足。值得注意的是新生儿组织耐受缺氧的能力比成人强，可能与新生儿细胞在缺氧时可代谢乳酸和酮体有关。

由于以上的呼吸特点，婴幼儿在应付额外负担时的储备能力较成人差。如婴幼儿肺炎时，其代偿缺氧的呼吸量最多不过增加2.5倍左右，故易发生呼吸衰竭。

（二）婴幼儿呼吸的神经调控

呼吸神经调控的总目标是从能量消耗和机械角度出发，用最经济的方法维持血气的稳定。呼吸中枢根据生理需要对不同的刺激进行调控，不同年龄段的儿童又有所不同。如婴儿吃奶时，由于部分呼吸肌受抑制，可有暂时的通气下降。新生儿的喉反射可强烈抑制呼吸，如小婴儿误吸和强烈的喉刺激可发生危险的窒息。

（三）婴幼儿时期呼吸动态

婴儿时胸廓活动范围小，呼吸肌发育不全，所以呼吸时肺主要向膈肌方向扩张，呈腹（膈）式呼吸。2岁时腹腔器官下降，肋骨前端逐渐下降而形成斜位，与脊柱间形成锐角，呼吸肌也随年龄而发达，吸气时胸腔的前后径和横径显著增大，于是小儿开始出现胸腹式呼吸。7岁以后混合式呼吸占4/5，腹式占1/5。

二、婴幼儿呼吸临床表现的病理意义

（一）呼吸的望诊

这是呼吸系统疾病患儿最重要的检查，包括呼吸的快慢、深浅、节律以及呼吸是否费力，胸廓是否对称，起伏是否一致等，结合面部神态和面色观察，在开始接触患儿时就可以初步判断病情的轻重。

（二）呼吸次数

这是呼吸系统疾病最基本的检查项目。呼吸功能不全首先表现为呼吸增快，对此要予以重视。婴幼儿发烧伴有呼吸增快，预示呼吸道感染；呼吸次数在2个月以下小儿超过60次/min，2~12月超过50次/min，1~5岁超过40次/min，预示可能患有肺炎。

（三）鼻扇吸气时鼻翼扇动

鼻扇吸气时鼻翼扇动是呼吸困难的早期表现。

（四）吸气时胸廓凹陷

柔软的胸廓在气道阻力增加时引起吸气胸廓凹陷，表现为呼吸费力。在婴幼儿上呼吸道梗阻或肺实变情况下，用力吸气时呼吸辅助肌参与工作，由于胸腔内负压增加，可引起胸骨上、下及肋间凹陷，即所谓的“三凹征”，其轻重反映气道阻塞的严重度，结果是吸气时胸廓下陷，形成矛盾呼吸，增加呼吸肌能量消耗的同时，并未能增加通气量。

（五）特殊的呼吸形态

（1）吸气喘鸣：吸气与呼吸均可发生，常见于吸气时。音调高，是喉、气管发生梗阻，气流通过狭窄气道时产生的。

（2）呼气呻吟：小婴儿下呼吸道梗阻和肺扩张不良的表现，特别见于新生儿呼吸窘迫综合征时。其作用是在声门半关闭情况下，声门远端呼气时压力增加，有利于已萎陷的肺泡扩张。

（六）发绀

由于血液内还原血红蛋白增加，皮肤或黏膜呈蓝紫色的表现。毛细血管内还原血红蛋白达40~60 g/L时可出现发绀，相当于动脉血内还原血红蛋白30 g/L时。

末梢发绀是由于血流较慢，毛细血管床消耗氧增加，见于指端的发绀，并无动脉低氧血症，如见于休克。中心性发绀指血流较快，动静脉氧差较小的部位（如唇、黏膜）的发绀，是动脉低氧血症的表现，如见于肺炎、青紫型先天性心脏病。但诊断动脉低氧血症，发绀既不敏感，也无特异性。环境光线和皮肤颜色也容易对判断发绀造成影响。严重贫血时，虽然血氧饱和度明显下降，也不一定出现发绀；而红细胞增多症时，虽然有发绀，血氧含量并不一定低。

（七）咳嗽

咳嗽是呼吸系统疾患最常见的症状，是肺防御机制重要的组成部分，可有效清除呼吸道有害物质。

咳嗽主要排除中央大气道的分泌物，咳嗽时高速气流、呼吸道的震动和增加的胸膜腔内压可将需要排除的物质推向大气道。但咳时胸膜腔内压增加，可使小气道关闭。咳嗽对机体的不利影响还包括可能的支气管痉挛，损伤喉部，甚至产生气漏；高的胸膜腔内压还可引起一过性高血压或心律不齐、晕厥。

咳嗽的性质不同，可能反映出不同疾患。呼吸道感染常为伴有发烧的咳嗽。气管、支气管和肺部感染常为咳嗽伴有黏液或脓痰。咳嗽伴粉红色泡沫痰是急性左心衰竭的特点。哮喘、胃食道反流、呼吸道异物或受环境污染、吸烟影响引起的咳嗽常表现为阵发性刺激性干咳。

（八）杵状指

指（趾）骨末端背侧组织增生，甲床抬高所致，具体机制目前尚不明确，可能与神经反射性血管扩张或与某种血管扩张物质增多有关。常见于支气管扩张，亦可见于迁延性肺炎、长期哮喘等慢性阻塞性肺炎疾病。此外，也可见于青紫型先天性心脏病、慢性消化道疾病、严重慢性贫血等肺外疾病。在除外肺外原因后，杵状指可反映肺病变的进展情况。在晚期病例，杵状指可以得到明显的辨别，但早期病例不易发现，可根据指厚比，甲床角和Schamroth氏征辨认。指厚比为远端指节直径与远端指节间直径之比，此值正常时小于1，杵状指大于1。甲床角为指甲与指节背面所形成的角度，正常时小于180°，杵状指大于195°。Schamroth氏征：两指节对靠，正常时二指间有一菱形小孔，杵状指则没有此小孔，切两指甲基底部向远端形成明显夹角（图3-7）。

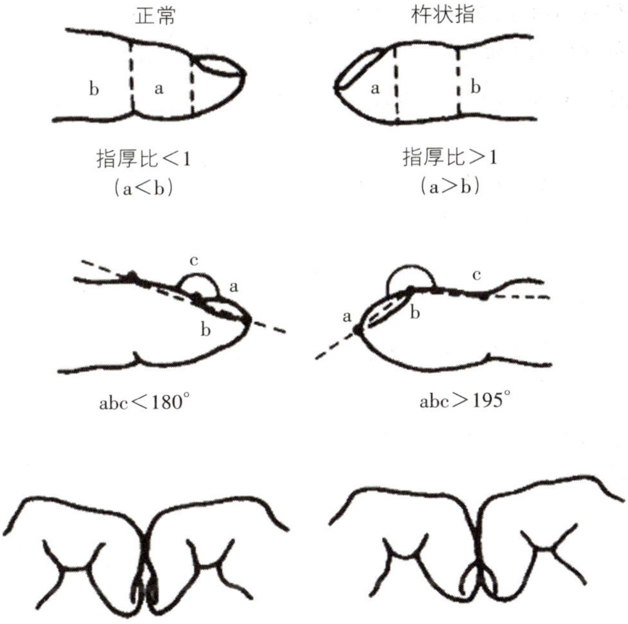

图3-7 杵状指的诊断[引自江载芳，申昆玲，沈颖《诸福棠实用儿科学》（第8版）]

操作流程

（1）通过婴幼儿呼吸系统各组成器官的图片、视频与模型，掌握呼吸系统各个器官的位置、特点与功能。

（2）通过病理状态相关图片与视频，有效识别出婴幼儿呼吸系统处于正常状态或是病理状态，并对病理状态描述出相应的病理意义。

（3）能够识别呼吸困难的婴幼儿，并对其采取正确的吸氧操作（模型操作）。

具体吸氧操作如下：

对有明显自我意识的孩子，首先应该对孩子进行解释，告知将使用吸氧帮助其缓解不适。检查鼻塞或氧气面罩、氧气袋及其他装置有无漏气。协助孩子取得舒适体位，用手电筒检查鼻腔并用棉签清洁鼻腔。选择合适的鼻塞或氧气面罩，将鼻塞塞入鼻下，或将面罩紧贴孩子口鼻，用胶布固定在面颊部，连接氧气袋。打开氧气袋开关进行吸氧。

任务评价

教学评价：

主题	内容	优秀	良好	一般	较差	很差
学习态度	能准时参加全部课程，按时提交作业，及时查阅教师上传的学习材料	5	4	3	2	1
专业知识	熟悉婴幼儿呼吸的生理特点及病理生理特点	5	4	3	2	1
研讨精神	积极参与讨论，对其他人的发言能提出合理的分析和见解	5	4	3	2	1
团队协作	能很好地融入课堂小组讨论，共同推进学习进程	5	4	3	2	1
沟通交流	能够清晰准确地表达自己的观点，与他人交流时态度语气恰当	5	4	3	2	1
人文素养	能够关注医学人文知识，有意识地树立职业精神	5	4	3	2	1
信息素养	会检索常见的医学专业文献数据库，主动阅读医学文献	5	4	3	2	1
实践应用	能够根据呼吸系统的临床表现指出其对应的病理意义	5	4	3	2	1
自我小结						

企业评价：

评价维度	评价项目	评价内容	评价标准	学习反思与小结
判断识别	行为观察	婴幼儿日常行为表现	能否通过观察婴幼儿表征判别婴幼儿呼吸生理状况。	
	行为分析	婴幼儿呼吸发展水平	能否通过记录的方式了解不同年龄段婴幼儿呼吸发展特征	
科学干预	环境提供	适宜的室内环境创设	能否通过不同的环境创设保障不同年龄段婴幼儿呼吸系统发展的特点	
	发展支持	科学的游戏活动设计	能否根据观察和评估的结果，给予不同年龄段婴幼儿相适宜的活动和游戏，满足其科学发展	
与家长沟通	沟通的能力	家庭教养环境调查	能否了解不同年龄段婴幼儿的呼吸发展特质。	
		家庭教育指导能力	能否准确地指导家长在家中对婴幼儿的呼吸系统发育进行科学干预	

任务三
婴幼儿呼吸系统常见疾病

任务描述

婴幼儿呼吸系统常见疾病种类多,病因复杂。遗传和环境因素都可能导致婴幼儿呼吸系统发育障碍或疾病。呼吸系统疾病往往是环境因素和人为因素共同作用的结果。根据婴幼儿呼吸系统常见疾病的症状表现,综合分析可能的病因,才有可能有效帮助其健康成长。

(1)小组讨论:婴幼儿呼吸系统疾病的常见类型?

(2)查找婴幼儿呼吸系统疾病相关案例,探讨具体成因,形成促进婴幼儿呼吸系统健康发展的策略。

任务分析

呼吸系统为婴幼儿最容易罹患疾病的系统之一,起病时常伴随多种外在表现,婴幼儿缺乏自述能力,需要家长及托育人员在照顾的同时注意观察,避免因发现不及时引起疾病加重,或传染性疾病发现不及时而广泛传播。

任务准备

(1)收集婴幼儿常见呼吸系统疾病多种表现的图片或视频。

(2)案例材料。

案例材料

学习支持

一、呼吸系统常见疾病概述

(一)呼吸系统常见疾病分类

(1)急性上呼吸道感染:系由各种病原引起的鼻腔、咽或喉部的急性感染,亦可用“感冒”“鼻炎”“急性咽炎”“急性扁桃体炎”等名词诊断,统称为上呼吸道感染,简称“上感”,是小儿最常见的急性感染性疾病。

(2)急性感染性喉炎:是指喉部黏膜的急性弥漫性炎症。冬春季节多发,且多见于婴幼儿。临床特征为犬吠样咳嗽、声嘶、喉鸣、气促、发热等。

(3)急性支气管炎:是指由于各种病原体引起的支气管黏膜感染,由于气管常同时受累,故称为急性气管支气管炎。常继发于上呼吸道感染或为急性传染病的一种表现。是儿童时期常见的呼吸道疾病,婴幼儿多见。

（4）毛细支气管炎：是一种婴幼儿较常见的下呼吸道感染，多见于1~6个月的婴儿，以喘息、三凹征和气促为主要临床特点。临床上较难发现未累及肺泡与肺泡间壁的纯粹毛细支气管炎，故国内认为是一种特殊类型的肺炎，称为喘憋性肺炎。

（5）支气管哮喘：简称哮喘，是儿童期最常见的慢性呼吸道疾病。哮喘是多种细胞（如嗜酸性粒细胞、肥大细胞、T淋巴细胞、中性粒细胞及气道上皮细胞等）和细胞组分共同参与的气道慢性炎症性疾病，这种慢性炎症导致气道反应性增加，通常出现广泛多变的可逆性气流受限，并引起反复发作性喘息、气促、胸闷或咳嗽等症状，常在夜间或清晨发作或加剧，多数患儿可经治疗缓解或自行缓解。70%~80%的儿童哮喘发病于5岁以前，约20%的患者有家族史，特应质与本病的形成关系密切，多数患者有婴儿湿疹、过敏性鼻炎或食物、药物过敏史。儿童哮喘如诊治不及时，随病程的延长可产生气道不可逆性狭窄和气道重塑。因此，早期防治至关重要。

（6）支气管肺炎：累及支气管壁和肺泡的炎症，为儿童时期最常见的肺炎，2岁以内儿童多发。一年四季均可发病。北方多发生于冬春寒冷季节及气候骤变时。室内居住拥挤、通风不良、空气污浊，致病微生物增多时易发生。此外有营养不良、维生素D缺乏性佝偻病、先天性心脏病等并存症及低出生体重儿、免疫缺陷者均易发生本病。

（二）呼吸系统常见疾病病因

（1）急性上呼吸道感染的病因：各种病毒和细菌均可引起急性上呼吸道感染，但90%以上为病毒，主要有鼻病毒、呼吸道合胞病毒、流感病毒、副流感病毒、腺病毒、冠状病毒等。病毒感染后可继发细菌感染，最常见为溶血性链球菌。

（2）急性感染性喉炎的病因：由病毒或细菌感染引起，亦可并发于麻疹、百日咳和流感等急性传染病。常见的病毒为副流感病毒、流感病毒和腺病毒，常见的细菌为金黄色葡萄球菌、链球菌和肺炎链球菌。

（3）急性支气管炎的病因：病原为各种病毒或细菌，或为混合感染。能引起上呼吸道感染的病原体都可引起支气管炎。

（4）毛细支气管炎的病因：主要由呼吸道合胞病毒引起，副流感病毒、鼻病毒、人类偏肺病毒、博卡病毒、某些腺病毒及肺炎支原体也可引起本病。

（5）支气管哮喘的病因：哮喘的发病机制极为复杂，尚未完全清楚，与免疫因素，神经、精神和内分泌因素，遗传学背景和神经信号通路密切相关。

【危险因素】

(1)吸入过敏原(室内:尘螨、动物毛屑及排泄物、蟑螂、真菌等;室外:花粉、真菌等)。

(2)食入过敏原(牛奶、鱼、虾、鸡蛋和花生等)。

(3)呼吸道感染(尤其是病毒及支原体感染)。

(4)强烈的情绪变化。

(5)运动和过度通气。

(6)冷空气。

(7)药物(如阿司匹林等)。

(8)职业粉尘及气体。

以上为诱发哮喘症状的常见危险因素,有些因素只引起支气管痉挛,如运动及冷空气。有些因素可以突然引起哮喘的致死性发作,如药物及职业性化学物质。

支气管肺炎的病因:最常见为细菌和病毒感染,也可混合感染。发达国家儿童肺炎病原体以病毒为主,主要有呼吸道合胞病毒、腺病毒、流感病毒、副流感病毒及鼻病毒等。发展中国家则以细菌为主,细菌感染仍以肺炎链球菌多见。

(三)呼吸系统常见疾病临床表现

(1)急性上呼吸道感染的临床表现:由于年龄、体质、病原体及病变部位的不同,病情的缓急、轻重程度也不同。年长儿症状较轻,婴幼儿则较重。

一般类型急性上呼吸道感染:

局部症状:鼻塞、流涕、喷嚏、干咳、咽部不适和咽痛等,多于5~7天内自然痊愈。

全身症状:发热、烦躁不安、头痛、全身不适、乏力等。部分患儿有食欲不振、呕吐、腹胀、腹泻、腹痛等消化道症状。腹痛多为脐周阵发性疼痛,无压痛,可能为肠痉挛所致;如腹痛持续存在,多为并发急性肠系膜淋巴结炎。

婴幼儿起病急,以全身症状为主,常有消化道症状,局部症状较轻。多有发热,体温可高达39~40 ℃,热程在2~3天至1周左右,起病1~2天内可因发热引起惊厥。

两种特殊类型的急性上呼吸道感染:

疱疹性咽峡炎:病原体为柯萨奇病毒A组。好发于夏秋季。起病急骤,临床表现为高热、咽痛、流涎、厌食、呕吐等。病程为1周左右。

咽结合膜热:病原体为腺病毒3、7型。以发热、咽炎、结膜炎为特征。好发于春夏季，散发或发生小流行。临床表现为高热、咽痛、眼部症状，有时伴消化道症状。病程1~2周。

(2)急性感染性喉炎的临床表现：起病急、症状重。可有发热、犬吠样咳嗽、声嘶、吸气性喉鸣和三凹征。严重时可出现发绀、烦躁不安、面色苍白、心率加快。一般白天症状轻，夜间入睡后加重，喉梗阻者若不及时抢救，可窒息死亡。

(3)急性支气管炎的临床表现：大多先有上呼吸道感染症状，之后以咳嗽为主要症状，开始为干咳，以后有痰。婴幼儿症状较重，常有发热、呕吐及腹泻等。一般无全身症状。婴幼儿期伴有喘息的支气管炎，如伴有湿疹或其他过敏史者，少数可发展为哮喘。

(4)毛细支气管炎的临床表现：2岁以下儿童常见，多数在6个月以内，常为首次发作。喘息和肺部哮鸣音为其突出表现。主要表现为下呼吸道梗阻症状，出现呼气性呼吸困难，呼气相延长伴喘息。呼吸困难可呈阵发性，间歇期喘息消失。严重发作者，可见面色苍白，烦躁不安，口周和口唇发绀。全身中毒症状较轻，少见高热。本病高峰期在呼吸困难发生后的48~72 h，病程一般约为1~2周。

(5)支气管哮喘的临床表现：咳嗽和喘息呈阵发性发作，以夜间和清晨为重。发作前可有流涕、打喷嚏和胸闷，发作时呼吸困难，呼气相延长伴有喘鸣声。严重病例呈端坐呼吸、恐惧不安、大汗淋漓、面色青灰。

(6)支气管肺炎的临床表现：2岁以下的婴幼儿多见，起病多数较急，发病前数日多先有上呼吸道感染，主要临床表现为发热、咳嗽、气促。

主要症状：①发热，新生儿、重度营养不良患儿体温可不升或低于正常；②咳嗽，较频繁，早期为刺激性干咳，极期咳嗽反而减轻，恢复期咳嗽有痰；③气促，多在发热、咳嗽后出现；④全身症状，精神不振、食欲减退、烦躁不安，轻度腹泻或呕吐。

二、肺炎及其分类

肺炎是指不同病原体或其他因素(如吸入羊水、油类或过敏反应等)所引起的肺部炎症。为婴儿时期重要的常见病，是我国住院小儿死亡的第一位原因，严重威胁小儿健康，故加强对本病的防治十分重要。其主要临床表现为发热、咳嗽、气促、呼吸困难和肺部固定性中、细湿啰音。重症患者可累及循环、神经及消化等系统而出现相应的临床症状，如心力衰竭、缺氧中毒性脑病及缺氧中毒性肠麻痹等。

(一)病理分类

大叶性肺炎、支气管肺炎和间质性肺炎。

（二）病因分类

病毒性肺炎、细菌性肺炎、支原体肺炎、衣原体肺炎、原虫性肺炎、真菌性肺炎以及非感染病因引起的肺炎。

（三）病程分类

（1）急性肺炎：病程<1个月；（2）迁延性肺炎：病程1~3个月；（3）慢性肺炎：病程>3个月。

（四）病情分类

（1）轻症肺炎：除呼吸系统外，其他系统仅轻微受累，无全身中毒症状。

（2）重症肺炎：除呼吸系统出现呼吸衰竭外，其他系统亦严重受累，可有酸碱平衡失调，水、电解质紊乱，全身中毒症状明显，甚至危及生命。

（五）临床表现典型与否分类

（1）典型肺炎：肺炎链球菌、金黄色葡萄球菌、肺炎克雷伯菌、流感嗜血杆菌、大肠埃希菌等引起的肺炎。

（2）非典型肺炎：肺炎支原体、衣原体、嗜肺军团菌、某些病毒（如汉坦病毒）等引起的肺炎。

（六）肺炎发生地点分类

（1）社区获得性肺炎：指原本健康的儿童在医院外获得的感染性肺炎，包括感染了具有明确潜伏期的病原体而在入院后潜伏期内发病的肺炎。

（2）医院获得性肺炎：又称医院内肺炎，指患儿入院时不存在、也不处于潜伏期而在入院≥48 h发生的感染性肺炎，包括在医院感染而于出院48 h内发生的肺炎。

临床上如果病原体明确，则按病因分类，有助于指导治疗，否则按病理或其他方法分类。

操作流程

（1）描述婴幼儿呼吸系统常见疾病的症状表现及病因。

（2）模拟与家长沟通场景，了解和掌握孩子在家的异常表现以及作出初步的判断。针对任务准备中彤彤的案例，可做如下分析：

春季为呼吸道感染的高发季节，幼儿春游后出现精神、食欲差，同时入园后第二天出现咳嗽、咳痰的症状，这些都属于呼吸道感染性疾病的临床表现，须警惕呼吸道感染的可能。托育人员应协同家长一起，注意观察好孩子的情况变化，比如有无发热、鼻塞、流涕等情况，如怀疑发热，可使用温度计定时监测体温变化。若有发热给予孩子多喝水、擦浴等物理降温手段，及时清除口鼻分泌物，适量减少衣物给予充分散热。如有呼吸困难，有条件时应及时给予吸氧。若病情持续进展，如体温进一步升高，精神进一步变差，则应及时送至医院诊治。

任务评价

教学评价：

主题	内容	优秀	良好	一般	较差	很差
学习态度	能准时参加全部课程，按时提交作业，及时查阅教师上传的学习材料	5	4	3	2	1
专业知识	熟悉婴幼儿呼吸系统常见疾病的临床表现	5	4	3	2	1
研讨精神	积极参与讨论，对其他人的发言能提出合理的分析和见解	5	4	3	2	1
团队协作	能很好地融入课堂小组讨论，共同推进学习进程	5	4	3	2	1
沟通交流	能够清晰准确地表达自己的观点，与他人交流时态度语气恰当	5	4	3	2	1
人文素养	能够关注医学人文知识，有意识地树立职业精神	5	4	3	2	1
信息素养	会检索常见的医学专业文献数据库，主动阅读医学文献	5	4	3	2	1
实践应用	能够根据婴幼儿的一些临床表现初步描述可能涉及的呼吸系统常见疾病	5	4	3	2	1
自我小结						

企业评价：

评价维度	评价项目	评价内容	评价标准	学习反思与小结
判断与识别	行为观察	婴幼儿呼吸系统常见疾病表现	能否通过日常行为观察及时并准确识别婴幼儿呼吸系统常见的疾病表现	
科学干预	环境提供	适宜的室内环境创设	能否根据婴幼儿呼吸系统病症的康复需要进行室内环境的创设	
科学干预	环境提供	适宜的玩具和材料的提供	能否提供、设计促进婴幼儿呼吸系统病症康复需要的玩具、材料	
	发展支持	科学的游戏活动设计	能否根据婴幼儿呼吸系统病症康复需要给予适宜的活动和游戏	
与家长沟通	沟通的能力	婴幼儿呼吸系统常见疾病症状的描述	能否清晰、准确描述婴幼儿呼吸系统常见疾病症状	
		家庭教育指导能力	能否通过科学的游戏活动设计等，指导家长进行疾病的辅助治疗	

项目小结

本项目首先对婴幼儿呼吸系统的解剖结构及解剖特点进行了详细的描述，可以让同学们在了解呼吸系统基本解剖的基础上，对婴幼儿呼吸系统生理特点及病理生理特点有着更深入的理解。在掌握相关基础知识后，可以对常见的一些呼吸系统临床表现的病理意义做出识别。最后介绍了呼吸系统常见的疾病分类、病因及其相关的临床表现。同学们在理解相关基本知识的基础上，可以对婴幼儿常见的呼吸系统疾病做到基本的辨认，并能够判断呼吸系统的一般常见症状，从而采取正确的应对方式，同时在预防呼吸系统疾病的日常操作中，能够科学地进行环境创设、流程的优化。

【思考题】

答案

1.婴幼儿很少发生鼻出血的原因是什么?(　　)

A.婴幼儿鼻部血管比较少

B.婴幼儿鼻部黏膜比较厚

C. 婴幼儿鼻黏膜下层缺乏海绵组织

D.婴幼儿凝血功能较好

E.婴幼儿鼻部血管不容易损伤

2.造成小儿阻塞性睡眠呼吸暂停综合征的重要原因是什么?(　　)

A.严重的扁桃体肥大　　B. 严重的腺样体肥大

C.睡眠不好　　D.肺功能不好

E.通气功能障碍

3.(判断题)婴幼儿发烧伴有呼吸增快预示着呼吸道感染。(　　)

4.什么是“三凹征”? 其病理意义是什么?

5.肺炎按病因分为哪几种类型?

实践实训

通过本项目的学习，创建婴幼儿呼吸系统健康发展策略、模拟场景，创建评估表。

推荐阅读

[1] 江载芳，申昆玲，沈颖.诸福棠实用儿科学[M].第八版.北京：人民卫生出版社，2015.

[2] 王卫平.儿科学[M].第八版.北京：人民卫生出版社，2013.

（编写：严格，赵昶，倪翠蓉）

项目四

循环系统

项目目标

1. 了解婴幼儿循环系统常见疾病的病因和临床表现。

2. 理解婴幼儿循环系统的组成结构及其功能。

3. 掌握婴幼儿循环系统的发育特点。

4. 能够根据婴幼儿循环系统的发育特点提出合理的保育措施。

5. 培养学生善于思考、分析，与家长有效沟通和解决问题的能力。

学习重难点

学习重点：

1. 婴幼儿循环系统的发育特点。

2. 根据婴幼儿循环系统的发育特点提出合理的保育措施。

学习难点：

根据婴幼儿循环系统的发育特点正确理解循环系统各组成部分的主要功能。

思维导图

- 循环系统
  - 婴幼儿循环系统的组成
    - 心血管系统
    - 血液
  - 婴幼儿循环系统的发育特点
    - 心血管系统的发育特点
    - 血液的造血及血象特点
  - 婴幼儿循环系统常见疾病
    - 心血管系统常见疾病概述
    - 血液系统常见疾病概述

任务一
婴幼儿循环系统的组成

任务描述

循环系统是分布于人体内的连续的、封闭的管道运输系统，它将消化道吸收的营养物质和由呼吸道吸入的氧输送到各组织器官，并将各组织器官的代谢产物回输入血液，经肺、肾等排出体外。它还输送热量到身体各部分以保持体温，输送激素到靶器官以调节其功能。托育人员需要了解婴幼儿循环系统的组成和基本功能，提高对婴幼儿循环系统的重视程度。

(1)小组讨论：婴幼儿循环系统的组成。

(2)结合图片，分小组讨论婴幼儿循环系统各器官的结构和主要功能，理解循环系统对机体的重要性，及其发挥的作用。

任务分析

循环系统的正常运行是婴幼儿正常活动的前提，认识婴幼儿循环系统的组成结构和主要功能，可以帮助幼教工作者在实际工作中开展针对性的卫生保健。

任务准备

循环系统的实物模型和挂图。

学习支持

循环系统包括血液循环系统和淋巴循环系统两部分。本项目主要介绍血液循环系统即心血管系统。由于血液细胞(如红细胞、白细胞、血小板)是血液循环中的重要组成部分，因此放入本项目和血液循环系统一起介绍。

一、心血管系统

(一)心血管系统的组成

心血管系统是一个封闭的管道系统，由心脏和血管组成。其中心脏不断跳动，带动血液按一定的路径和方向循环流动，是心血管系统的动力器官；血管则是运输血液的管道，血液可以通过血管到达全身各处，在心血管系统中循环流动构成血液循环，通过将氧气、营养物质及其他物质输送到全身，同时又将全身各处的代谢产物和二氧化碳输送至肾、肺等处进行排泄，以维持人体机体代谢平衡的正常运行。

（二）心脏

1.心脏的外形和位置

心脏是循环系统的动力器官，血液通过心脏的跳动以实现在全身的循环流动。心脏就像拳头大小的桃子，倾斜地位于两肺之间偏左、横膈肌上方的胸腔中，它主要由心肌构成，是一个中空的器官，里面可以分为四个腔，分别为左心房、左心室、右心房、右心室。

心脏的外形结构可描述为一尖、一底、两面和三缘（图4-1）。

一尖：即心尖，心脏的左下尖端部叫心尖，朝向左下前方，由左心室构成，位于第五肋间左锁骨中线内侧。心脏收缩时，心尖撞击胸壁，可见心尖搏动。

一底：即心底，朝上偏向右方，由左、右心房构成，是血管的出入处。

两面：即胸肋面（前面）和膈面（下面），胸肋面朝向前上方，主要由右心房和右心室组成。膈面朝向下后方，主要由左心室和右心室构成。

三缘：从正前方看，心脏有三缘。心的右缘由右心房构成，自上而下略向右凸；左缘由左心房和左心室构成，自左斜向下至心尖；下缘接近水平位，由右心室和右心房构成。

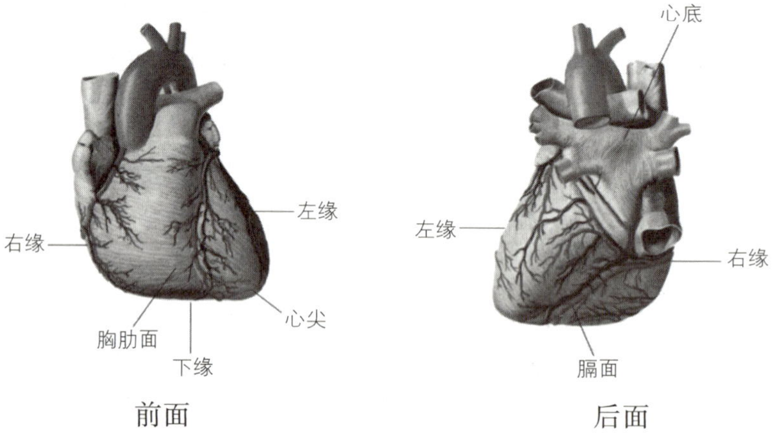

图4-1 心的外形[引自柏树令，应大君《系统解剖学》（第8版）]

2.心腔

在心脏的内部，左心房、右心房之间有房间隔隔开；左心室、右心室之间由室间隔隔开，故它们之间互不相连。心房与心室之间，心室与动脉之间都通过瓣膜相连，这些瓣膜使血液只能由心房流入心室，再由心室流入动脉，而不能倒流（图4-2）。

（1）心房：右心房位于心脏的右上方，按血液流动的方向，右心房有3个入口和1个出口：3个入口为上腔静脉口、下腔静脉口及冠状窦口，分别与上腔静脉（前腔静脉）、下腔静脉（后腔静脉）和冠状静脉相连，使上身、下身和心脏的血液汇入右心房；1个出口是右房室口（即右房室瓣，又称三尖瓣），右心房的血液由此流入右心室。左心房位于心脏的左上方，按血液流动的方向，左心房有4个入口和1个出口：4个入口为两对肺静脉开口，肺部的血液由此汇入左心房；1个出口是前下方的左房室口（即左房室瓣，又称二尖瓣），左心房的血液由此流向左心室。

（2）心室：心室的壁厚，肌肉发达，其中左心室的壁比右心室更厚，肌肉更发达。右心室有1个出口和1个入口：入口即右房室口（三尖瓣）；出口为肺动脉口（即肺动脉瓣，因其附带三片半月状的瓣又称三叶瓣），将右心室血液输送到肺部。左心室有1个出口和1个入口：入口即左房室口（二尖瓣）；出口为主动脉口（即主动脉瓣，又称半月瓣），将左心室血液输送到全身各部位。

（3）瓣膜：人的心脏内都有四个瓣膜，即位于左心室和主动脉之间的主动脉瓣、右心室和肺动脉之间的肺动脉瓣、左心房和左心室之间的二尖瓣、右心房和右心室之间的三尖瓣。它们均使血液不能倒流。

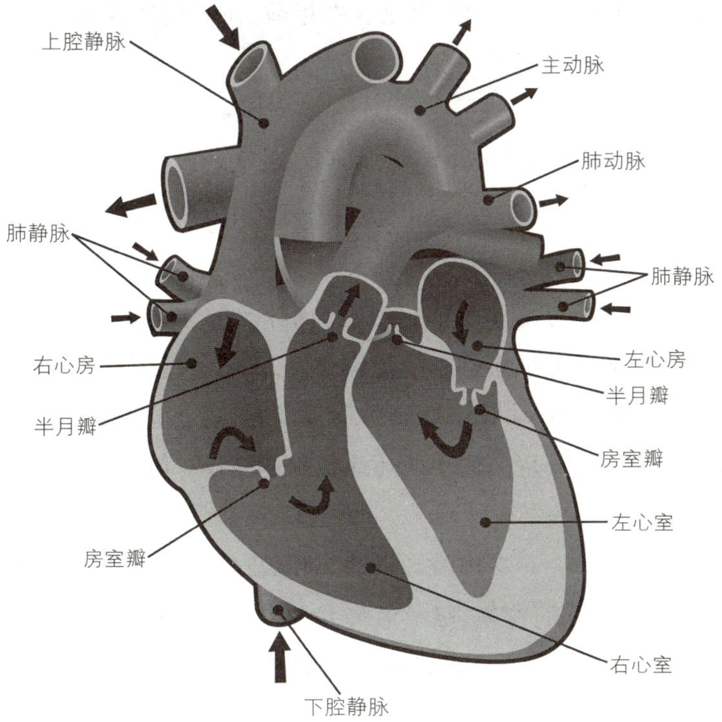

图4-2 心腔

（三）血管

血管是运送血液的管道，根据血管的结构及其血管内的血流，血管可以分为动脉、静脉和毛细血管。

1. 动脉

动脉是由心室发出最后止于组织内的血管，是血液从心脏流向身体各处所经过的管道。从心室发出的血管粗大，管壁较厚，为动脉的主干；然后由主干向身体各部发出分支，管径逐渐变小，管壁变薄，最终分布到全身各个部分。

动脉的特点是动脉内血流速度较快，血压较高，管腔较小，管壁较厚，动脉管壁有较多弹性纤维，富有弹性，所以当心室射血时，动脉管壁扩张，当心室舒张时，动脉管壁回缩，促使血液继续向前流动。

2. 静脉

静脉是血液从全身各处流回心脏所经过的管道，起始于毛细血管，在向心脏汇集的过程中，不断接受属支，管径变粗，终止于心房。

与动脉相比，静脉血流缓慢，血压较低，管腔较大，管壁较薄，弹性小，可扩张性大，在较大的容量改变情况下，仅产生很小的压力变化，较大的静脉具有瓣膜，静脉瓣是防止血液倒流的重要结构，保证血流仅向心脏方向流动。

3. 毛细血管

毛细血管是连接动脉和静脉的细小血管，成网状结构分布，是人体内分布最广的血管。毛细血管的结构特点是管壁极薄，血流的速度很慢，是人体进行物质、气体交换的主要场所。

（四）血液循环

人体内的血液由心脏的节律性搏动所驱动，从心脏出来，经过动脉、毛细血管、静脉，最后再返回心脏的过程称为血液循环（图 4-3），血液循环又可分为体循环和肺循环。

体循环：动脉血由左心室射出，经过主动脉及各分支动脉流入全身各组织处的毛细血管，血液在毛细血管进行物质交换，供给各组织氧和营养物质，并带走二氧化碳和代谢产物，动脉血变为静脉血，再经过各分支静脉回流，最后经上、下腔静脉返回至右心房。这一循环途径称体循环。静脉血由右心房流入右心室之后，开始肺循环。

肺循环：静脉血由右心室排出，经过肺动脉及各分支动脉到达肺毛细血管，在此与肺泡内的气体进行交换，吸收氧气并排出二氧化碳，静脉血变为动脉血，再经肺静脉返回左心房。这一循环途径称肺循环。动脉血由左心房进入左心室后，又开始了体循环。

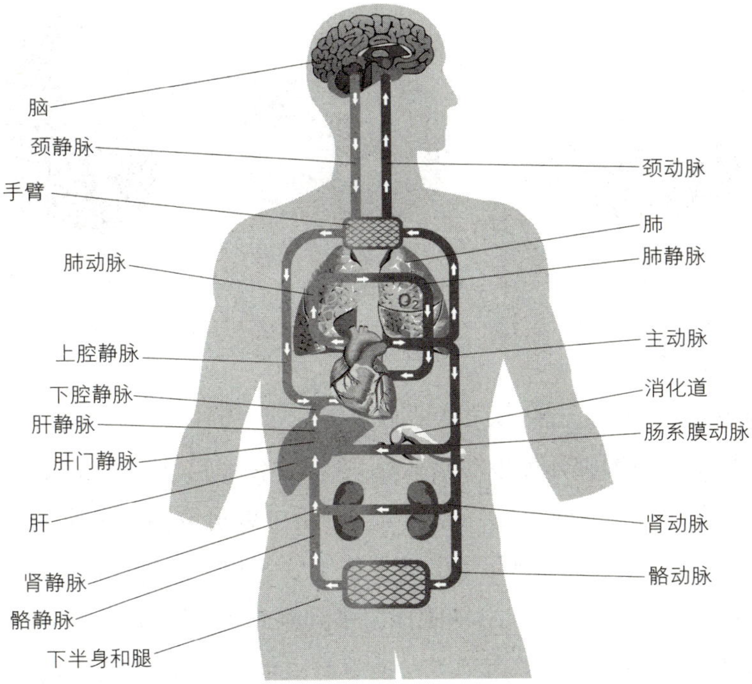

图4-3 血液循环示意

二、血液

血液是在心血管内循环流动的液态组织。正常成年人的血液总量约有5 L，约占体重的7%。婴幼儿血液总量占比较成人相对较多，新生儿约为85 mL/kg，早产儿可达90~108 mL /kg，约占体重的10%；婴幼儿约为75~80 mL/kg，约占体重的8%~10%。血液由血浆和悬浮其中的血细胞组成，血细胞包括红细胞、白细胞、血小板。在正常生理条件下，血细胞具有一定的形态结构和相对稳定的数量，观察血细胞的数量及形态变化是疾病检查的重要方法。

（一）红细胞

红细胞（图4-4）在血液中数量最多，它是人体内通过血液运送氧气最主要的媒介。红细胞体积较小，直径为7~8 μm，形态呈双凹圆盘状，中央较薄。成熟的红细胞具有代谢功能，但无完整的细胞结构，没有细胞核和细胞器。

红细胞因含有血红蛋白而呈红色。血红蛋白是红细胞内的特殊蛋白质，由球蛋白和含铁血红素结合而成，具有结合与运输氧气和二氧化碳的功能，所以红细胞能供给全身组织和细胞所需的氧气，并带走组织产生的部分二氧化碳。血红蛋白的浓度与红细胞的数量有密切关系，血液中红细胞数量减少，血红蛋白的浓度也会降低。当红细胞和血红蛋白减少到一定程度时就会导致贫血。贫血时，红细胞数量和血红蛋白的浓度常同时减少，但两者不一定平行下降。

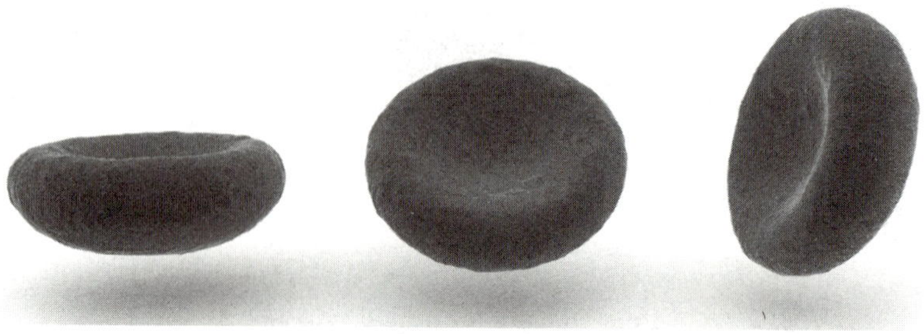

图4-4　红细胞

（二）白细胞

白细胞（图4-5）是一类有完整细胞结构呈球形的血细胞，无色，有细胞核，比红细胞稍大。白细胞分为中性粒细胞、嗜碱性粒细胞、嗜酸性粒细胞、单核细胞和淋巴细胞5种。其中中性粒细胞是白细胞中数量最多的一种，淋巴细胞次之，单核细胞、嗜碱性粒细胞和嗜酸性粒细胞数量较少。当人体受损伤或微生物等病原体侵入人体体内时，白细胞能集中到病原体入侵部位，将病原体包围、吞噬，发挥防御及免疫功能；白细胞还能吞噬人体自身坏死、衰老的细胞，参与机体的过敏反应。

白细胞数量比红细胞少，各类白细胞的数量保持一定的比例，但在人体出现炎症或其他疾病时，白细胞数量会显著增加，且比例也会发生改变。

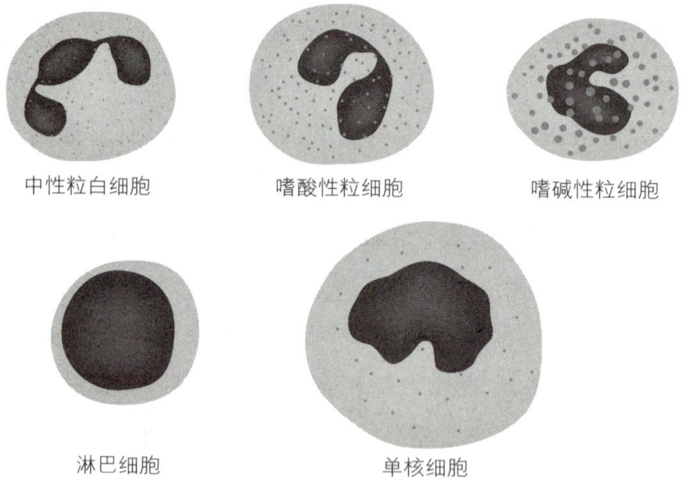

图4-5　白细胞的种类

（三）血小板

血小板是骨髓中巨核细胞脱落下来的小块细胞质，无色，没有细胞核，体积小，直径为2~4 μm，常成群分布，血小板呈圆形或椭圆形，当受到机械或化学刺激时，呈不规则形状。血小板对机体的止血功能极为重要，主要功能是促进止血和加速凝血。

操作流程：

(1)将全班同学分成几个小组。

(2)每个小组分别发给心脏、血管、血液细胞等实物模型或挂图。

(3)每组对照实物模型或挂图，认识血液循环系统的组成结构。

(4)讨论血液循环系统各组成结构的主要功能，结合自己的生活经验，分析当循环系统出现问题时会对婴幼儿产生什么样的影响。

(5)分小组汇报，老师总结。

任务评价

教学评价：

主题	内容	优秀	良好	一般	较差	很差
学习态度	能准时参加全部课程，按时提交作业，及时查阅教师上传的学习材料	5	4	3	2	1
专业知识	能理解婴幼儿循环系统的组成，结构和主要功能	5	4	3	2	1
研讨精神	积极参与讨论，对其他人的发言能提出合理的分析和见解	5	4	3	2	1
团队协作	能很好地融入课堂小组讨论，共同推进学习进程	5	4	3	2	1
沟通交流	能够清晰准确地表达自己的观点，与他人交流时态度语气恰当	5	4	3	2	1
人文素养	能够关注医学人文知识，有意识地树立职业精神	5	4	3	2	1
信息素养	会检索常见的医学专业文献数据库，主动阅读医学文献	5	4	3	2	1
实践应用	能通过理论知识的学习大概描述循环系统的组成，结构和主要功能	5	4	3	2	1
自我小结						

企业评价：

评价维度	评价项目	评价内容	评价标准	学习反思与小结
判断识别	行为观察	婴幼儿循环体征特点	能否根据循环挂图或实木模型，准确描述婴幼儿循环系统体征	
	行为分析	婴幼儿循环系统发展水平	能否使用发展检核表等评估工具对婴幼儿现阶段的发展水平进行评估并解读分析	

续表

评价维度	评价项目	评价内容	评价标准	学习反思与小结
科学干预	发展支持	科学的游戏活动设计	能否根据观察和评估的结果，给予婴幼儿适宜的活动和游戏，促进循环系统的健康发展。	
与家长沟通	沟通的能力	家庭教养环境调查	能否清晰、正确描述婴幼儿循环系统发育的特征	
		家庭教育指导能力	能否有效指导家长在家中对婴幼儿进行相应的训练，共同促进婴幼儿循环系统发展	

任务二
婴幼儿循环系统的发育特点

任务描述

婴幼儿阶段的循环系统发育快速，与成人之间有较大的差异。托育人员应该了解婴幼儿循环系统的发育特点，掌握其卫生保健要点，进而为保教工作的开展提供理论指导，促进幼儿的健康发展。

（1）小组讨论：婴幼儿循环系统发育有哪些特点，与成人有何不同。

（2）根据婴幼儿循环系统的发育特点，分析促进婴幼儿循环系统发展需要采取哪些卫生保健措施。

任务分析

婴幼儿受伤出血后，凝血较慢；婴幼儿年龄越小，心率越快；婴幼儿免疫力差，容易患传染病。以上种种情况都与婴幼儿循环系统的发育特点密切相关，托育人员应该充分了解婴幼儿循环系统的发育特点，并能提供正确的保健措施以促进婴幼儿发育。

任务准备

（1）婴幼儿和成人心脏与血管实物模型或挂图。

（2）电子血压计（臂式）和听诊器。

（3）显微镜、婴幼儿和成人的血液涂片。

学习支持

一、心血管系统的发育特点

（一）心脏的发育特点

1. 胎儿心脏的发育

胚胎在第二周结束时形成原始心脏，原始心脏的结构不完整。胚胎第四周时，心脏的形状基本形成，开始发挥循环作用，但此时心房和心室是同腔的。胚胎第八周时，心房和心室的间隔完全形成，成为具有四腔的心脏。所以心脏胚胎发育的关键时期是胚胎2～8周，在此期间如果受到不良因素的影响，则易引起心血管发育畸形。

2. 出生后心脏的发育

（1）心脏大小和位置：婴幼儿心脏重量占体重的百分比较成人大，新生儿心脏重量为20 ~ 25 g，占体重的0.8%，之后心脏重量与体重的比例随着年龄的增长而降低，在青春期后期达到成人水平，成人心脏重量约300 g，只占体重的0.5%。婴幼儿心脏在胸腔内的位置随着年龄的增长而变化，2岁以下婴幼儿的心脏多呈横位，心尖搏动位于左侧第4肋间；2岁以后心脏逐渐由横位转为倾斜，心尖搏动下移至左侧第5肋间。

（2）心腔：婴儿刚出生时，四个心腔的容积为20~22 mL，出生后第一年增长最快，1岁时达到出生时的2倍，2.5岁时达到出生时的3倍，至青春期结束后达到成人水平240 ~ 250 mL，为出生时的12倍。出生后，心房与心室增长不平衡，心室增长在婴儿时期较慢，以后逐渐赶上并超过心房的增长速度；婴幼儿左、右心室增长也不平衡。出生时，两侧心室壁的厚度几乎相等，随着婴幼儿的生长发育，体循环容量扩大，左心室负荷明显增加，以及出生后肺循环阻力明显下降，因此左心室壁比右心室壁增厚更快。

（二）血管的发育特点

与成人相比，婴幼儿的动脉相对较粗，动脉内径与静脉内径之比为1∶1，而成人为1∶2，并且婴幼儿的毛细血管十分丰富，所以流向全身各组织的血流量大，供给的营养物质和氧气比较充足，对婴幼儿的生长发育有良好的作用。

婴幼儿的血管与成人相比更短，血液在体内循环一周的时间比成人更短，3岁幼儿的血液在体内循环一周的时间大约比成人少7 s，这有利于婴幼儿机体的新陈代谢。婴儿刚出生时，血管壁薄，血管弹性也小，随着年龄的增长，血管壁逐渐变厚，血管弹性也逐渐增加。

（三）出生后心率及血压的改变

1. 心率的改变

每分钟心脏跳动的次数称为心率。婴幼儿由于心脏的交感神经兴奋性较高，心排血量少，新陈代谢旺盛，需要增加搏动频率以适应身体的需要，故心率较快。随着年龄的增长心率会逐渐减慢，新生儿平均心率为120 ~ 140次/分，1岁以内为100 ~ 130次/分，2 ~ 3岁为100 ~ 120次/分，成人为60 ~ 100次/分。吃东西、活动、哭闹和发热等都会影响婴幼儿的心率，所以应在安静状态下测定心率。

2. 血压的改变

血液在血管中流动时对血管壁的压力称为血压。心脏收缩时，血液流动对血管壁的压力最高，称为收缩压；心脏舒张时，血液流动对血管壁的压力最低，称为舒张压。血压值随年龄、性别和生理状态的不同而变化。成人的正常收缩压为90 ~ 140 mmHg，舒张压为60 ~ 90 mmHg。婴幼儿的血压比成人低很多，年龄越小，血压越低。这是由于婴幼儿的心肌较弱，心脏排出的血量小，且动脉壁的弹性较好和血管口径相对较大，使得血压偏低，但随着年龄的增长，血压逐渐升高。新生儿收缩压平均值为60～70 mmHg，1岁时为70～80 mmHg，2岁以后收缩压可按公式计算，收缩压(mmHg)=年龄×2+80 mmHg。收缩压的2/3为舒张压。若婴幼儿的收缩压大于120 mmHg，舒张压大于80 mmHg时，应进行身体检查。

二、血液的造血及血象特点

(一)造血特点

婴幼儿时期的造血器官在胚胎期及出生后是不同的，可以分为两个阶段：

1. 胚胎期造血

胚胎期造血最先在卵黄囊，然后在肝脏、脾脏、胸腺和淋巴结，最后在骨髓。

2. 生后造血

出生之后主要是骨髓造血，骨髓可以生成各种血细胞，但在特殊情况下可出现骨髓外造血。

(1)骨髓造血：婴幼儿期骨髓均为红骨髓，全部参与造血，可以生成各种血细胞以满足人体的需要。随着年龄的增长，部分红骨髓逐渐被脂肪组织(黄骨髓)所代替，至成年时红骨髓仅在部分位置存在。黄骨髓不具有造血功能，但具有造血潜能，当需要增加造血时，黄骨髓可转变为红骨髓恢复造血功能。婴幼儿由于缺少黄骨髓，当需要增加造血时，就容易出现骨髓外造血。

(2)骨髓外造血：在正常情况下，婴幼儿出生2个月后骨髓外造血停止。但当遇到各种严重感染或溶血性贫血等需要增加造血的情况时，肝、脾、淋巴结恢复到胎儿时期的造血状态，表现为肝、脾、淋巴结肿大。当病因消除后，又会恢复正常的骨髓造血状态。

(二)血象特点

1. 红细胞计数与血红蛋白量

人体血液内红细胞计数和血红蛋白量随年龄增长而变化。刚出生时红细胞计数为(5.0~7.0)$\times10^{12}$/L，血红蛋白为150~230 g/L，早产儿会略低一些。出生后婴幼儿随着自主呼吸的建立，血氧含量增高，减少了缺氧对造血的刺激，以及生理性溶血，使红细胞和血红蛋白量逐渐减少，出生后10天约减少20%。以后由于生长速度快，血容量增加迅速，同时促红细胞生成素不足使骨髓红细胞生成减少，红细胞和血红蛋白继续下降，至出生后3个月左右达到最低水平，红细胞可低至3.0$\times10^{12}$/L以下，血红蛋白低至100 g/L以下，称为“生理性贫血”。这种情况在早产儿中可出现更早、更严重。如无异常情况，出生3个月后红细胞数和血红蛋白量又缓慢增加，至12岁达到成人水平。一般情况下，正常成年男性红细胞数量为(4.5~5.5)$\times10^{12}$/L，正常成年女性为(3.0~5.0)$\times10^{12}$/L；正常成年男性的血红蛋白浓度为120 ~ 165 g/L，正常成年女性为110 ~ 150 g/L。

2. 白细胞计数与分类

刚出生时婴幼儿血液中的白细胞计数可高达20.0×10^9/L以上，出生后开始下降，至两周左右降到12.0×10^9/L左右，之后继续逐渐下降，8岁达到成人水平，正常成年人的白细胞数量为$(4.0\sim10.0)\times10^9$/L。婴幼儿时期血液中的白细胞计数易因哭闹、进食、肌肉紧张、疼痛、缺氧等影响而发生波动。

白细胞分类的变化：主要是中性粒细胞和淋巴细胞的比例发生变化。刚出生时，中性粒细胞占60%~65%，淋巴细胞占30%~35%；至出生后4~6天，两者比例几乎相等；此后淋巴细胞逐渐增多，中性粒细胞下降，整个婴幼儿期以淋巴细胞占比为主。进入学龄前期，中性粒细胞数量又逐渐增加，淋巴细胞数量逐渐下降，到4~6岁时两者几乎相等；6岁后中性粒细胞继续增多，淋巴细胞继续减少，逐渐达到成人的水平，中性粒细胞占65%，淋巴细胞占35%。嗜酸性粒细胞、嗜碱性粒细胞和单核细胞在婴幼儿时期均较低，各年龄期差别不大。

3. 血小板计数

新生儿期血小板含量波动较大，在出生后48 h内数量较低，约150.0×10^9/L，两周后可达300.0×10^9/L，出生后6个月血小板计数到达成人水平，约$(100\sim300)\times10^9$/L。血小板计数在新生儿期比成人更容易受到严重感染的影响。

操作流程

(1)学习婴幼儿循环系统的发育特点，对照实物模型或挂图比较婴幼儿与成人循环系统有哪些不同。

(2)小组讨论婴幼儿为什么心率快，血压低，易贫血，加深对婴幼儿循环系统发育特点的理解。

(3)通过显微镜观察血液涂片，了解婴幼儿的血液组成、血象特点，并与成人比较有何不同。

(4)根据婴幼儿循环系统的发育特点，设计有针对性的保健措施，并讨论如何在实践中应用这些措施。

任务评价

教学评价：

主题	内容	优秀	良好	一般	较差	很差
学习态度	能准时参加全部课程，按时提交作业，及时查阅教师上传的学习材料	5	4	3	2	1
专业知识	能掌握婴幼儿心脏发育、血管的改变、造血发育和血象特点	5	4	3	2	1

续表

主题	内容	优秀	良好	一般	较差	很差
研讨精神	积极参与讨论，对其他人的发言能提出合理的分析和见解	5	4	3	2	1
团队协作	能很好地融入课堂小组讨论，共同推进学习进程	5	4	3	2	1
沟通交流	能够清晰准确地表达自己的观点，与他人交流时态度语气恰当	5	4	3	2	1
人文素养	能够关注医学人文知识，有意识地树立职业精神	5	4	3	2	1
信息素养	会检索常见的医学专业文献数据库，主动阅读医学文献	5	4	3	2	1
实践应用	能准确描述婴幼儿循环系统发育特点	5	4	3	2	1
自我小结						

企业评价：

评价维度	评价项目	评价内容	评价标准	学习反思与小结
判断识别	行为观察	婴幼儿日常循环体征特点	能否有效观察自然状态下婴幼儿的循环体征表现，并对观察内容进行记录、整理，从而获取事实资料	
	行为分析	婴幼儿循环系统发展水平	能否使用发展检核表等评估工具对婴幼儿现阶段的发展水平进行评估并解读分析	
科学干预	环境提供	适宜的室内环境创设	是否满足婴幼儿循环系统健康发展的环境创设	
		适宜的设备投放	能否投放适当设备改善婴幼儿生活空间环境来满足其循环系统的健康发展	
	发展支持	科学的游戏活动设计	能否根据观察和评估的结果，给予婴幼儿适宜的活动和游戏，促进循环系统的健康发展	
与家长沟通	沟通的能力	家庭教养环境调查	能否清晰、正确描述婴幼儿循环系统发育的特征	
		家庭教育指导能力	能否有效指导家长在家中对婴幼儿进行相应的训练，共同促进婴幼儿循环系统发展	

任务三
婴幼儿循环系统常见疾病

任务描述

婴幼儿循环系统常见疾病的病因是多元化的，有环境因素、遗传因素、人为因素等，托育人员应了解原因，并根据病因和临床表现做出准确判断和初步急救。

（1）小组讨论：婴幼儿循环系统常见病的表现。

（2）根据婴幼儿循环系统疾病相关案例，探讨具体成因，并提出有效应对策略。

任务分析

托育人员应该了解婴幼儿循环系统常见病病因和主要症状表现，做好预防措施，并针对患儿具体情况进行合理照料。

任务准备

案例材料：小阳患上缺铁性贫血。

案例材料

学习支持

一、心血管系统常见疾病概述

（一）先天性心脏病

1. 概述

先天性心脏病，简称先心病，是胎儿时期心脏和血管发育异常引起的心血管畸形。它是儿童最常见的心脏病，是儿童因先天发育异常致死的重要原因，其发病率约为活产婴儿的7%～8%，早产儿的发病风险是足月儿的2～3倍。先天性心脏病有多种分型，具体症状也大不相同。一般根据左右心腔或大血管间有无直接分流和临床有无青紫，可分为3类：

（1）左向右分流型（潜伏青紫型）：在左、右心之间或主动脉与肺动脉之间有分流，正常情况下，由于体循环压力高于肺循环，所以血液从左向右分流而不出现青紫。当屏气、剧烈哭闹或任何病理情况致肺动脉和右心室压力增高并超过左心的压力时，则可使氧含量低的血液自右向左分流而出现暂时性青紫。常见的有室间隔缺损、房间隔缺损等，其中室间隔缺损是最常见的先天性心脏病。

(2)右向左分流型(青紫型):是最严重的先天性心脏病类型。由于畸形的存在,右心压力升高并超过左心,导致血液从右向左分流,使大量回流心脏的静脉血进入体循环,造成持续性全身发绀。常见的有法洛四联症和大动脉错位等。

(3)无分流型(无青紫型):在心脏左、右两侧或动、静脉之间没有异常分流存在,故无青紫现象,只在发生心衰时才发生青紫,如主动脉缩窄和肺动脉狭窄等。

2.病因

先天性心脏病的病因尚未完全阐明,目前认为心血管畸形的发生主要是由遗传和环境因素及其相互作用引起的。遗传因素主要包括染色体易位与畸变、单一基因突变、多基因病变等;环境因素主要包括妇女妊娠时服用药物、感染病毒、环境污染、射线辐射等,尤其妊娠前3个月感染风疹病毒,会使孩子患先天性心脏病的风险急剧增加。

加强孕妇保健工作,特别是在孕早期积极预防风疹、流感等病毒性疾病,避免接触与疾病相关的高危因素,对预防先心病非常重要。

3.症状

先天性心脏病的症状取决于心血管畸形的严重程度和左右心腔或大血管间有无直接分流。当心血管畸形较轻微时,患儿无明显症状或症状轻微,仅在体检时发现杂音;当心血管畸形较为严重时,患儿喂养困难、呼吸急促、易感乏力、生长发育差导致面色苍白、体型瘦长,易患呼吸道感染及肺部感染。先天性心脏病还有以下症状:

(1)青紫:在唇、口腔黏膜、耳垂、手指等毛细血管丰富的部位比较明显。患儿活动耐力差,活动稍激烈,如哭闹、走动等,即出现呼吸急促和青紫加重。

(2)缺氧发作:2岁以下的患儿多有此症状,表现为阵发性呼吸困难、烦躁和青紫加重,常发生在早晨哺乳时、排便或哭泣后。严重时可引起突然昏厥、抽搐或脑血管意外。每次可以持续几分钟到几个小时,一般能自行缓解。

(3)蹲踞:是严重患儿活动后常见的症状。当患儿行走、活动或站立过久时,因呼吸急促而主动蹲下休息一会儿,这是缺氧和疲劳后的一种无意识的自我缓解姿势。

(4)杵状指(趾):由于患儿长期缺氧,手指和脚趾末端的毛细血管扩张增生,局部软组织和骨组织也增生肥大,随后指(趾)末端膨大如鼓槌状。

(二)病毒性心肌炎

1.概述

心肌炎是种心肌局灶性或弥漫性炎性病变,其特征为间质炎性细胞浸润,心肌变性以及坏死。心肌炎与多种病因及发病因素有关,感染性心肌炎可由病毒、细菌、立克次体、螺旋体、真菌及寄生虫感染引起，其中以病毒性心肌炎最多见，近年来统计，儿童病毒性心肌炎的发病率在逐步上升。

2. 病因

病毒性心肌炎可由多种病毒感染引起，主要是肠道和呼吸道病毒，尤其是柯萨奇病毒最常见，约占半数以上，其次为埃可病毒。其他病毒如腺病毒、脊髓灰质炎病毒、流感和副流感病毒、轮状病毒等均可引起心肌炎。

3. 症状

病毒性心肌炎在起病前数日或1～3周多有上呼吸道或肠道等前驱病毒感染史，常伴有发热、全身不适、咽痛、肌痛、腹痛、腹泻和皮疹等症状。在此之后，轻症患儿可无自觉症状，仅表现心电图的异常；一般病例患儿表现为精神萎靡、疲乏无力、食欲缺乏、恶心呕吐、腹痛、气促、心悸和心前区不适或胸痛；重症患儿则暴发心源性休克、急性心力衰竭，并可在数天甚至数小时内死亡。

二、血液系统常见疾病概述

（一）缺铁性贫血

1. 概述

贫血是指单位体积血液中红细胞、血红蛋白减少，低于正常范围的下限，是儿童时期常见的一种症状。贫血不仅影响儿童的生长发育，也是一些传染病容易感染的原因。基于不同的临床特点，贫血有不同的分类。按贫血进展速度分急、慢性贫血；按红细胞形态分大细胞性贫血、正常细胞性贫血和小细胞低色素性贫血；按血红蛋白浓度分轻度、中度、重度和极重度贫血。最常见的是以贫血发病的机制和病因分类，分为红细胞生成减少性贫血（再生障碍性贫血、缺铁性贫血等）、红细胞破坏过多性贫血、失血性贫血。

缺铁性贫血是最常见的贫血，由于体内铁储存不足，导致血红蛋白合成减少而发生的小细胞低色素性贫血。易发生于婴幼儿，6个月至2岁发病率最高，是我国重点防治的小儿疾病之一。

2. 病因

（1）先天储铁不足：正常足月婴儿出生时从母亲那里获得的铁储备足以维持出生后4个月的生长发育需要，但早产、多胎、胎儿失血、母体严重缺铁等会导致胎儿储存铁减少，造成缺铁。

（2）铁摄入不足：从食物中获取的铁不足是婴幼儿缺铁性贫血的主要原因。乳品食物、谷类食物的含铁量较低，而动物性食物（如鸡蛋、肉类等）含铁量高，婴儿只喂母乳或牛奶，或长期喂谷类等低铁食物而没有及时添加富含铁的辅食，容易发生缺铁性贫血。大龄儿童偏食、挑食等饮食习惯也会导致铁摄入不足。

(3)生长发育速度快:婴儿期生长发育速度较快,1岁时体重较出生时增加2倍,血容量和血红蛋白也大幅度增加;若是早产儿,生长发育更快,体重及血红蛋白增加的倍数更高。因此,对铁的需求量很大。如果不及时补充富含铁的食物,就很容易缺铁。

(4)铁吸收障碍:饮食搭配不合理、胃肠炎、慢性腹泻等都会导致铁吸收不良。

(5)铁丢失过多:小肠出血、肠息肉、胃肠炎、钩虫病、鼻出血等都可造成长期慢性失血,使得慢性长期铁丢失。

3. 症状

贫血的一般表现为皮肤和黏膜逐渐变得苍白,尤其是唇部和口腔黏膜。体重不增加或生长缓慢,容易疲劳,不爱活动,大一点的孩子可能会抱怨头晕、耳鸣、眼睛发黑等。贫血时出现髓外造血,由于髓外造血,肝脾轻度肿大;年龄越小、病程越长、贫血越重者,肝脾肿大越明显。

非造血系统表现为:

(1)消化系统:食欲减退,易呕吐,腹泻;组织缺铁导致口腔炎、舌炎、萎缩性胃炎等。

(2)神经系统:经常易怒、烦躁或精神不振、注意力不集中,多动,记忆力减退,学习成绩下降、甚至智力低下、语言和思维活动受到影响。

(3)心血管系统:严重贫血时心率增快,出现心悸、气短乏力、呼吸困难。

(4)其他表现:皮肤干燥,毛发干枯,易脱落,指甲缺乏光泽,免疫力低下等。

(二)白血病

1. 概述

白血病是由造血组织中的某一血细胞系统过度增殖,进入血液循环,浸润到各种组织器官,同时抑制正常造血功能,引起的一系列症状的恶性血液病。它是儿童时期最常见的恶性肿瘤,任何年龄均可发病。根据白血病的分化程度、自然病程的长短可分为急、慢性白血病。儿童以急性白血病多见,占90%~95%。急性白血病根据增殖白细胞类型的不同可分为急性淋巴细胞白血病和急性非淋巴细胞白血病。儿童急性淋巴细胞白血病的发病率最高,约占70%~85%。

2. 病因

白血病的病因目前尚不明确,可能与以下因素有关:

(1)病毒感染:现属于RNA病毒的反转录病毒与人类T淋巴细胞白血病的关系得到了肯定。这种病毒感染了细胞后,激活了细胞癌基因的癌变潜力,从而导致白血病的发生。

(2)理化因素:很多理化因素都有可能引起白血病,化学因素如苯及其衍生物、重金属和细胞毒药物等均可诱发急性白血病;各种电离辐射也可以引起人类白血病,取决于人体吸收辐射的剂量,整个身体或部分躯体受到中等剂量或大剂量辐射后都可诱发白血病。

(3)遗传因素:本病与遗传有关,如患有唐式综合征以及其他遗传性疾病的患儿,其白血病的发病率明显高于普通儿童。

3. 症状

不同类型的急性白血病症状基本相同。主要表现为发热、贫血、出血、白血病细胞浸润所致的肝、脾、淋巴结肿大和骨、关节疼痛感等。

(1)发热:多数患儿起病时即有发热,发热的程度各不相同。发热既是白血病本身的症状,也可能与感染有关,所以抗生素治疗并不一定有效。持续高热常提示继发感染,常见的感染有呼吸道炎、口腔炎、咽峡炎和肺炎等。

(2)贫血:出现较早,并随病情发展进行性加重,表现为脸色苍白、乏力、活动性气促等。

(3)出血:全身各处均可出现出血,以皮肤、黏膜出血多见,表现为紫癜、瘀斑、鼻出血、口腔出血。也会有消化道出血,颅内出血等大出血。

(4)白血病细胞浸润表现:表现为肝、脾、淋巴结肿大,可有压痛。纵隔淋巴结肿大时可出现呛咳、呼吸困难和静脉回流受阻等压迫症状。也可出现骨、关节疼痛,多见于急性淋巴细胞白血病患儿。白血病细胞侵犯脑实质和脑膜时可导致中枢神经系统白血病,出现头痛、呕吐、嗜睡、视神经盘水肿、惊厥甚至昏迷,脑膜刺激征等表现;浸润脊髓可致截瘫;也可浸润皮肤、睾丸、心脏等组织器官出现相应的症状和体征。

操作流程

(1)学习婴幼儿循环系统常见病的病因和主要临床表现,讨论在生活中应如何注意观察婴幼儿是否患循环系统疾病。

(2)根据案例判断缺铁性贫血的诊断依据,讨论婴幼儿缺铁性贫血的主要原因是什么,以及在日常生活中如何预防和照料缺铁性贫血患儿。

任务评价

教学评价：

主题	内容	优秀	良好	一般	较差	很差
学习态度	能准时参加全部课程，按时提交作业，及时查阅教师上传的学习材料	5	4	3	2	1
专业知识	了解婴幼儿循环系统常见疾病	5	4	3	2	1
研讨精神	积极参与讨论，对其他人的发言能提出合理的分析和见解	5	4	3	2	1
团队协作	能很好地融入课堂小组讨论，共同推进学习进程	5	4	3	2	1
沟通交流	能够清晰准确地表达自己的观点，与他人交流时态度语气恰当	5	4	3	2	1
人文素养	能够关注医学人文知识，有意识地树立职业精神	5	4	3	2	1
信息素养	会检索常见的医学专业文献数据库，主动阅读医学文献	5	4	3	2	1
实践应用	能够根据婴幼儿循环系统常见疾病特点提出相关的保育措施	5	4	3	2	1
自我小结						

企业评价：

评价维度	评价项目	评价内容	评价标准	学习反思与小结
判断与识别	行为观察	婴幼儿循环系统常见疾病表现	能否通过日常行为观察及时并准确识别婴幼儿循环系统常见的疾病表现	
科学干预	环境提供	适宜的室内环境创设	能否根据婴幼儿循环系统病症的康复需要进行室内环境的创设	
		适宜的玩具和材料的提供	能否提供、设计促进婴幼儿循环系统病症康复需要的玩具、材料	
	发展支持	科学的游戏活动设计	能否根据婴幼儿神经循环病症康复需要给予适宜的活动和游戏	
与家长沟通	沟通的能力	婴幼儿神经系统常见疾病症状的描述	能否清晰、准确描述婴幼儿循环系统常见疾病症状	
		家庭教育指导能力	能否通过科学的游戏活动设计等，指导家长进行疾病的辅助治疗	

项目小结

本项目首先详细介绍了婴幼儿循环系统的组成结构和主要功能，在此基础上描述了婴幼儿循环系统的发育特点，最后简要介绍了婴幼儿循环系统常见疾病的病因和主要症状表现。同学们在学习时主要理解循环系统的基本组成和主要功能，掌握循环系统的发育特点，了解循环系统的常见疾病，同时在理论知识基础上探索三个任务之间的联系。

思考练习

1.（选择题）心脏的哪一部分提供体循环血流的动力（　　）

A.左心房　　B.右心房　　C.左心室　　D.右心室　　E.主动脉

2.（选择题）红细胞能供给全身组织和细胞所需的O_2，并带走组织所产生的部分CO_2，主要是由于（　　）

A.细胞呈双凹圆盘状

B.细胞具有形态的可变性

C.细胞含有丰富的血红蛋白

D.细胞膜中有一种镶嵌蛋白

E.细胞内无核，无任何细胞器

答案

3.（判断题）生理性贫血一般发生在出生后2月～3月。（　　）

4.（判断题）婴幼儿营养性缺铁性贫血最主要的病因是铁丢失过多。（　　）

5.婴幼儿的血压和心率与成人相比有何不同？

实践实训

结合本项目所学知识，总结出一套婴幼儿缺铁性贫血和先心病的照顾手册，协助老师在幼儿园期间对相关患儿进行处理。

推荐阅读

[1]唐军民，刘荣志，齐云飞．组织学与胚胎学[M]．第5版．北京：北京大学医学出版社，2019.

[2]张卫光，张雅芳，武艳．系统解剖学[M]．第4版．北京：北京大学医学出版社，2018.

[3]崔焱，仰曙芬．儿科护理学[M]．第6版．北京：人民卫生出版社，2017.

（编写：王宏，苏立，杨沛，杨阳）

项目五

消化系统

项目目标

1. 了解婴幼儿消化系统常见疾病临床表现。

2. 理解婴幼儿消化系统的组成。

3. 掌握婴幼儿消化系统生理特点。

4. 能运用消化系统的组成和生理特点理解消化系统常见疾病的发生机制及护理要点。

5. 培养学生善于思考、分析并解决问题的能力。

学习重难点

学习重点：

掌握婴幼儿消化系统的生理特点。

学习难点：

1. 婴幼儿消化系统的组成。

2. 运用消化系统的组成及生理特点理解消化系统常见疾病的发生及护理要点。

思维导图

- 消化系统
  - 婴幼儿消化系统的组成
    - 消化系统的组成及功能
    - 消化管
    - 消化腺
  - 婴幼儿消化系统的生理特点
    - 婴幼儿消化管的生理特点
    - 婴幼儿消化腺的生理特点
    - 婴幼儿肠道菌群特点及正常大便
  - 婴幼儿消化系统常见疾病
    - 婴幼儿常见病毒性肠炎
    - 胃食管反流
    - 婴幼儿便秘

任务一

婴幼儿消化系统的组成

任务描述

消化系统是人的一个重要系统，由消化道和消化腺两大部分组成，包括口腔到肛门的整个管腔和肝脏、胰腺。承担着人的营养吸取、消化、转运的功能。婴幼儿生长发育快，代谢旺盛，对营养物质的需求多，而消化功能不成熟，容易发生消化紊乱和营养缺乏。认识消化系统的组成，了解消化系统的功能是指导科学养育，促进婴幼儿生长发育的重要保障。

（1）小组讨论：消化系统各组成器官有哪些？

（2）学习托育机构婴幼儿喂养与营养指南（试行）每日食物参照量，制订不同月龄的婴幼儿食谱。

任务分析

认识掌握消化系统各个器官，熟悉不同月龄段婴幼儿各类食物需求量，做到平衡膳食合理营养。

任务准备

（1）消化系统的各个组成器官挂图、图片。

（2）案例材料：因过于依赖奶粉，饮食结构不合理致肠道蠕动减弱造成婴幼儿便秘。

案例材料

（3）参考资料：婴幼儿建议每日食物参照量，见表5-1。

表5-1 婴幼儿建议每日食物参照量

年龄	7~8月龄	9-12月龄	12~24月龄	24~36月龄
餐次安排	母乳喂养4~6次，辅食喂养2~3次	母乳喂养3~4次，辅食2~3次	学习自主进食，逐渐适应家庭的日常饮食。幼儿在满12月龄后应与家人一起进餐，在继续提供辅食的同时，鼓励尝试家庭食物，类似家庭的饮食	三餐两点

续表

年龄	7~8月龄	9~12月龄	12~24月龄	24~36月龄
母乳喂养	先母乳喂养，婴儿半饱时再喂辅食，然后再根据需要哺乳。随着婴儿辅食量增加，满7月龄时，多数婴儿的辅食喂养可以成为单独一餐，随后过渡到辅食喂养与哺乳间隔的模式	600 mL	1~2岁幼儿在母乳喂养的同时，可以逐步引入鲜奶、酸奶、奶酪等乳制品。不能母乳喂养或母乳不足时，仍然建议以合适的幼儿配方奶作为补充，可引入少量鲜奶、酸奶、奶酪等，作为幼儿辅食的一部分奶量应维持约500 mL	
奶及奶制品	>600 mL	600 mL	500 mL	300~500 mL
鱼畜禽蛋类	开始逐渐每天添加1个蛋黄或全蛋和50 g肉禽鱼，如果对蛋黄/鸡蛋过敏，需要额外再增加肉类30 g	鸡蛋50 g、肉禽鱼50 g。	鸡蛋25~50 g、肉禽鱼50~75 g	鸡蛋50 g、肉禽鱼50~75 g
谷物类	20~50g	50~75 g	50~100g	75~125 g
蔬菜、水果类	根据婴儿需要适量	每天碎菜50~100 g、水果50 g，水果可以是片块状或手指可以拿起的指状食物	蔬菜50~50 g、水果50~150 g	蔬菜100~200 g、水果100~200 g
大豆				5~15 g
烹调油	0~5 g	5~10 g	5~15 g	10~20 g
精盐			0~1.5 g	<2 g
水				600~700 mL

注：来源国家卫生健康委《托育机构婴幼儿喂养与营养指南(试行)》2021年12月28日

学习支持

消化系统的基本功能是摄取食物并进行消化，吸收其中的营养物质，最后将食物残渣形成粪便排出体外。它的消化作用主要通过以下两种方式：(1)运动功能：将食物磨碎，使食物与消化液充分混合，并不断将食物向消化道的下方推送；(2)分泌功能：分泌多种消化酶，分解食物中的蛋白质、脂肪和糖类等大分子物质。

婴幼儿生长发育快，代谢旺盛，对营养物质的需求多，而消化系统功能不成熟，容易发生消化功能紊乱和营养缺乏。

一、消化系统的组成及功能

消化系统由消化管和消化腺两大部分组成。消化管是一条从口腔到肛门的管道，包括口腔、咽、食管、胃、小肠（十二指肠、空肠和回肠）和大肠（盲肠、阑尾、结肠、直肠和肛管）。从口腔到十二指肠的这部分管道称为上消化道，空肠到肛管的部分称为下消化道。消化腺则包括口腔腺、肝、胰以及消化管壁内的许多小腺体。

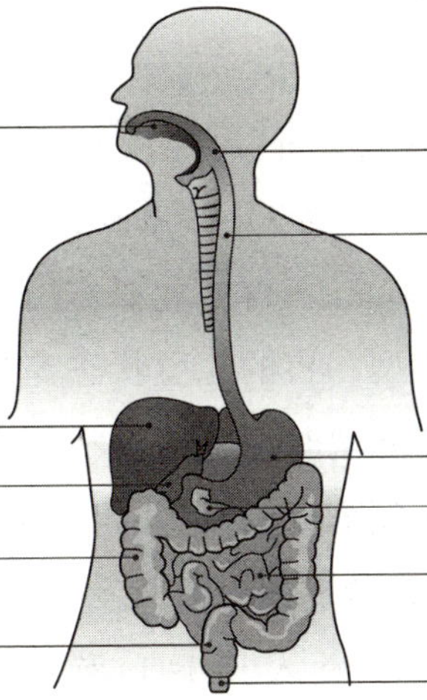

图5-1 消化系统的组成

二、消化管

（一）口腔

口腔是消化管的起始处，具有吸吮、吞咽的功能。其前壁为上、下唇，侧壁为颊，上壁为腭，下壁为口腔底。口腔向前与外界相通，向后与咽相通。

足月新生儿出生时已能较好地吸吮和吞咽，两颊坚厚的脂肪垫有助于吸吮；早产儿相对于足月儿而言，吸吮、吞咽功能均较差。

（二）咽

咽是消化管和呼吸道的共同通道，呈上宽下窄、前后略扁的漏斗形管道。上端起于颅底，下端移行为食管。咽的前壁不完整，从上到下依次通向鼻腔、口腔和喉腔；后壁平坦，靠近脊柱。咽的两侧壁与颈部大血管和甲状腺等重要结构相邻。

（三）食管

食管是一前后扁平的管状器官，是消化管各结构中最狭窄的部分，新生儿长度约8～10 cm，1岁时长约12 cm，5岁时长约16 cm，成人长约25～30 cm。食管连接咽部和胃，起传送食物和防止反流的作用。食管分颈部、胸部和腹部三个部分，颈部是食管起始段，前面紧邻气管，胸部最长，腹部最短，向下延续至胃的贲门。

食管在形态上最重要的特点是具有3处生理性狭窄。第1处狭窄为食管的起始处；第2处狭窄为食管在左主支气管的后方与其交叉处；第3处狭窄为食管通过膈的食管裂孔处。上述三处狭窄是食管异物滞留和食管癌的好发部位。

新生儿食管黏膜柔嫩、缺乏腺体、弹力纤维和肌纤维发育不良，所以容易受压、变形和位置移动。新生儿、小婴儿缺乏腹腔内食管段；食管下端黏膜缺乏类似成人的花瓣状的纵行折叠；食管下端与胃底形成的夹角变钝（正常为锐角），上述多种原因导致小婴儿抗反流能力差，容易出现反流。

（四）胃

胃是整个消化管中最膨大的部分，连接食管和十二指肠。胃容量在新生儿时约为30～60 mL，1～3个月时为90～150 mL，1岁时为250～300 mL，5岁时为700～800 mL，成人约为2000 mL。胃的主要作用是容纳食物和分泌胃液，它的形态受年龄、性别、体位、体型和胃的充盈状态等多种因素影响。例如，胃在完全空虚时呈管状，而在高度充盈时可呈球囊状。新生儿和婴儿胃呈水平位，随着身体直立、行走而逐渐变成垂直位；婴儿胃黏膜富有血管，但弹力组织、肌肉和神经均发育较差；贲门肌发育弱而幽门肌发育良好；胃底发育不良。

胃分前、后两壁，大、小两弯，入、出两口及贲门部、胃底、胃体、胃窦四个部分。胃前壁朝向前上方，后壁朝向后下方。胃小弯凹向右上方，其最低点的转折处称为角切迹。胃大弯凸向左下方。胃的入口是指胃的近端与食管连接处，又称贲门。胃的出口又称幽门，远端与十二指肠相连。胃的四个部分包括：贲门附近的部分称贲门部；贲门平面以上，向左上方膨出的部分为胃底，有时又称胃穹窿；胃底向下至角切迹处的大部分称为胃体；胃体下界与幽门之间的部分称幽门部，有时又称胃窦。

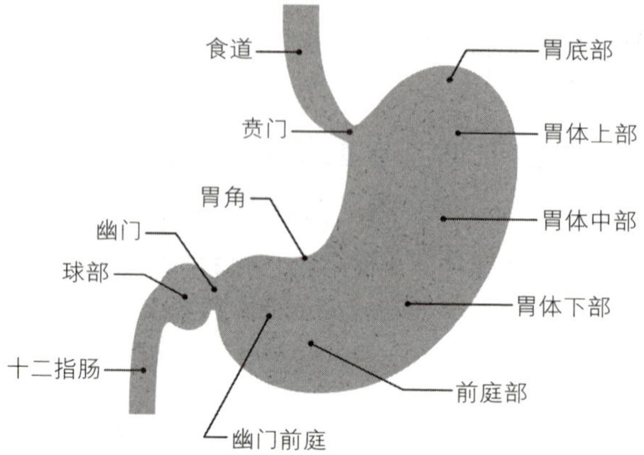

图5-2　胃的形态和分布

（五）小肠

小肠是整个消化管中最长的一段，上与胃幽门相连，下与盲肠相接，分为十二指肠、空肠和回肠三个部分。小肠的主要功能包括运动、消化、吸收及免疫。

1.十二指肠

十二指肠连接胃和空肠，是小肠中长度最短、管径最大、位置最深、也最为固定的一部分。因为它接受胃液、胰液和胆汁，所以具有十分重要的消化功能。十二指肠在外形上呈“C”字形包绕着胰头，可分为十二指肠上部、降部、水平部和升部四个部分。

十二指肠近端靠近幽门的一段肠管，由于它的肠壁薄，管径大，管腔里面光滑平坦，所以又常常称其为十二指肠球部，长度约2.5 cm，它是十二指肠溃疡和穿孔的好发部位。十二指肠上部随后水平向右、向下移行为十二指肠降部。十二指肠降部垂直向下、后向左，移行为水平部。降部后侧有一纵行的皱襞称为十二指肠纵襞，其下端的圆形隆起称为十二指肠大乳头，是肝胰壶腹的开口，有时可在大乳头上方约1～2 cm处见到十二指肠小乳头，其为副胰管的开口。十二指肠水平部又称下部。十二指肠升部是十二指肠中最短的部分，仅2～3 cm，向左上方移行为空肠，十二指肠与空肠转折处所形成的弯曲称为十二指肠空肠曲。此处有确定空肠起始的重要结构，即十二指肠悬韧带，也是上、下消化道分界的重要标志。

2.空肠与回肠

空肠续于十二指肠，回肠向下与盲肠相连接。空肠和回肠的形态结构虽不完全一致，但两者之间却无明显界限。一般将小肠近侧2/5称空肠，位于左上腹内；远侧3/5称回肠，位于右下腹内。空肠管径较大，管壁稍厚，血管较多，外观呈粉红色；而回肠管径较小，管壁稍薄，血管较少，外观呈粉灰色。

（六）大肠

大肠围绕在空肠和回肠的周围，主要分为盲肠、阑尾、结肠、直肠和肛管5个部分。大肠的主要功能是贮存食物残渣、进一步吸收水分及矿物质，最终形成粪便经过肛管排出体外。

1.盲肠

盲肠延续于回肠，是大肠的起始部，向上续为升结肠。回肠末端向盲肠的开口，称回盲口，此处有上、下两片半月形的皱襞称回盲瓣，回盲瓣可阻止小肠内容物过快地进入大肠，以便食物在小肠内充分地消化吸收，同时也能防止盲肠内容物反流回小肠。

2. 阑尾

阑尾是一条从盲肠内下方向外延伸的细管状结构，长度因人而异。阑尾根部较为固定，多开口于回盲口的后下方约2 cm处，其开口的下方有一条半月形皱襞称阑尾瓣，阑尾瓣的作用是防止粪块或异物落入阑尾腔内。因阑尾尖端为一游离的盲端，所以阑尾位置并不固定。多数情况下阑尾与盲肠一起位于右髂窝内，少数情况可随盲肠位置变化而出现异位阑尾。阑尾根部在体表的投影点，通常在右髂前上棘和脐连线的中、外1/3交点处，常常称其为麦氏点。

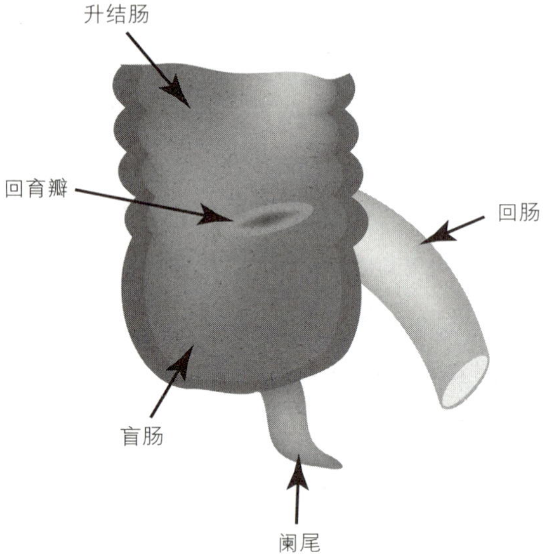

图5-3 盲肠和阑尾

3. 结肠

结肠位于盲肠与直肠之间，围绕在空肠和回肠的周围，整体外形上呈M形。主要分为升结肠、横结肠、降结肠和乙状结肠四个部分。升结肠延续于盲肠，至肝右叶下方时向左移行为横结肠，转折处形成的弯曲为结肠右曲，又称肝曲。横结肠自结肠右曲，向左走行至左季肋区，在脾脏下转折成结肠左曲，又称脾曲。降结肠起自结肠左曲，沿左下行至左髂嵴处移行为乙状结肠。乙状结肠是结肠腔最狭窄的部位，沿左髂窝转入盆腔内续于直肠，全长呈乙字形弯曲。

4. 直肠

直肠向上与乙状结肠相连，向下沿骶、尾骨前方移行为肛管。直肠有两个弯曲：直肠骶曲和直肠会阴曲。直肠骶曲是直肠上段沿骶尾骨下降而形成的一个凸向后方的弓形弯曲；直肠会阴曲则是直肠末端绕过骶尾尖转向后下方而形成一个凸向前方的弓形弯曲。

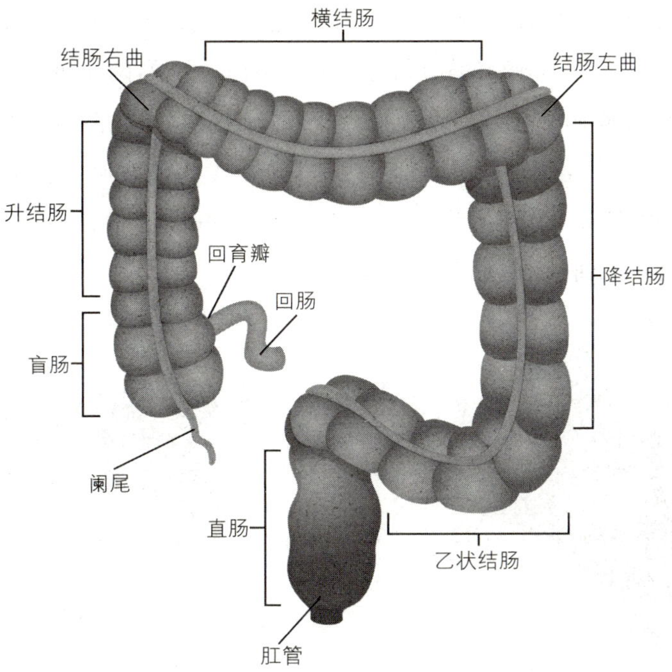

图5-4 大肠

5. 肛管

肛管是整个消化管最末端的一部分，向上与直肠相连，向下经肛门与外界相通。肛管由肛门括约肌包绕，平时处于收缩状态，起控制排便的作用。

总体来讲，新生儿和婴幼儿肠管相对较长，一般为身长的5～7倍，而成人仅为身长的4倍，肠黏膜的血管、细胞及绒毛丰富。但黏膜下组织脆弱，弹力纤维不发达，肌层较薄，肠道屏障功能较差。肠神经髓鞘发育不足，容易出现肠道分泌、蠕动功能紊乱。婴儿期小肠系膜相对较长，活动度大。

三、消化腺

（一）唾液腺

唾液腺位于口腔周围，能分泌唾液并经过导管排入口腔内。唾液腺分大、小两类。大唾液腺主要包括腮腺、下颌下腺和舌下腺3对腺体。小唾液腺主要位于口腔黏膜内，包括唇腺、颊腺、腭腺和舌腺等，均属黏液腺。

（二）肝脏

肝脏不仅是人体最大的消化腺，也是人体最大的实质性器官。新生儿和婴幼儿肝脏相对较大，其肝脏下缘位于右锁骨中线肋缘下2 cm左右；4岁以后在肋缘下不能扪及肝脏。肝脏的血供非常丰富，所以活体的肝脏呈现棕红色。肝脏的质地柔软而脆弱，容易受到外力的冲击，进而破裂发生腹腔大出血。

肝脏是机体新陈代谢最活跃的器官，具有合成、分解、转化和解毒等多种复杂的功能。此外,肝脏还具有分泌胆汁、吞噬、防御以及在胚胎期造血等重要功能。肝脏在形态上呈不规则的楔形,分为上、下两面,左、右两叶,前、后、左、右4缘。肝上面膨隆,与膈相邻,又称膈面,肝下面凹凸不平,与腹腔器官相邻,又称脏面。脏面中部有一略呈H形的三条沟,其中间的横沟位于脏面正中,有肝管、肝血管、神经和淋巴管出入,称为第1肝门。而第2肝门位于腔静脉沟的上端,有肝左、中、右静脉出肝后注入下腔静脉。

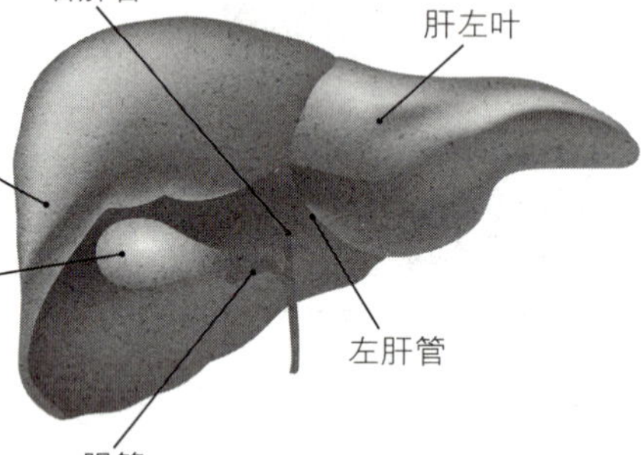

图5-5 肝脏

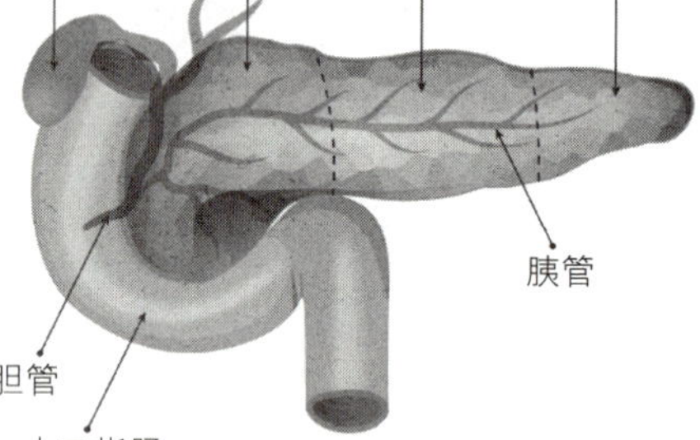

图5-6 胰腺

(二)胰腺

胰腺是一个狭长的腺体,是人体第二大消化腺,由外分泌部和内分泌部两部分组成。外分泌部即腺细胞,可分泌胰液,其中含有蛋白酶、脂肪酶和淀粉酶等多种消化酶,有分解和消化蛋白质、脂肪和糖类的作用;内分泌部即胰岛,可分泌胰岛素,有调节血糖的作用。胰腺质地柔软,呈灰红色,位于左上腹。其后紧贴腹后壁,前方与胃相邻,右端被十二指肠环绕,左端邻近脾门。胰腺可分为头、颈、体、尾4部分。

新生儿胰腺缺少实质细胞而富有血管,结缔组织发育良好。出生时胰岛细胞已密集,生长较外分泌组织快。胰消化酶出现的顺序依次为胰蛋白酶、糜蛋白酶、羧基肽酶、脂肪酶,最后出现的是淀粉酶,脂肪酶的活性直至2~3岁才接近成人。

操作流程

(1)对照消化系统各器官挂图、图片,认识消化系统组成器官。

以食物的旅途为线索,从食物进入口腔、咽、食道,到胃、小肠(十二指肠、空肠和回肠)和大肠(盲肠、阑尾、结肠、直肠和肛管)消化吸收,最后到肛门排泄。将各个器官的图片按顺序依次排列加深认识。

(2)对照《婴幼儿建议每日食物参照量》,以2岁2月龄因过于依赖奶粉,饮食结构不合理造成婴幼儿便秘的案例,制订适合该幼儿的合理食谱。

该幼儿为2岁2月龄应进行三餐两点的日常饮食,按照24~36月龄幼儿每日食物参照量，奶300~500 mL、鸡蛋50 g、肉禽鱼50~75 g、谷物类75~125 g、蔬菜100~200 g、水果100~200 g、豆类5~15 g设计的每日食谱如下(单位克g)：

表5-2 每日食谱

	早餐	水果	午餐	午点	晚餐	睡前补充餐
方案一	葱油花卷 面25 g 小葱2 g 酱烧鸡蛋 鸡蛋50 g 奶200 mL	梨子 55 g 蜜柚 55 g	豉汁钳鱼 钳鱼45 g 豆豉适量 红椒2 g 大葱2.5 g 肉末豆腐 内酯豆腐20 g 去皮前夹5 g红椒2 g 丝瓜汤 丝瓜20 g 白米饭 米饭50 g	红豆汤 红豆8 小桃酥	酱爆黄瓜肉丁 黄瓜30 g 眉毛肉25 g 红椒2 g大葱1 g 青椒炒土豆丝 土豆70 g 青彩椒2 g 蒜苗1.5 g 青菜鸡蛋汤 青菜 20 g 高粱米饭 高粱米2 g 大米48 g	奶 200 mL
方案二	三色馒头 面22 g 菠菜5 g 南瓜3.5 g 紫薯3.5 g 煮鸡蛋 蛋50 g 奶200 mL	苹果 55 火龙 果55	山药黑木耳炖鸡汤 山药30 g黑木耳2 g 鸡35 g 西兰花肉末豆腐 西兰花30 g红椒2 g 大葱1 g去皮三线 10 g 内酯豆腐20 g 白米饭 大米50 g	绿豆甜 汤绿豆 8 g 曲奇饼	番茄烩丸子 番茄40 g 去皮前夹 30 g 清炒西葫芦 西葫芦90 g 红彩椒 1 g 紫菜虾皮汤 紫菜0.5 g 虾皮1 g 小葱0.5 g 小米米饭 小米2 g 大米48 g	奶 200 mL

注：以上食物的重量均为生食的重量。

任务评价

教学评价：

主题	内容	优秀	良好	一般	较差	很差
学习态度	能准时参加全部课程，按时提交作业，及时查阅教师上传的学习材料	5	4	3	2	1
专业知识	理解消化系统的组成	5	4	3	2	1
研讨精神	积极参与讨论，对其他人的发言能提出合理的分析和见解	5	4	3	2	1
团队协作	能很好地融入课堂小组讨论，共同推进学习进程	5	4	3	2	1
沟通交流	能够清晰准确地表达自己的观点，与他人交流时态度语气恰当	5	4	3	2	1

续表

主题	内容	优秀	良好	一般	较差	很差
人文素养	能够关注医学人文知识，有意识地树立职业精神	5	4	3	2	1
信息素养	会检索常见的医学专业文献数据库，主动阅读医学文献	5	4	3	2	1
实践应用	能够准确描述消化管和消化腺的组成及各部分的主要功能	5	4	3	2	1
自我小结						

企业评价：

评价维度	评价项目	评价内容	评价标准	学习反思与小结
判断识别	行为观察	婴幼儿喂养不当后的症状与表现描述	能否根据婴幼儿喂养与营养指南识别婴幼儿消化系统异常表现。	
	行为分析	婴幼儿消化系统发展水平	能否根据婴幼儿日常喂养方法、生长发育评价标准等评估工具对婴幼儿现阶段的消化系统发展水平进行评估并解读分析。	
科学干预	发展支持	科学的膳食制度制订	能否根据观察和评估的结果，制定科学的膳食制度，促进婴幼儿消化系统的健康发展。	
与家长沟通	沟通的能力	家庭每日喂养食物种类以及食物量调查	能否清晰、正确描述婴幼儿消化系统发育的特征。	
		家庭喂养指导能力	能否有效指导家长在家中合理地选择食物和食物量，共同促进婴幼儿消化系统发展。	

任务二
婴幼儿消化系统的生理特点

任务描述

婴幼儿的消化系统跟成人差别很大，胃容量小处于横位，消化酶分泌不完善，肠道相对较长，肠道菌群未完全形成。托育人员应该了解并掌握各个消化器官不同月龄段的发育特点，对预防婴幼儿消化系统疾病的发生非常关键。

（1）小组讨论：各个消化器官的功能特点。

（2）分析婴幼儿吐奶的原因，学习掌握正确的喂奶操作方法。

任务分析

掌握消化系统各器官的功能特点，特别是婴幼儿胃的生理特点，容易造成生理性吐奶。

任务准备

上网搜索了解正确人工喂奶视频，分析婴幼儿生理性吐奶的原因。

（1）材料准备：奶瓶、夹子、温水 40 ℃、放盘、围嘴、餐巾纸、奶粉、宝宝模型等。

（2）检查奶粉是否适合婴幼儿的月龄或年龄，是否正规合格厂家生产，是否符合国标，是否在保质期内。

学习支持

一、婴幼儿消化管的生理特点

（一）口腔

婴儿两颊部具有坚厚的脂肪垫，便于吸吮，足月新生儿已具有完善协调的吞咽能力，但婴幼儿的口腔黏膜嫩，唾液腺不够发达，且血管丰富，所以口腔黏膜容易受到损伤和发生局部感染。3～4月龄后唾液腺逐渐发育成熟，但因婴儿口底浅且不能及时吞咽唾液，所以常常表现为流涎，即通常所说的“流口水”。胎龄<34周的早产儿吸吮后不能协调吞咽，所以经口喂养时应注意预防误吸入呼吸道而引起呛咳，甚至窒息的情况。婴儿唾液中淀粉酶含量低，对淀粉类食物消化差，所以不宜过早添加含有淀粉类的食物。

（二）食管

新生儿上、下食管括约肌功能不全，容易发生溢奶。早产儿食管通过较慢，下食管括约肌一过性松弛发作频繁；早产儿和足月新生儿食管及周围组织的解剖特点使得他们容易发生胃食管反流。3~6月龄后才能建立有效的抗反流屏障,胃食管反流现象也随之好转。

(三)胃

新生儿和婴儿的胃呈水平位、胃底发育差、贲门肌弱,再加上吸吮时常常吞入空气,所以容易发生溢奶及呕吐。由于胃容量有限,所以每天进食次数较年长儿频繁。婴儿胃黏膜血管丰富,但缺乏腺体和杯状细胞,分泌的盐酸和各种酶较成人少,且酶的活性低下,所以婴儿的消化功能相对较差。不同食物在胃内的排空时间也不同,水的排空时间为1.5~2 h,母乳为2~3 h,牛乳为3~4 h,而早产儿胃排空时间更长,更容易发生胃潴留。

(四)肠道

儿童的肠管相对较长,一般为身长的5~7倍,而成人仅为身长的4倍。不同食物通过肠管的时间差异较大,12~36 h不等,母乳通过较快,而配方奶通过则较慢,可长达48 h,所以配方奶喂养者比母乳喂养者大便干燥。由于婴幼儿脑功能发育不完善,进食时常出现胃-结肠反射,产生便意,所以容易在进食后排便,且大便次数多于年长儿。新生儿和婴儿肠吸收能力强,通透性高,有利于营养物质和母乳中免疫球蛋白的吸收,但也容易吸收其中的蛋白分子发生过敏反应。其肠壁屏障功能较弱,肠腔内的毒素、消化不全的产物和过敏原等容易透过肠壁进入血液引起全身感染和过敏性疾病。此外,婴幼儿肠黏膜肌层发育不成熟,肠系膜相对较长,这些解剖特点导致婴幼儿容易发生分泌、蠕动功能紊乱,出现腹泻、肠胀气、肠套叠、肠扭转及肛门黏膜脱垂等病症。

二、婴幼儿消化腺的生理特点

(一)肝脏

年龄越小,肝脏相对越大。肝脏富含血管,结缔组织较少,肝细胞小,但再生能力较强,不容易发生肝硬化。婴幼儿肝脏容易受缺氧、感染、药物、毒物等各种不良因素的影响,可使肝细胞发生肿胀、变性、坏死、脂肪变性、纤维增生而肿大,影响其正常的生理功能。婴儿时期因肝脏分泌胆汁较少,故对脂肪的消化、吸收功能较差。

(二)胰腺

胰腺在婴儿出生后3~4个月发育较快,分泌的胰液量也随之增多,胰腺外分泌部在生后1年生长迅速。新生儿和婴儿胰液中缺乏胰淀粉酶,故对淀粉类食物耐受差。婴幼儿胰腺分泌酶的活性较低,分泌胆汁较少,所以对脂肪、蛋白质的消化吸收较差;而且胰液和胰消化酶的分泌容易受到炎热气候和疾病的影响,所以婴幼儿在夏天和生病期间,容易发生消化不良。

三、婴幼儿肠道菌群特点及正常大便

（一）肠道细菌

新生儿出生后数小时细菌由口腔、鼻及肛门进入肠道内，主要分布在结肠和直肠。肠道菌群受分娩方式、食物成分和添加辅食时间等多种因素影响，单纯母乳喂养儿以双歧杆菌占优势，配方奶喂养和混合喂养儿肠腔内菌群主要为大肠埃希菌、嗜酸杆菌、双歧杆菌及肠球菌，这种差别主要与奶类中蛋白质和碳水化合物的比例和成分不同有关。婴幼儿肠道菌群容易受多种内外因素影响导致菌群失调，出现消化功能紊乱。

（二）正常大便

食物进入消化道形成粪便排出体外的时间因年龄不同而不同：母乳喂养儿约13 h，配方奶喂养儿约15 h，成人约18～24 h。胎便是指新生儿生后3天内排出的大便，黏稠，呈墨绿色，没有臭味，2～3日后转变为普通的婴儿粪便。母乳喂养儿粪便为黄色或金黄色，膏状，呈酸性，较稀薄，无臭味，平均每天排便2～4次，添加辅食后排便次数逐渐减少。配方奶喂养儿粪便为淡黄色，较干稠，呈中性或碱性，有臭味，平均每天排便1～2次，易发生便秘。混合喂养儿粪便黄色、较软，介于母乳与配方奶喂养之间。

操作流程

人工喂养婴幼儿奶粉配制及喂养

（1）确保奶瓶及用具使用前经过清洗消毒。奶瓶及用具采用物理消毒法，如沸水煮沸、蒸汽熏蒸使温度达到100 ℃进行消毒。推荐使用蒸汽奶瓶消毒器并带有烘干功能的一体蒸汽消毒机。

（2）根据婴幼儿月龄奶量需求量，参照说明按比例冲调奶粉。取舒适坐姿坐下，帮婴幼儿围好围嘴，滴奶在手腕处试温，奶瓶呈45°角放入婴儿口中，确保奶汁充盈奶头，以防婴儿吮吸过程中吸入过多空气。

（3）饮奶完毕后，把婴儿竖抱，将其头靠在育婴人肩上，肩上垫好小毛巾，用空掌心从下往上轻拍婴儿后背，使胃中空气排出来，以防发生吐奶。

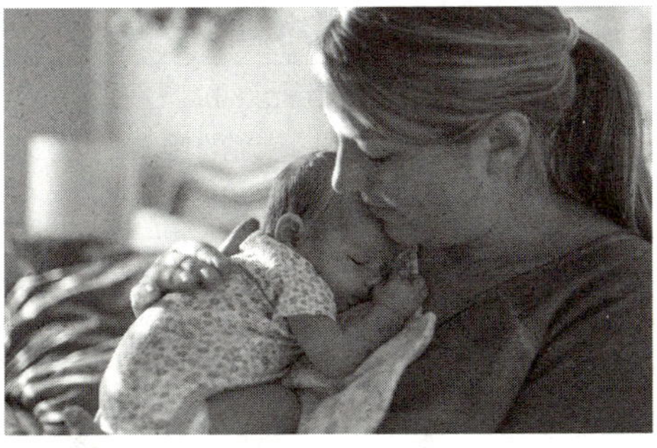

图5-7　哺乳后轻拍背部打嗝排气

（4）未饮完的奶应弃掉，不能用于下次喂养。

任务评价

教学评价：

主题	内容	优秀	良好	一般	较差	很差
学习态度	能准时参加全部课程，按时提交作业，及时查阅教师上传的学习材料	5	4	3	2	1
专业知识	掌握婴幼儿消化系统的发育特点	5	4	3	2	1
研讨精神	积极参与讨论，对其他人的发言能提出合理的分析和见解	5	4	3	2	1
团队协作	能很好地融入课堂小组讨论，共同推进学习进程	5	4	3	2	1
沟通交流	能够清晰准确地表达自己的观点，与他人交流时态度语气恰当	5	4	3	2	1
人文素养	能够关注医学人文知识，有意识地树立职业精神	5	4	3	2	1
信息素养	会检索常见的医学专业文献数据库，主动阅读医学文献	5	4	3	2	1
实践应用	能够准备说出婴幼儿消化管及消化腺各部位发育特点	5	4	3	2	1
自我小结						

企业评价：

评价维度	评价项目	评价内容	评价标准	学习反思与小结
判断识别	行为观察	婴幼儿日常行为表现	能否通过观察婴幼儿大便异常等体征，判断其消化系统生理状况	
	行为分析	婴幼儿消化系统发展水平	能否通过记录的方式了解不同年龄段婴幼儿消化系统发展特征	
科学干预	环境提供	良好的进餐环境创设	能否根据婴幼儿感觉器官发育规律特点创设温馨、舒适、安全、民主的进餐环境，促进婴幼儿消化系统的健康发展	
	发展支持	科学的喂养方法设计	能否根据观察和评估的结果，给予婴幼儿正确的喂养方法，促进消化系统的健康发展	
与家长沟通	沟通能力	家庭喂养方法调查	能否清晰、正确描述婴幼儿科学的喂养方法	
		家庭教育指导能力	能否有效指导家长在家中采取科学的喂养方法，共同促进婴幼儿消化系统发展	

任务三

婴幼儿消化系统常见疾病

任务描述

婴幼儿消化系统常见疾病跟喂养情况密切相关，以喂养方式、喂养卫生状况不科学导致患病为主，因此，家长和托育人员需要采取正确的喂养方式，注意喂养卫生，并能根据婴幼儿消化系统常见疾病的症状表现，综合分析可能的病因，才能更好地促进婴幼儿消化系统健康，帮助其健康成长。

（1）讨论托育机构可采取哪些措施来预防控制消化道传染病。

（2）查找婴幼儿消化道常见疾病呕吐腹泻相关案例，探讨正确的处理方法和护理方式，掌握如何处理婴幼儿的呕吐物。

任务分析

消化系统疾病的识别可以通过婴幼儿的饮食量、饮食成分、大便性状、大便次数以及进食和如厕卫生水平状况来识别。家长和托育机构保育员应注意个人卫生习惯，提高卫生素养，在照护婴幼儿进餐和如厕保育上规范行为操作，严格对婴幼儿进食用具及场所进行规范消毒。掌握正确的洗手方法、学会配置适宜浓度的消毒液对不同物体环境进行消毒，以及处理好婴幼儿呕吐物是预防和控制消化道疾病的有效方法，从而避免一些感染性疾病的发生。

任务准备

（1）“七步洗手法”视频。

（2）准备配置消毒液所需的量杯、天平或磅秤、水以及配置浓度的比例说明书，以及一次性呕吐包。

案例材料

学习支持

一、婴幼儿常见病毒性肠炎

（一）轮状病毒肠炎概述

腹泻是世界各地婴幼儿最常见的疾病之一。在发展中国家，腹泻常常是婴幼儿死亡的常见原因之一。轮状病毒感染是婴幼儿腹泻最常见的病原，既往估计每年有上百万名儿童死于轮状病毒腹泻。轮状病毒感染具有明显的季节性，一般发生在较寒冷的季节，每年的10月至次年的2月是轮状病毒腹泻的高发季节。主要通过粪-口传播，也可通过气溶胶形式经呼吸道传播。潜伏期一般为

1～3天，6～24个月的婴幼儿多见。起病急，以呕吐、腹泻为主要表现，可伴有发热和流涕、轻咳等类似上呼吸道感染症状，多数患儿精神反应好，无明显感染中毒表现。呕吐常发生在病初1～2天，随后出现腹泻，大便呈黄色水样或蛋花汤样便，偶带有少许黏液，无腥臭味。最常见的并发症为不同程度的脱水、酸中毒及电解质紊乱，此外由于轮状病毒还可侵犯心脏、神经、呼吸、肝脏等多个器官，部分患儿也可能出现心肌损害、无热惊厥、肺部炎症、肝脏损害等表现。本病为自限性疾病，预后良好，数日后呕吐停止，腹泻减轻，自然病程约3～8天，但如果脱水严重，未经积极治疗也可引起死亡。

（二）诺如病毒肠炎概述

诺如病毒肠炎多见于11月至第二年2月的寒冷季节，在轮状病毒疫苗普及较高的国家，诺如病毒已经超过轮状病毒成为儿童感染性腹泻的首要病原。同时诺如病毒也是集体机构暴发性胃肠炎的首要元凶，主要发生在餐馆、托幼机构、医院、学校等聚集性场所。诺如病毒性胃肠炎主要经粪-口途径传播，媒介为污染的水、食物、手、感染者的呕吐物等。潜伏期较短，一般为12～36小时，起病急，主要症状包括恶心、呕吐、腹泻、腹痛，可伴有畏寒、发热、咳嗽、头痛、乏力、肌肉疼痛等全身症状。儿童发病时呕吐多于腹泻，而成人则以腹泻较为常见。呕吐、腹泻频繁者可并发脱水、酸中毒及低钾血症。本病为自限性疾病，无特异的抗病毒治疗方法，但诺如病毒感染后症状一般比较轻，症状持续12～72 h后逐渐好转，预后良好。

（三）与食物中毒的鉴别

病毒性肠炎均为病毒感染所致，而食物中毒是指因食用被细菌和/或细菌毒素、寄生虫、病毒或化学物质污染的食物或水而导致的疾病。食物中毒最常见的病原体包括沙门菌、大肠杆菌、弯曲杆菌、李斯特菌和诺如病毒。严重的食物中毒可能导致永久性残疾或死亡。交叉污染往往是食物中毒的原因，生鲜食品和即食食物污染的风险更高。当食品，如肉类、乳制品和调味料未保持在合适的温度时，细菌也会快速增长，食用后细菌和其他有害生物会产生有毒物质，引起肠道的炎症。

食物中毒的症状可在6 h内发生，人体可能会出现腹泻、恶心、呕吐、腹痛、发热等症状，食物中毒的症状可持续几个小时到几天。如果食用相同食物的人同时出现症状，或者食用过未冷藏等食物，可怀疑食物中毒。沙拉、生的或未煮熟的家禽、鸡蛋、海鲜和其他奶制品是食物中毒的高危因素。

二、胃食管反流

(一)胃食管反流概述

胃食管反流是指胃内容物反流入食管。反流物通常为消化道中的食物、胃酸和胃蛋白酶,也包括十二指肠液逆流入胃的胆盐和胰酶。分为生理性和病理性反流两类。胃食管反流是儿童常见的功能性胃肠病,各年龄段均可发生,尤其是生理性胃食管反流是婴幼儿期呕吐的常见原因。随着直立体位时间增多和固体饮食的摄入,60%的患儿在2岁时症状可自行缓解,部分患儿症状可持续到4岁以后。脑性瘫痪、唐氏综合征等发育迟缓的患儿,胃食管反流的发生率高于其他儿童。

溢奶或呕吐是婴幼儿胃食管反流最突出的表现。生理性反流一般在吐奶后没有不适感,病理性反流常见的临床症状有生长迟缓、喂养困难、拒食、易激惹、哭闹等,有时可伴有消化道外症状,如反复咳嗽、喘息、吸入性肺炎、姿势异常等。

(二)生理性反流和病理性反流的区别

生理性反流是新生儿及婴幼儿因解剖和生理发育不成熟、抗反流机制不完善所引起的反流;随着年龄的增加,反流会逐渐停止;反流较轻,不影响儿童生长发育,其特点为:(1)常发生在6个月以内的婴儿,至12~18个月好转;(2)多为进食后的无痛性反流,呕吐常发生在进食后、清醒时,而空腹和睡眠时不发生;(3)反流病程短;(4)生长发育不受影响,无并发症。

病理性反流是食管下括约肌功能障碍及其周围组织结构异常所致,与发育无关;不会随年龄增加而停止;反流较重,会影响儿童生长发育,可引起并发症,其特点为:(1)出生18个月后仍存在的反流;(2)频繁严重的反流,呕吐可发生于进食后或空腹时、清醒或睡眠时,次数多,呕吐量大;(3)反流病程长;(4)生长发育障碍及并发症。

三、婴幼儿便秘

(一)便秘概述

便秘是指排便间隔时间延长,大便质地干燥坚硬,或虽有便意但排不出大便。儿童便秘患病率约3%~8%,根据病因可分为器质性便秘(如患肛门直肠畸形、先天性巨结肠、脊髓损伤等疾病引起的便秘)和功能性便秘(与肠道动力差、输送食物时间长或者肛门括约肌收缩的能力差有关),其中90%以上为功能性便秘,仅小部分是由于器质性疾病导致。

儿童功能性便秘发病高峰年龄为2~4岁,相当于排便训练的年龄,在儿童中持续时间长,如果没有经过系统规范的治疗,几乎50%的儿童便秘可延续至成人阶段。便秘对人体的危害不仅可以影响胃肠道功能,还可以影响到儿童的记忆力、智力发育和心理健康，严重时还可导致大小便失禁。功能性便秘发生的常见原因包括：遗传因素、饮食不足或食物成分不当、生活不规律或不按时排便、精神因素及代谢因素等。

临床表现主要为粪便干结、坚硬，排便困难，排便次数减少，有时粪便擦伤肠黏膜或肛门可引起出血，排便时可伴肛门疼痛，严重者可导致肛裂、痔疮及直肠黏膜脱垂。慢性便秘者常伴有精神、食欲不振，病程长可导致营养不良，进一步加重便秘形成恶性循环，且慢性便秘患者因粪便中含有酚类、胺类、吲哚等有毒物质，会出现头晕、乏力、口苦口臭、睡眠不安等不适，便秘也是引起肠绞痛的常见原因。有时大便嵌塞在局部，可自干粪周围流出肠分泌液似大便失禁。

(二)排便训练

排便训练是指人为地对儿童排便行为进行有规律的强化训练，使其养成良好规律的排便习惯，能够做到有意识、按时排便，是治疗儿童便秘的重要方法。具体训练方式是每天在规定的时间让患儿坐在高度合适的便盆上，保持双膝水平略高于臀部，双足着地以便用力，并让患儿学会排便用力，即呼气时屏气增加腹压来用力排便，协调肛门括约肌运动，集中精力反复训练，直至排出大便。时间一般选择在早晨睡醒后或晚餐后1 h左右，每次训练时间10 min左右，每天坚持2次训练。

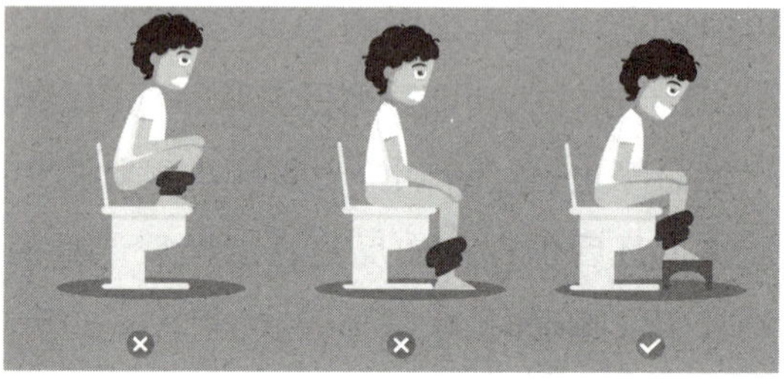

图5-12　正确排便姿势

操作流程

做好清洁和消毒是预防和控制消化道传染性疾病的有效措施，托幼机构做好婴幼儿的进餐和如厕的卫生保育至关重要。培养婴幼儿良好的卫生习惯，掌握婴幼儿照护的方法是托育人必备的重要技能。

(1)七步洗手法：适用于托育机构工作人员及有自主能力的婴幼儿。

七步洗手法

第一步掌心搓掌心；第二步手指交错，掌心搓手背，两手互换；第三步手指交错，掌心搓掌心；第四步两手互搓，互擦指背；第五步拇指在掌中转动，两手互换；第六步指尖摩擦掌心，两手互换；第七步一手旋转揉搓另一手的腕部、前臂、直至肘部，交替进行。

(2)在幼儿进餐前做好餐桌表面的擦拭消毒,学会含氯消毒液的配制,具体操作相关要求如下:

①自我防护:规范佩戴帽子、口罩、橡胶手套(必要时佩戴护目镜),工作服。

②准备用物:含氯消毒剂,有水源、量杯或量筒,喷壶,标签,笔。

③按所需浓度配制,且比例准确;标注:配制时间,配制人。

④操作熟练,方法正确。现配现用,最长时间不超过24 h。特别注意含氯消毒液不和洗衣粉、洗洁精、洁厕剂等存放在一起或一起使用。

(3)婴幼儿呕吐物的处理:

当幼儿在园发生呕吐时,应提高警惕诺如病毒感染。首先将吐泻物污染现场无关人员立即疏散、远离吐泻物,尽可能向上风区或其他相对清洁的方向疏散,疏散后的人员应及时用流动水洗手。

工作人员打开呕吐包,快速做好个人防护,戴好口罩、手套,卫生帽、穿好工作服以及防水鞋套。打开清洁吸附巾覆盖呕吐物等污物30秒,直至液体全部吸收,然后将污物吸附巾丢入废物袋密闭。依次取出吸附干巾(含过氧乙酸)覆盖表面30秒进行擦拭,再用卫生湿巾(含过氧乙酸)擦拭表面后丢入废物袋。

如无呕吐包则需要自行配制消毒液,病人吐泻物使用有效氯含量不低于5000 mg/L的消毒液消毒。环境消毒应配制消毒液浓度为1000 mg/L的消毒液。用吸水材料(如抹布)浸透有效氯含量5000~10000 mg/L的消毒液,完全覆盖吐泻物,把吐泻物完全包裹在抹布内面,置于污物袋内,并倒入有效氯含量5000~10000 mg/L的消毒液浸泡消毒30 min后,吐泻物和抹布丢到指定区域。吐泻物清除完毕后,立即对被吐泻及病例污染的环境(2 m范围内)进行消毒(浓度1000 mg/L)。消毒方法严格按标准执行,然后按七步洗手法清洗双手。消毒完成后,一次性物品作废弃物丢弃,所有消毒清洁用具都需要浸泡消毒(浓度1000 mg/L有效氯)。

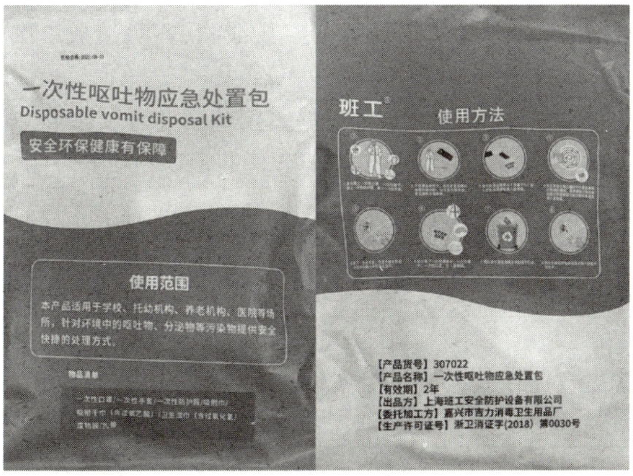

图5-14 一次性呕吐物应急处置包

任务评价

教学评价：

主题	内容	优秀	良好	一般	较差	很差
学习态度	能准时参加全部课程，按时提交作业，及时查阅教师上传的学习材料	5	4	3	2	1
专业知识	了解婴幼儿常见消化系统疾病临床表现	5	4	3	2	1
研讨精神	积极参与讨论，对其他人的发言能提出合理的分析和见解	5	4	3	2	1
团队协作	能很好地融入课堂小组讨论，共同推进学习进程	5	4	3	2	1
沟通交流	能够清晰准确地表达自己的观点，与他人交流时态度语气恰当	5	4	3	2	1
人文素养	能够关注医学人文知识，有意识地树立职业精神	5	4	3	2	1
信息素养	会检索常见的医学专业文献数据库，主动阅读医学文献	5	4	3	2	1
实践应用	能够说出病毒性肠炎的主要临床表现，如何训练婴幼儿排便及鉴别生理性与病理性胃食管反流	5	4	3	2	1
自我小结						

企业评价：

评价维度	评价项目	评价内容	评价标准	学习反思与小结
判断与识别	行为观察	婴幼儿消化系统常见疾病表现	能否及时准确地识别婴幼儿消化系统常见疾病及行为异常的表现，如呕吐、腹泻、便秘等	
科学干预	环境提供	卫生安全的环境创设	能否掌握正确的消毒方法，以及能否及时、熟练、正确地处理婴幼儿的呕吐物、排泄物，避免造成二次污染	
	发展支持	合理的营养支持	能否根据不同的消化道疾病特点提供相应合理的食物和喂养方法	
与家长沟通	沟通的能力	婴幼儿呼吸系统常见疾病症状的描述	能否清晰、准确描述婴幼儿消化系统常见疾病症状	
		家庭教育指导能力	能否指导家长如何训练婴幼儿养成良好的饮食、卫生、定时排便等生活习惯	

项目小结

本项目首先详细介绍了消化系统的基本组成，分为消化管和消化腺。在消化系统的组成基础上描述了婴幼儿消化管和消化腺的发育特点，以及肠道菌群及正常大便的特点。最后简单介绍了婴幼儿消化系统的常见疾病。同学们在学习时主要理解消化系统的基本组成，掌握婴幼儿消化系统的发育特点，了解消化系统常见疾病，同时在理论知识基础上探索三个任务之间的联系。

思考练习

答案

1.消化系统由哪儿部分组成？

2.母乳喂养儿肠道优势菌是______？

3.为什么婴儿容易溢乳？

4.生理性与病理性胃食管反流的鉴别要点？

鉴别点	生理性胃食管反流	病理性胃食管反流
发生时间	常发生在6个月以内的婴儿，至12～18个月好转	出生18个月后仍存在的反流
特点	多为进食后的无痛性反流，呕吐常发生在进食后、清醒时，而空腹和睡眠时不发生	频繁严重的反流，呕吐可发生于进食后或空腹时、清醒或睡眠时，次数多，呕吐量大
病程	病程短	病程长
是否影响生长发育	不影响生长发育，无并发症	生长发育障碍，可有并发症

5.简述便秘幼儿的护理。

实践实训

1.实训任务与目的

（1）了解婴幼儿呕吐物与腹泻的主要原因。

（2）了解婴幼儿呕吐物对婴幼儿身心健康的不良影响。

（3）能够及时科学清洁婴幼儿呕吐物，保持婴幼儿个人卫生和托育机构环境卫生。

2.实训场所与工具

（1）实训在教室内进行。

（2）一次性口罩、橡胶手套、卫生帽、鞋套或者准备呕吐包，抹布、餐巾纸、垃圾桶、垃圾袋、簸箕、扫帚、含氯制剂消毒粉、消毒水桶等清洁工具。

3.实践操作

项目	操作要求
基本要求	1.先洗手后消毒
	2.口述及操作动作熟练
	3.物品准备齐全
操作步骤	1.首先将吐泻物污染现场无关人员疏散 、远离吐泻物,尽可能向上风区或其他相对清洁的方向疏散,疏散后的人员应及时用流动水洗手 (口述)呕吐幼儿立即告知保健医生带至隔离间暂时隔离
	2.最近处找到吸水物品,如餐巾纸、湿抹布等覆盖吐泻物
	3.快速做好个人防护,戴好口罩、手套,有条件的立即戴卫生帽、穿好工作服以及防水鞋套,开窗通风
	4.消毒液配制:病人吐泻物使用有效氯含量不低于5000 mg/L 的消毒液消毒。环境消毒应配制消毒液浓度为1000 mg/L 的消毒液两份。
操作步骤	5.用吸水材料(如抹布)浸透有效氯含量 5000 mg/L 的消毒液,完全覆盖吐泻物,把吐泻物完全包裹在抹布内面,置于污物袋内,并倒入有效氯含量 5000 mg/L 的消毒液浸泡消毒。30 min后,吐泻物和抹布作丢弃指定地点。配有呕吐包用的提供材料按照相关流程规范操作
	6.吐泻物清除完毕后,立即对被吐泻物及病例污染的环境(2 m范围内)进行消毒。(浓度1000mg/L),消毒方法标准,然后清洗双手
	7.消毒完成后,一次性物品作废弃物丢弃。所有消毒清洁用具都需要浸泡消毒(浓度1000mg/L有效氯)
	8.规定时间内完成
	9.口述:消毒工作结束后,参与消毒的工作人员应开展为期三天的个人健康监护。期间一旦出现呕吐、腹泻、发热等症状,应立即就医并做好个人隔离。

推荐阅读

[1] 徐樨巍,刘志峰.儿童健康好帮手(儿童消化系统疾病分册)[M].北京:人民卫生出版社,2020.

[2](英)米里亚姆·斯多帕德.婴幼儿养育护理大全[M].北京:接力出版社,2017.

[3]王雁.学前教育幼儿卫生与保健[M].北京:人民教育出版社,2018.

(编写:陈玉霞,柳伶,陆莹)

项目六

泌尿系统

项目目标

1. 了解婴幼儿泌尿系统常见疾病。

2. 理解婴幼儿泌尿系统的组成。

3. 掌握婴幼儿泌尿系统的特点。

4. 能运用泌尿系统的组成和特点理解泌尿系统常见疾病的病理机制。

5. 培养学生善于思考、分析并解决问题的能力。

学习重难点

学习重点：

1. 婴幼儿肾、输尿管、膀胱、尿道的生理功能特点。

2. 婴幼儿泌尿系统常见疾病的分类、病因和临床表现。

学习难点：

如何运用泌尿系统组成特点来理解相关疾病临床表现。

思维导图

- 泌尿系统
  - 婴幼儿泌尿系统的组成
    - 肾
    - 输尿管
    - 膀胱
    - 尿道
  - 婴幼儿泌尿系统功能及生理特点
    - 泌尿系统各器官生理功能
    - 婴幼儿期泌尿系统生理特点
  - 婴幼儿泌尿系统常见疾病
    - 婴幼儿泌尿系统常见疾病分类
    - 婴幼儿泌尿系统常见疾病临床表现
    - 婴幼儿泌尿系统常见疾病病因

任务一 婴幼儿泌尿系统的组成

任务描述

泌尿系统不仅是人体代谢产物的重要排泄途径,还是调节水盐代谢和酸碱平衡,产生多种具有生物活性物质的重要器官,对维持机体内环境的稳定有重要作用。

(1)小组讨论:泌尿系统的组成部分是什么?

(2)举例说明:泌尿系统功能异常的外在表现是什么?

任务分析

尿道是婴幼儿泌尿系统中最容易发现异常的部分,托育人员需要对婴幼儿的尿道特别注意。

任务准备

泌尿系统的各个组成器官挂图、图片。

学习支持

泌尿系统由双肾、双输尿管、膀胱及尿道组成(图6-1)。

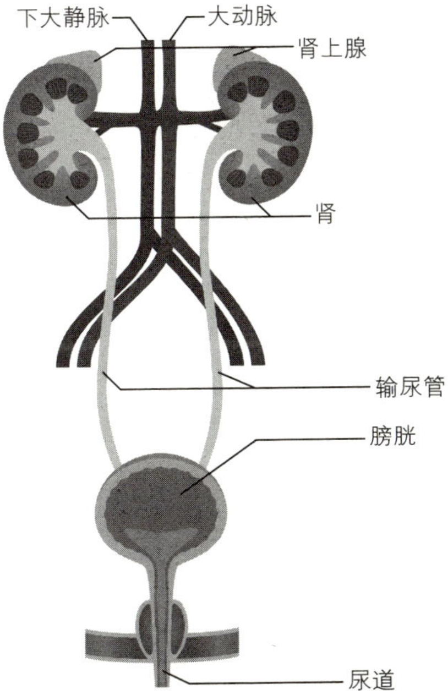

图6-1 泌尿系统器官构成

一、肾

肾位于腹膜后脊柱两侧，左右各一个，形似蚕豆状。婴幼儿年龄越小，肾脏相对越大，其下端位置较低，位于第四腰椎水平上下。肾周围脂肪囊发育欠佳，肾外肌肉及肋骨对肾的保护作用不够完善。此外婴幼儿的肾脏保留了胎儿期的分叶状态，因而极易受损伤。

肾外有多种韧带，如肝肾韧带等，主要具有固定肾的作用。新生儿的肾支持装置较为薄弱，因此新生儿肾的位置并不是固定的，它主要取决于体位、呼吸运动和其他因素，因而肾移位的范围比较广泛，需要注意。肾门有少量脂肪组织环绕，肾门处有血管、神经、淋巴结和肾盂。

若发现婴幼儿尿中带血，患有水肿时，可怀疑其患有急性肾小球肾炎，以休息及对症治疗为主。当婴幼儿患有急性肾炎时，卧床休息十分重要。卧床能增加肾的血流量，可改善婴幼儿尿的异常。直至肉眼血尿消失，水肿减退，可下床帮助其做轻微的活动，但应避免重体力活动。若短期内未恢复正常，应及时就诊，补充蛋白质时应询问医师，切忌私下随意补充蛋白质，防止患儿有其他不良反应。

二、输尿管

输尿管上接肾盂，下连膀胱，是一对细长的管道，呈扁圆柱状，管径平均为0.5~0.7 cm。输尿管有3个生理性狭窄分别为输尿管起始处即肾盂与输尿管的移行部位、横跨髂血管处和输尿管膀胱连接处。婴幼儿的输尿管长而弯，管壁肌肉及弹力纤维未完全发育，容易受到尿液的压力并扭曲而导致梗阻，易导致尿潴留而诱发感染。发生尿潴留时，应及时就诊，去除病因，去除梗阻，保留患肾。

三、膀胱

膀胱是一个由平滑肌组成的囊形结构的储尿器官（图6-2）。婴儿膀胱较高，位于腹部，随年龄增长逐渐降至骨盆内。空虚时膀胱呈锥体形，可分为尖、底、体、颈4部分，充盈时为卵圆形。新生儿膀胱容量约为成人的1/10，约50~80 mL，并随着年龄的增大逐渐增大容积。膀胱与尿道的交界处有括约肌，可以控制尿液的排出。

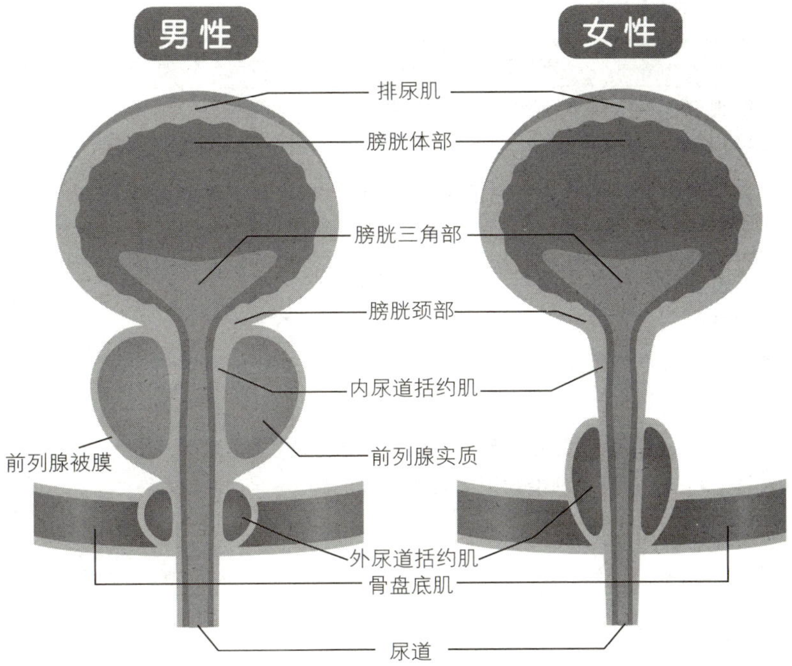

图6-2 男、女膀胱解剖结构

四、尿道

尿道是从膀胱通向体外的管道。男性尿道既是排尿管道又是排精管道。起于尿道内口，止于阴茎头尖端的尿道外口，长约5~6 cm。注意男婴可能会有先天性尿道下裂，会导致尿道外口异常。发现后应及时治疗，否则患儿将很难正常排尿，更会给患儿带来严重的心理负担。女性尿道甚短，长约2.2~2.3 cm，尿道外口长大约0.6 cm。注意女婴尿道口接近肛门，在擦屁股时，应从前往后洗擦，以免肛门周围的大肠杆菌等细菌污染尿道。

操作流程

对照挂图或图片，认识泌尿系统各个器官，并能准确描述每个器官的功能。

任务评价

教学评价：

主题	内容	优秀	良好	一般	较差	很差
学习态度	能准时参加全部课程，按时提交作业，及时查阅教师上传的学习材料	5	4	3	2	1
专业知识	能通过理论知识的学习掌握婴幼儿泌尿系统的组成	5	4	3	2	1
研讨精神	积极参与讨论，对其他人的发言能提出合理的分析和见解	5	4	3	2	1

续表

主题	内容	优秀	良好	一般	较差	很差
团队协作	能很好地融入课堂小组讨论，共同推进学习进程	5	4	3	2	1
沟通交流	能够清晰准确地表达自己的观点，与他人交流时态度语气恰当	5	4	3	2	1
人文素养	能够关注医学人文知识，有意识地树立职业精神	5	4	3	2	1
信息素养	会检索常见的医学专业文献数据库，主动阅读医学文献	5	4	3	2	1
实践应用	能准确描述婴幼儿泌尿系统的组成以及各器官特点，能根据理论知识来解决实际问题	5	4	3	2	1
自我小结						

企业评价：

评价维度	评价项目	评价内容	评价标准	学习反思与小结
判断识别	行为观察	婴幼儿生殖器异常后的表现症状与行为表现描述	能否根据发育异常具体症状识别婴幼儿的行为表现	
科学干预	发展支持	婴幼儿出现玩弄生殖器时的正确引导做法	能够找到婴幼儿玩弄生殖器的生理原因和心理原因	
应急处理	异常或突发情况	受伤情况常规检查与处理	能否在意外情况出现时第一时间做出反应并简单科学处理，以减少对婴幼儿的伤害	
与家长沟通	沟通的能力	损伤后的行为与症状描述	能否清晰、正确描述婴幼儿外伤的具体症状	
		家庭教育指导能力	能否有效指导家长在家中对婴幼儿性启蒙时间段的正确做法	

任务二

婴幼儿泌尿系统功能及生理特点

任务描述

泌尿系统的大部分组成器官都隐藏在人体内部，如果婴幼儿发生异常行为，比如哭闹、抚摸性器官等，就需要成人仔细观察和注意，托育人员需要了解和熟练掌握不同性别婴幼儿的泌尿系统功能及外形特征。

（1）小组讨论：不同性别婴幼儿泌尿系统的特点分别是什么？

（2）学习如何正确地擦洗婴幼儿屁股，并穿戴纸尿裤。

任务分析

托育人员要知晓泌尿系统每一部分的功能及特点，正确仔细地查看婴幼儿的尿道及整个臀部，具备正确清理婴幼儿尿道口和肛门的手法，特别重视女婴的尿道口和肛门的清理顺序及手法。

任务准备

不同性别婴幼儿泌尿系统各组成器官的图片、婴幼儿模型、清洁纱布巾或一次性湿纸巾、纸尿裤。

学习支持

一、泌尿系统各器官生理功能

（一）肾

肾主要通过生成和排泄尿液来实现各项生理功能，其中通过肾小球的过滤和重吸收作用将溶于血液中的人体代谢产生的代谢废物过滤出并随尿液排出体外；流经肾脏血液被过滤出的99%的水分被肾小管重吸收回体内再利用，来调节体液、电解质、酸碱平衡和稳定渗透压；肾脏还具备内分泌功能，可合成和分泌多种激素调节水、电解质、血压，刺激红细胞生成和钙的吸收。

（二）输尿管

输尿管上接肾盂，下连膀胱，是一对细长的管道，呈扁圆柱状，其中输尿管主要作用是将肾脏所产生的尿液引流至膀胱。其中输送尿液的动力包括滤过压和输尿管平滑肌收缩的作用。婴幼儿输尿管还未发育完善，易造成膀胱输尿管反流。尿路结石、血块及坏死组织块在输尿管生理狭窄处会造成肾绞痛。

（三）膀胱

储存尿液和排泄尿液是膀胱的主要生理功能。当膀胱内尿液储存至一定量给予膀胱产生一定压力时，会使逼尿肌感到膨胀刺激、发生收缩，同时尿道括约肌扩张，完成排尿的动作。排尿结束后尿道括约肌收缩能关闭尿道内口，防止尿液自膀胱漏出。

（四）尿道

尿道是一种从膀胱通向体外的管道。其中男性尿道具有排尿和排精功能，女性尿道主要功能是排尿和分泌黏液；男性尿道与膀胱交界处有较厚的环形肌，形成尿道内括约肌；在尿道膜部有一环形横纹肌构成的括约肌，称为尿道外括约肌，由意识控制。女性尿道由尿道阴道括约肌环绕，该肌为横纹肌，也受意志控制。上述肌肉主要作用是辅助排尿，防止尿液自膀胱漏出。

二、婴幼儿期泌尿系统生理特点

（一）肾

新生儿肾脏相对体重占比较大，随着年龄增长相对体重逐渐减小。2岁以下婴幼儿肾脏容易触及，随着年龄增长，肾脏位置逐渐升高，最后达到腰部，右肾稍低于左肾。新生儿肾脏已能有效发挥作用，能够完成肾脏基础生理机能，但是储备能量差，调节机制不够成熟，在喂养不当、疾病或应激状态下，易出现功能代谢紊乱。婴幼儿机体内环境的调节主要依靠肾脏维持，到1岁后各项肾功能已接近成人水平。注意早产儿不能有效地排出过多的水分和溶质，可能会造成水钠潴留、水肿和血钾偏高。新生儿期葡萄糖、氨基酸需要的含量较低，故静脉输入或大量口服葡萄糖时易出现糖尿。婴儿水分摄入不足时易发生脱水甚至诱发急性肾功能不全。

（二）输尿管

婴幼儿输尿管长且弯曲，管壁肌肉以及弹力纤维发育不完善，容易受压扭曲而导致梗阻，易发生尿潴留及输尿管反流而诱发反复性泌尿系感染。

（三）膀胱

婴幼儿膀胱位置较高，当膀胱充盈时，易在腹部触及；随着年龄的增长，逐渐降至骨盆内。婴幼儿膀胱黏膜柔软，膀胱三角区肌肉薄弱，容易造成膀胱输尿管返流而诱发泌尿系感染。婴幼儿膀胱容量较小，膀胱的可扩张性小，贮尿能力较差，加之新陈代谢旺盛需水量大，所以年龄越小每日排尿次数越多。

（四）尿道

婴幼儿的尿道较短，女婴更短。刚出生的男婴尿道长约5～6 cm，女婴仅为1～3 cm，且生长速度缓慢，直到青春期才显著增长，女孩青春期时可长到

3～5 cm。婴幼儿的尿道黏膜柔嫩，弹性纤维发育差，尿路黏膜容易损伤和脱落。女孩的尿道口暴露且接近肛门，在不注意外阴清洁时易导致细菌侵入造成泌尿系感染。男孩尿道虽然较长，但有包茎者，可因积垢而引起上行感染。感染后，细菌可以经尿道上行至膀胱、输尿管、肾脏，引起膀胱炎、肾盂肾炎等，称上行性感染。

(五)尿液

多数新生儿在生后 24 h 内即可排尿，最迟不超过 48 h。生后 1 周内，因摄入少，每日排尿仅 4~5 次；1 周后，进水量逐渐增多但膀胱容量小，故排尿突增至每日 20～25 次；1 岁时每日排尿 15~16 次，至学龄前和学龄期每日 6~7 次。尿量个体差异性较大，生后 48 h 内尿量一般为 30~60 mL/天，1~2 月内婴儿尿量一般为 250~400 mL/天，幼儿期尿量为 400~600 mL/天，学龄前儿童为 600~1000 mL/天、儿童期为 600~1000 mL/天；大于 14 岁后尿量逐渐接近于成人。

操作流程

(1)通过不同性别婴幼儿泌尿系统各组成器官的图片及婴幼儿模型熟悉每个器官的功能。

(2)查看婴幼儿整个臀部皮肤是否有异常。

(3)仔细查看婴幼儿生殖器是否有红肿和异物。

(4)正确给婴幼儿清洗整个尿道口和肛门，女婴要注意尿道口周围是否有残留异物。

(5)给婴幼儿正确穿戴好纸尿裤。

穿戴纸尿裤

任务评价

教学评价：

主题	内容	优秀	良好	一般	较差	很差
学习态度	能准时参加全部课程，按时提交作业，及时查阅教师上传的学习材料	5	4	3	2	1
专业知识	能通过理论知识的学习掌握婴幼儿泌尿系统功能及生理特点	5	4	3	2	1
研讨精神	积极参与讨论，对其他人的发言能提出合理的分析和见解	5	4	3	2	1
团队协作	能很好地融入课堂小组讨论，共同推进学习进程	5	4	3	2	1
沟通交流	能够清晰准确地表达自己的观点，与他人交流时态度语气恰当	5	4	3	2	1

续表

主题	内容	优秀	良好	一般	较差	很差
人文素养	能够关注医学人文知识，有意识地树立职业精神	5	4	3	2	1
信息素养	会检索常见的医学专业文献数据库，主动阅读医学文献	5	4	3	2	1
实践应用	能准确描述婴幼儿泌尿系统功能及生理特点，并根据其生理功能特点来解释以及处理实际问题	5	4	3	2	1
自我小结						

企业评价：

评价维度	评价项目	评价内容	评价标准	学习反思与小结
判断识别	行为观察	婴幼儿泌尿系统护理的日常，训练幼儿对排尿能自主报告，照护员帮助幼儿脱裤排尿	能否及时地观察到婴幼儿的异常行为表现，并及时处理	
科学干预	环境提供	适宜的室内环境创设	能否根据婴幼儿大脑皮层的活动特点和其神经系统的发育特点进行室内环境的创设	
		适宜的玩具和材料的提供	能否提供、设计促进婴幼儿大脑发育的玩具、材料	
	发展支持	科学的照护清理能力	能否根据观察给予婴幼儿及时的活动和游戏，支持婴幼儿大脑的发育	
与家长沟通	沟通的能力	家庭教养环境调查	能否进行家庭养育环境的基础调查并进行合理分析与评估并形成报告	
		家庭教育指导能力	能否解读评估报告，从而给家长合理的家庭教育指导，以促进婴幼儿大脑发育和成长	

任务三
婴幼儿泌尿系统常见疾病

任务描述

泌尿系统疾病分为先天性疾病和非先天性疾病，先天性疾病多数在出生时就会被医生发现，非先天性疾病对婴幼儿来说，不能清楚地表述，只能通过偏差行为或者哭闹引起成人注意，所以需要托育人员有意识地留意孩子的异常行为。

（1）小组讨论：引起婴幼儿泌尿系统感染的主要原因。

（2）举例说明：婴幼儿发生泌尿系统疾病所产生的不适行为主要有哪些？

任务分析

泌尿系统疾病的识别可以通过婴幼儿不舒服的生理反应捕捉到，婴幼儿的自述能力不高，家长和托育照护人员应时刻注意到婴幼儿的反应，同时一定注意婴幼儿的个人卫生和排泄后的及时清理，避免一些感染性疾病的发生。

任务准备

材料准备：婴幼儿泌尿系统疾病多种表现的图片或视频。

案例材料

学习支持

一、婴幼儿泌尿系统常见疾病分类

婴幼儿泌尿系统各器官（肾脏、输尿管、膀胱、尿道）都可发生疾病，并波及整个系统。泌尿系统的疾病既可由身体其他系统病变引起，又可影响其他系统甚至全身。根据泌尿系统疾病的性质以及婴幼儿泌尿系统自身具有的特殊性，常见疾病大体可分为泌尿系结石即尿石症、泌尿系损伤、泌尿系结核、先天性畸形、泌尿系感染、泌尿系肿瘤等。

（一）尿石症和泌尿系损伤

泌尿系结石包括肾和输尿管结石、膀胱结石、尿道结石，以肾和输尿管结石最为常见。当发现婴幼儿有血尿应高度怀疑尿石症。泌尿系损伤：肾损伤、输尿管损伤、膀胱损伤、尿道损伤，以肾和尿道损伤最为多见。

（二）先天性畸形

先天性畸形有很多种，其中以尿道下裂、肾盂输尿管连接处梗阻以及阴茎畸形中的包茎与嵌顿包茎、包皮过长、隐匿性阴茎最为常见。手术是治疗尿道下裂的唯一方法，当发现婴幼儿尿道下裂时请及时就诊；肾盂输尿管连接处梗阻极易引起肾积水，临床表现有血尿，尿道狭窄伴随排尿困难，当出现以上症状时也应及时就诊，解除梗阻是最理想的治疗方法；而大多数先天性包茎和包皮过长无须治疗，不必过多担心，但当包茎过于严重，致使排尿不畅、困难时，极易引起尿道感染，甚至会出现阴茎头畸形，这时应根据医生的建议选择是否进行包皮切割手术。

（三）泌尿系感染

尿道炎、膀胱炎、肾盂肾炎。由于婴幼儿免疫功能还未发育完全，极易被细菌感染，尤其是与外界相通的尿道口，更容易被细菌侵入引发泌尿系感染。当发现婴幼儿发热、厌食、乏力、尿频、尿急、尿痛等症状时应怀疑泌尿系感染。同时也要做好预防：每次大便后应清洁臀部，尤其是女婴，应从前往后擦拭，防止肛门处的细菌进入尿道；常清洗尿布，最好不穿开裆裤，勤换内裤。男婴包皮过长者家长应注意清洗，防止细菌生长于包皮皱褶处。

（四）泌尿系肿瘤

肾肿瘤、睾丸肿瘤、横纹肌肉瘤等，以肾肿瘤中的肾母细胞瘤最为常见。当婴幼儿出现腹部肿块，腰痛或腹痛，血尿等情况时，应怀疑患有肾母细胞瘤。处理肾母细胞瘤的原则是尽早做肾切除术。应及时就诊，在医生指导下选择是否进行手术。

二、婴幼儿泌尿系统疾病常见临床表现

婴幼儿泌尿系统症状绝大多数与成人相似，但有些症状必须结合幼儿生理解剖特点及幼儿不能“自我”陈述病情而表现出的全身症状综合考虑。

（一）少尿、无尿

初生婴儿一般在24 h内排尿，也可延迟至36 h之内排尿。婴幼儿每小时尿量少于1~2 mL/kg或24 h尿量少于200~400 mL为少尿。学龄儿童每日尿量少于50 mL为无尿。

（二）尿频

2岁以内婴幼儿每天排尿10次以上可视为正常，4岁以后次数逐渐减少为每天6~7次，夜间0~1次。尿道或膀胱有炎症时膀胱受刺激可有尿频，每次尿量极少，并伴有尿急尿痛。尿道或膀胱颈部狭窄或神经性膀胱功能失调，膀胱内残余尿量增多也可出现尿频。但尿崩症、肾小管性疾病出现的尿频，多伴有多饮、多尿。

（三）尿急

排尿有迫不及待的感觉，表明膀胱处于激惹状态，常与尿频同时存在。膀胱和尿道有炎症或神经性功能失调可出现此现象。小儿膀胱多处于不稳定状

态，常在情绪紧张时出现尿频、尿急；每次尿量极少，注意力集中或入睡后可无异常，症状可持续数月，不能视为病理现象。

（四）排尿困难

排尿费力、尿线细、尿程短、尿流中断或滴沥，甚至不能排出而潴留于膀胱内。包茎导致包皮口过紧，先天性或后天性尿道狭窄，膀胱或尿道结石、损伤，肿瘤压迫以及神经源性膀胱等原因均可引起。

（五）尿失禁

幼儿暂时性尿控制不全，白天湿裤，多为精神紧张和不稳定性膀胱所引起，或继发于急性膀胱尿道炎症。长期湿裤而伴有正常排尿，应考虑先天性输尿管口异位。不能控制排尿即完全性尿失禁需要进行泌尿系统及神经系统的全面检查。

（六）遗尿

睡眠时不自主排尿。2~3岁幼儿遗尿属生理现象，有10%~15%的幼儿在此年龄以后仍有遗尿，可视为功能性或膀胱尿道神经肌肉发育迟缓。随着膀胱尿道调节功能的完善，至6~7岁甚至更年长时会逐渐减少而不遗尿。

（七）血尿

小儿血尿应及时到儿童肾脏内科就诊，以免延误诊治。若连续2~3次尿常规检查，明确有镜下血尿，须进一步检查明确诊断。无症状血尿可能是肾脏、膀胱肿瘤的早期表现。血尿伴有疼痛时，以结石居多，先天性尿路梗阻继发感染、损伤时也可出现镜下血尿，此时应考虑作超声及尿路造影检查。

（八）疼痛

疼痛症状在小儿表现并不突出，肾母细胞瘤、肾积水及尿路结石在年长儿常诉腹痛。结石一般来自肾脏，排出过程中如在肾盂输尿管连接部或输尿管内造成梗阻会出现肾绞痛，易误诊为急性阑尾炎或其他急腹症。尿道或膀胱颈部结石常表现为排尿时剧痛，小儿常手握搓拉阴茎，哭闹不已，跑跳或改变排尿姿势后能使疼痛缓解，继续排尿。

（九）肿块

某些疾病如肾母细胞瘤、肾积水、睾丸肿瘤、鞘膜积液等多以出现无症状肿块被家长注意而就诊，如肾母细胞瘤常在换衣服或洗澡时偶然发现，部分患儿可出现程度不等的腹痛，应在详细体检后，首选B超检查定性定位，若为实质性肿块应进一步做CT（电子计算机断层扫描）或MRI（核磁共振）检查，囊性肿块应做相应的尿路造影或放射性核素检查以明确诊断。

（十）畸形

尿道下裂是外生殖器常见的先天性畸形，在婴幼儿期即可发现尿道口开口异位、阴茎下弯、包皮分布异常等表现；包茎在小儿更为常见，包皮口狭小可导致排尿困难、尿线细、尿线分叉、包皮膨胀，很多小儿因为家长发现排尿时包皮鼓泡而就诊；某些疾病如包皮过长、隐匿性阴茎等虽患儿本身并无任何不适症状，但外形较正常患儿多有差别，始被家长注意而就诊，就诊后一般根据患儿症状以及年龄因素、肥胖、包皮能否上翻、是否引起泌尿系感染及包皮龟头炎而个体化治疗。

三、婴幼儿泌尿系统常见疾病病因

（一）尿石症

尿石形成的病因有外界环境因素、个体因素、泌尿系统因素、尿液因素等4个方面作用的影响。其中在小儿尿石症患者中更应该受到重视的是营养、感染、梗阻和先天性泌尿系统疾病等。

（二）泌尿系损伤

泌尿系损伤多是由于直接暴力或间接暴力作用于泌尿器官，包括医源性损伤、病理性损伤等，其中尿道损伤多以骑跨伤为主。

（三）先天性畸形

先天性畸形是指由于环境、遗传等因素引起生殖细胞（精子或卵子）、胚胎和胎儿的发育障碍，导致个体出生时机体在形态和功能上的异常状态。

（四）泌尿系感染

泌尿系感染又称尿路感染，主要由于细菌侵入尿路而引起，可表现为尿频尿急、尿痛、尿液混浊等。

（五）泌尿系肿瘤

小儿泌尿系肿瘤多为先天发育异常，其与成人肿瘤有显著不同，多与遗传性、先天因素和小儿的生长、发育、代谢密切相关。

操作流程

（1）描述婴幼儿泌尿系统常见疾病的症状表现及原因。

（2）模拟与家长沟通场景，了解和掌握孩子在家里的一些异常表现。

例如：2岁的男宝宝发生泌尿系统感染的症状不典型，很多家长都不容易察觉。孩子莫名其妙发烧可能是易被父母发现的唯一明显特征，如果在托育过程中发现孩子有诸如经常哭闹、烦躁不安、频繁上厕所想要小便，但排便量比较小，屁股有尿布疹等症状时，需要和幼儿家长交流，让家长回家注意观察是否有上述症状，如果有，泌尿系统感染的可能性比较大，需要及时就医。

任务评价

教学评价：

主题	内容	优秀	良好	一般	较差	很差
学习态度	能准时参加全部课程，按时提交作业，及时查阅教师上传的学习材料	5	4	3	2	1
专业知识	掌握婴幼儿泌尿系统的常见疾病分类、常见临床表现、常见病因	5	4	3	2	1
研讨精神	积极参与讨论，对其他人的发言能提出合理的分析和见解	5	4	3	2	1
团队协作	能很好地融入课堂小组讨论，共同推进学习进程	5	4	3	2	1
沟通交流	能够清晰准确地表达自己的观点，与他人交流时态度语气恰当	5	4	3	2	1
人文素养	能够关注医学人文知识，有意识地树立职业精神	5	4	3	2	1
信息素养	会检索常见的医学专业文献数据库，主动阅读医学文献	5	4	3	2	1
实践应用	能准确叙述婴幼儿泌尿系统的常见疾病分类、常见临床表现、常见病因，并应用婴幼儿泌尿系统常见疾病的理论知识帮助托育老师或家长及时发现和处理异常情况	5	4	3	2	1
自我小结						

企业评价：

评价维度	评价项目	评价内容	评价标准	学习反思与小结
判断与识别	行为观察	婴幼儿尿路系统常见疾病表现	能否通过日常行为观察及时并准确识别婴幼儿泌尿系统常见疾病表现	
	护理支持	会观察尿液颜色	能否根据婴幼儿神经系统病症康复需要给予适宜的活动和游戏	
与家长沟通	沟通的能力	婴幼儿泌尿系统常见疾病症状的描述	能否清晰、准确描述婴幼儿泌尿系统常见疾病症状	
		家庭教育指导能力	能否通过观察到的现状准确地描述给家长，并在已知的范围内指导家长在家进行疾病的辅助治疗	

项目小结

本项目首先详细介绍了泌尿系统的基本组成，在泌尿系统的组成基础上描述了婴幼儿泌尿系统的生长发育特点，并阐述了婴幼儿与成人泌尿系统之间的区别，最后简要概述了泌尿系统的疾病分类、常见临床表现、常见病因。同学们在学习时主要理解泌尿系统的基本组成，掌握婴幼儿泌尿系统的生理特点，掌握泌尿系统疾病分类、常见临床表现、常见病因，同时在理论知识基础上探索三个任务之间的联系。

思考练习

答案

1. 泌尿系统由哪些器官组成？

2. 为什么婴幼儿易发生膀胱输尿管反流？

3. 为什么小儿尤其是女孩易发生泌尿系感染？

4. 婴幼儿少尿是指24 h尿量（　　）

A. 200~400 mL　　B. 50~100 mL

C. 100~200 mL　　D. 小于50 mL

E. 400~600 mL

5. 大多数泌尿系肿块多以出现无症状肿块时被家长注意而就诊，少部分患儿可出现程度不等的腹痛而就诊。（　　）

实践实训

结合本项目所学知识，设计一套婴幼儿泌尿系统常见症状手册，协助老师在幼儿在园期间的观察和评估以及应急处理。

推荐阅读

[1]夏长丽，等.人体解剖学[M].第11版.吉林：吉林科学出版社，2019.

[2]蔡威，张潍平，魏光辉.小儿外科学[M].第5版.北京：人民卫生出版社，2020.

（编写：封林，吴雨航，涂腾）

项目七

生殖及内分泌系统

项目目标

1. 了解婴幼儿生殖及内分泌系统常见病因及症状。

2. 理解婴幼儿生殖及内分泌系统解剖结构及其与成人的区别。

3. 掌握婴幼儿外生殖器官解剖特点及生长激素、甲状腺和肾上腺的生理功能特点。

4. 能根据婴幼儿不同发育阶段的外生殖器官发育情况给予相应的照护,能初步判断婴幼儿不同年龄段智力及反应能力,减少相关疾病发生,促进其健康发展。

5. 培养学生婴幼儿性教育启蒙等工作的科学素养,以及学生的认真负责、勤思善用、爱岗敬业的职业精神。

学习重难点

学习重点:

1. 婴幼儿外生殖器官解剖特点及生长激素、甲状腺和肾上腺的生理功能特点。

2. 能早期识别婴幼儿外生殖器官发育异常、生长迟缓以及智能发育异常,并采取合理应对措施。

学习难点:

婴幼儿内分泌系统不断生长发育的过程。

思维导图

- 生殖及内分泌
  - 婴幼儿生殖及内分泌系统的组成
    - 男性生殖系统的组成
    - 女性生殖系统的组成
    - 内分泌系统的组成
  - 婴幼儿生殖及泌尿系统的特点
    - 生殖系统的功能
    - 内分泌系统的功能
  - 婴幼儿生殖及泌尿系统常见疾病
    - 生殖系统常见疾病
    - 内分泌系统常见疾病

任务一

婴幼儿生殖及内分泌系统的组成

任务描述

了解婴幼儿生殖及内分泌系统的组成是理解婴幼儿生殖及内分泌系统特点的基础，也是掌握和应用婴幼儿生殖及内分泌系统常见疾病的前提，更是作为一名婴幼儿托育服务与管理工作人员实现有效、科学的工作开展、与家长协同实现对婴幼儿科学护理的理论依据。

(1)小组讨论：用学习支持中的图片呈现男性、女性婴幼儿生殖系统的组成部分分别是什么？

(2)用学习支持中的图片呈现婴幼儿内分泌系统的组成部分分别是什么？

任务分析

对“婴幼儿生殖与内分泌系统的组成”的学习是医学常识的学习，这部分内容的学习主要通过视觉学习的方式完成。

任务准备

(1)男性、女性婴幼儿生殖系统各个组成器官挂图及相应图片。

(2)婴幼儿内分泌系统的各个组成器官挂图及相应图片。

(3)案例材料：儿子才1岁，夜间有几次勃起，正常吗？

案例材料

学习支持

一、男性生殖系统的组成

(一)男性内生殖器

男性内生殖器由睾丸、输精管道和附属腺组成，其中，输精管道包括附睾、输精管、射精管、男性尿道，附睾腺包括精囊、前列腺、尿道球腺。

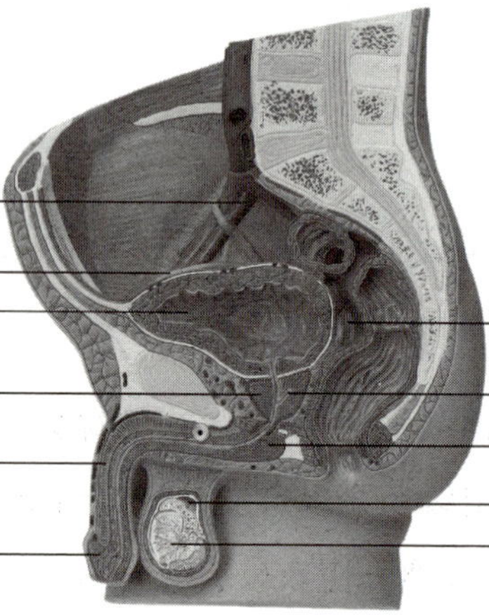

图7-1　男性生殖系统

1.睾丸

睾丸呈微扁的椭圆形，表面平滑，借精索悬吊于阴囊内，左侧一般略低于右侧，分前后缘、上下端、内外侧。前缘凸且游离，后缘较平直，与附睾和输精管相连；上端被附睾头遮盖，下端游离；内侧较平，外侧较凸，贴于阴囊壁。新生儿的睾丸相对较大，婴幼儿及青春期前发育缓慢，青春期后迅速成熟。睾丸表面覆以睾丸被膜，睾丸被膜包括鞘膜脏层、白膜和血管膜3层。白膜为致密结缔组织，在睾丸后缘增厚形成睾丸纵隔。纵隔的结缔组织呈放射状伸入睾丸实质，形成小叶隔，将睾丸实质分成约250个锥体形小叶，每个小叶内有1~4条生精小管，生精小管在近睾丸纵隔处汇入，变成短而直的直精小管。直精小管进入睾丸纵隔后相互吻合形成睾丸网。男性婴幼儿睾丸内没有精子产生，但阴囊包裹的睾丸是男性身体温度最低的部位，因此，在为男婴清洗外生殖器时注意水温接近体温即可，避免水温过高导致睾丸烫伤。

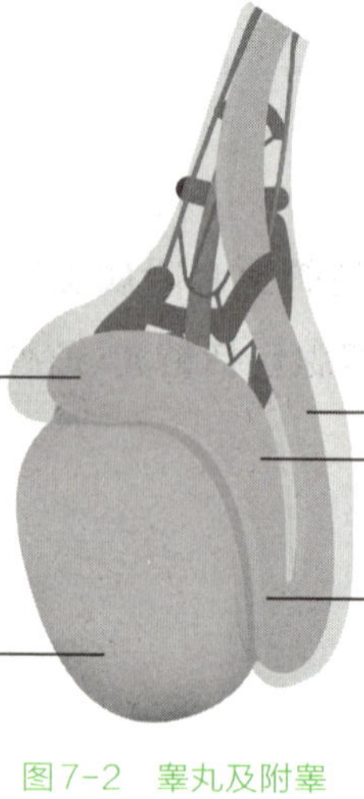

图7-2　睾丸及附睾

2.附睾

附睾呈新月形，紧贴着睾丸上端和后缘，分为头、体、尾三部分。头部膨大，由睾丸输出小管盘绕形成，体和尾由附睾管盘绕形成，附睾尾向上弯曲移行为输精管。

3.输精管和射精管

输精管由附睾管直接延续而来，长约50 cm，直径约3 mm，管壁较厚，肌层发达。输精管按照行程分为4部：①睾丸部，最短，自附睾尾沿睾丸后缘迂曲上行至睾丸上端；②精索部，位于皮下，易触及，在睾丸上端与腹股沟管之间；③腹股沟管部，位于腹股沟管的精索内；④盆部，最长，两侧输精管在膀胱底的后面逐渐接近，膨大成输精管壶腹，末端变细，与精囊排泄管汇合成射精管。射精管长约2 cm，开口位于尿道的前列腺部，由输精管末端与精囊排泄管汇合而成。

4.精囊

精囊呈长椭圆形，左右各一，表面不光滑，位于输精管壶腹下外侧，内为迂曲的管道，精囊排泄管与输精管末端汇合成射精管。

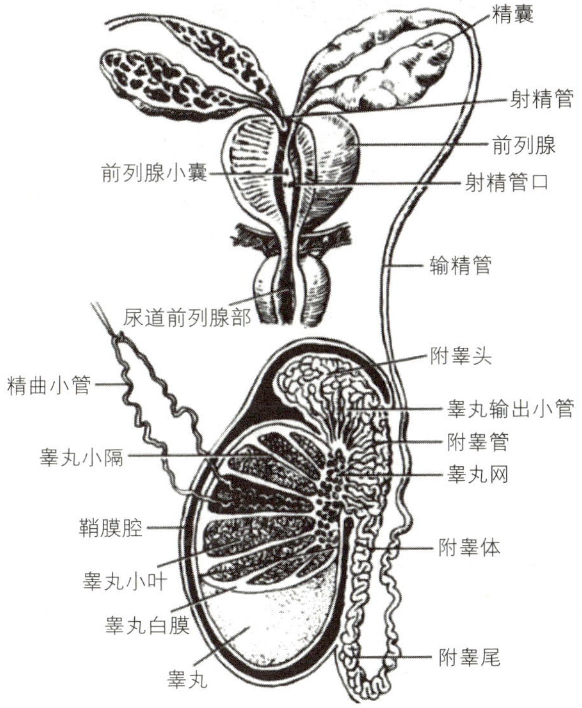

图7-3 睾丸、附睾的结构及输精管道[改自丁文龙，王海杰《系统解剖学》(第3版)]

5.前列腺

前列腺呈前后稍扁的栗子形，是由腺组织和肌肉组织构成的实质性器官，其表面被前列腺囊包裹，囊与腺之间有静脉丛。上端宽大，称前列腺底，紧接膀胱颈；下端尖细，称前列腺尖；中间部分称前列腺体，体中间有一纵行的浅沟称前列腺沟。前列腺分5叶：前叶、中叶、后叶和两侧叶。婴幼儿前列腺较小，腺组织尚不明显，性成熟期迅速生长。

(二)男性外生殖器

1.阴囊

阴囊位于阴茎后下方，呈囊袋状，由皮肤和肉膜组成。皮肤柔软而薄，颜色深，分布少量阴毛；肉膜为浅筋膜，富含肌肉纤维，外界温度高时舒展，温度低时收缩，调节阴囊内温度，有利于精子发育和生存。阴囊被中间的肉膜分为左右两腔，容纳两侧的精索、睾丸和附睾。由外向内分别为精索外筋膜、提睾肌、精索内筋膜、睾丸鞘膜，其中鞘膜分为脏层和壁层，两层间的腔隙为鞘膜腔，内含少量浆液。婴幼儿若鞘状突闭塞不完全则发生睾丸鞘膜积液，如果发现宝宝阴囊变大、皱褶减少、变得透明，需警惕发生鞘膜积液，应及时就医。

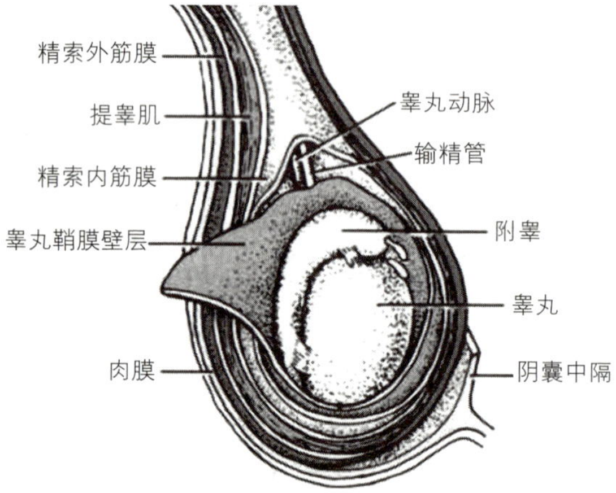

图7-4 阴囊[改自丁文龙，王海杰《系统解剖学》(第3版)]

2.阴茎

阴茎从后到前分为根、体、头三个部分。阴茎根隐藏于阴囊和会阴皮肤的深部，由2个阴茎海绵体和尿道球组成；中部为阴茎体，可活动，呈圆柱形；阴茎前端膨大为阴茎头，尖端有纵向狭窄的尿道外口，头与体交界的较细的部分为阴茎颈。阴茎由左右两条阴茎海绵体和一条尿道海绵体组成，尿道海绵体位于两条阴茎海绵体腹侧中间，其中部呈圆柱形，前端为膨大的阴茎头，后端为膨大的尿道球，尿道贯穿于尿道海绵体内。海绵体内部是结缔组织、平滑肌纤维构成的小梁，交织成海绵状，海绵的空隙是静脉血管隙。海绵体表面都包有一层白膜，3条海绵体外面共同包有深、浅筋膜和皮肤。阴茎的皮肤薄，且柔软，伸展性强，在阴茎颈前方形成包皮。新生儿包皮和阴茎头是粘连的，到2~3岁时粘连逐渐吸收，翻开包皮可以暴露阴茎头，建议每天清洗，用流动的温水即可，减少包皮垢对阴茎头的刺激。

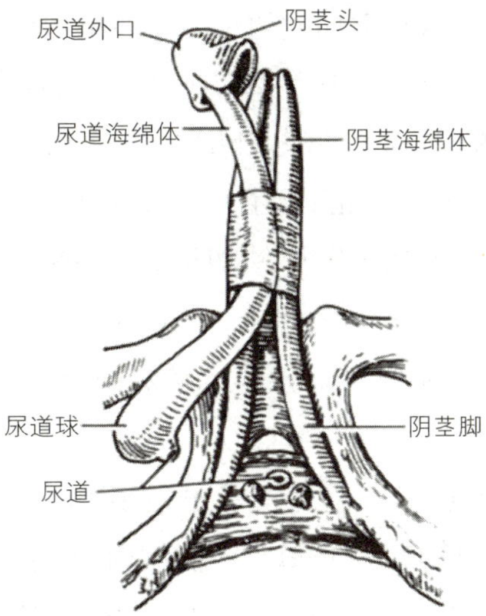

图7-5 阴茎[改自丁文龙,王海杰《系统解剖学》(第3版)]

二、女性生殖系统的组成

女性内生殖器包括子宫、附件(卵巢、输卵管)、阴道和前庭大腺,外生殖器即外阴(阴阜、阴蒂、大阴唇、小阴唇、阴道前庭)。婴幼儿生殖器为幼稚型,10岁前生长缓慢,至青春期后开始迅速发育并具有生育能力。

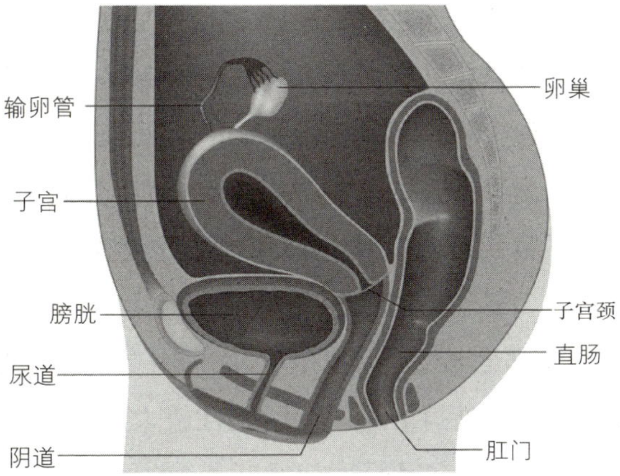

图7-7 女性生殖系统

(一)女性内生殖器

1.卵巢

卵巢呈扁椭圆形,左右各一,位于盆腔内,婴幼儿卵巢长而窄,位于腹腔内,至儿童后期(约8岁起)逐渐下降至盆腔。卵巢主要依靠韧带维持其位置,分为前后缘、内外侧、上下端。前缘通过系膜与子宫阔韧带相连,后缘游离;内侧与小肠相邻朝向盆腔,外侧相依于卵巢窝;上端与输卵管伞端接触,通过卵巢悬韧带与两侧盆壁腹膜相连,下端通过卵巢固有韧带与子宫相连。婴幼儿卵巢表面光滑，体积较小，呈灰白色，青春期开始排卵后卵巢表面凹凸不平，体积逐渐增大，至性成熟期体积最大，35~40岁开始缩小，50岁左右绝经后卵巢萎缩。卵巢表层为生发上皮和白膜，内部分两层，外层为皮质，内层为髓质。皮质较厚，为卵巢的主体，内含数以万计的卵泡，新生儿约有70万~200万个原始卵泡，7~9岁时约30万个，青春期开始时约4万个，一般情况下每个月经周期排出一个卵子，一生中两侧卵巢共排卵约400~500多个，其余卵泡退化成闭锁卵泡；髓质位于卵巢中央，范围较小，含疏松的结缔组织、血管和神经。

2.输卵管

输卵管为细长的肌性管道，左右各一，长约8~14 cm，位于子宫底两侧，与卵巢上端通过系膜相连。婴幼儿输卵管位于腹腔内，儿童后期开始降至盆腔。根据形态从内向外分为4部分：①间质部：管腔最窄，长约1 cm，潜行于子宫壁内与宫腔相通；②狭部：较直，管腔直径约2 mm，长约2~3 cm；③壶腹部：较弯曲，管腔直径约6~8 mm，长约5~8 cm，壁薄，血供丰富，受精卵通常在此部结合形成，通过输卵管纤毛蠕动逆行进入宫腔；④伞部：长约1~1.5 cm，呈伞状，开口于腹腔，与卵巢相近，管口有很多须状突起有利于“拾卵”。

3.子宫

子宫呈倒梨形，是壁厚、前后略扁的空腔器官，位于骨盆中央，前邻膀胱、后邻直肠、下接阴道，两侧与附件（卵巢和输卵管）相连。新生儿子宫超出骨盆，婴幼儿位于腹腔内，儿童后期降至盆腔，成人非孕期子宫位于骨盆入口平面以下。成人子宫长7~8 cm，宽4~5 cm，厚2~3 cm，自上而下分为4部分：底、体、峡、颈。子宫底宽而圆凸，子宫狭部为宫体与宫颈相连的较狭窄的部位，子宫颈呈圆柱状。宫体与宫颈之比，婴幼儿时期为1∶2，成年期为2∶1，绝经后为1∶1。子宫内较为狭窄的腔隙称为子宫腔，呈倒三角形，底的两端为输卵管开口，尖端为宫颈内口，通向阴道的为宫颈外口。子宫的活动性较大，其位置受膀胱、直肠的充盈程度影响，膀胱空虚时，子宫呈轻度前倾前屈位。子宫受4对韧带牵拉和盆底组织支撑而维持其正常位置。

4.阴道

阴道上宽下窄、前短后长，其作用是连接子宫和外生殖器、排出月经、娩出胎儿，上端包绕子宫颈，下端于阴道前庭开口，周围附着处女膜，其形态多样化，可为半月形、伞状、环形或筛状。婴幼儿阴道长度较成人短。阴道按位置分为前、后、左、右4部分，前壁与膀胱和尿道相邻，后壁贴近直肠。按组织结构由内向外分为黏膜、肌层、纤维组织膜，婴幼儿的阴道黏膜薄、褶皱少、弹性差、局部抵抗力弱且易发生炎症，成人阴道黏膜富有伸展性，上1/3受性激素影响而发生周期性变化，肌层由两层平滑肌组成，纤维组织膜与其紧密相贴。阴道壁静脉丛丰富，故其外伤后易形成血肿或出血。婴幼儿阴道上皮薄、无皱襞，细胞内糖原含量低，阴道酸度低，抗感染能力弱，更容易发生炎症。

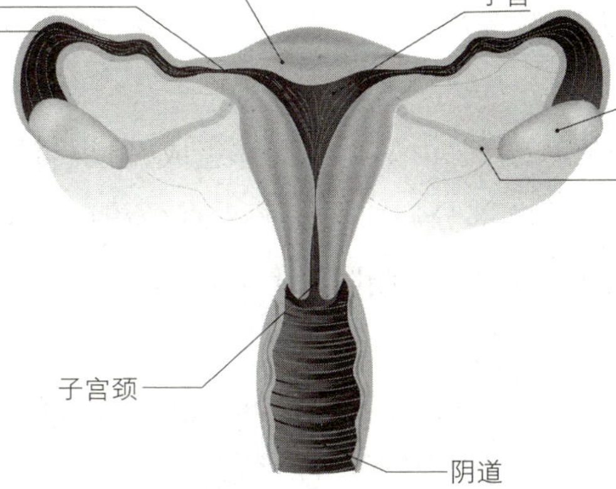

图7-7 女性内生殖器

5. 前庭大腺

前庭大腺位于阴道口两侧，大小如黄豆，其分泌物在性刺激下具有润滑的作用。腺管口闭塞可能形成囊肿或脓肿，但婴幼儿极少发生。

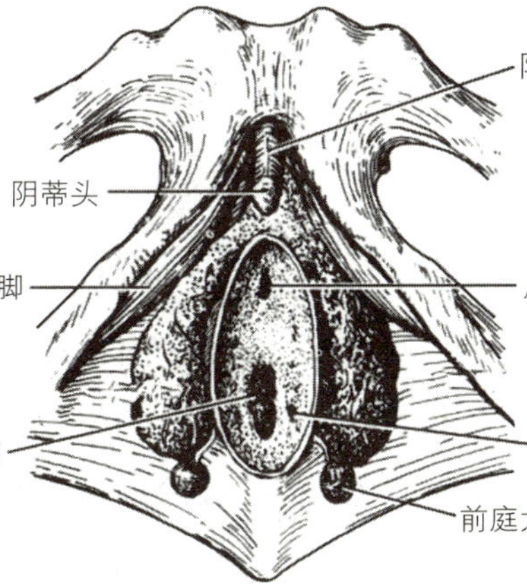

图7-8 前庭大腺和阴蒂[改自丁文龙，王海杰《系统解剖学》(第3版)]

(二)女性外生殖器

1. 阴阜

阴阜为脂肪垫，于耻骨联合前方隆起。新生儿受母体性激素影响而外阴较丰满。婴幼儿无阴毛生长，青春期开始生长阴毛，呈倒三角形分布。

2. 大阴唇

大阴唇为一对纵行隆起的皮肤皱襞，自阴阜向下止于会阴，前后互相连合，外侧为皮肤，内侧似黏膜且湿润，皮下组织松弛，富含静脉、神经，因此受外伤后易形成血肿且疼痛感强，婴幼儿应尤其注意保护避免外阴损伤。

3.小阴唇

小阴唇为大阴唇内侧的薄皱襞，表面光滑，前端融合再延伸为两叶包绕阴蒂，后端与大阴唇后端结合。小阴唇表面微红并湿润，因神经末梢丰富而非常敏感。大阴唇内侧与小阴唇外侧之间的皱襞易潜伏细菌，婴幼儿应注意定期清水清洗，擦洗顺序为自上而下。

4.阴蒂

阴蒂位于小阴唇顶端下，由两个海绵体组成，组织与男性阴茎海绵体相似，由外向内分为头、体、脚3部分。成人阴蒂头直径约6~8 mm，露于外阴，富含神经末梢而极敏感；阴蒂脚附于两侧耻骨下支。

5.阴道前庭

阴道前庭呈菱形，位于两侧小阴唇之间，此区域内有尿道口和阴道口。

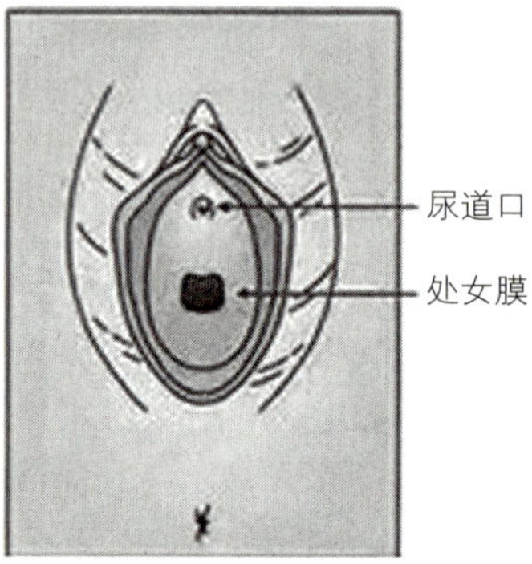

图7-9　女婴外生殖器

三、内分泌系统的组成

内分泌系统与神经系统、免疫系统形成神经-内分泌-免疫网络，共同调节机体生长发育和代谢，维持内环境平衡，调控和影响生殖行为。内分泌系统由内分泌细胞、内分泌组织、内分泌腺组成。内分泌细胞大量存在于人体各个器官的组织中，分泌各种激素，调节机体生理活动；内分泌组织则由细胞团组成；内分泌腺没有排泄导管，分泌的激素直接渗入毛细血管和毛细淋巴管，再经血流运送至相应的器官发挥作用。内分泌腺包括垂体、甲状腺、肾上腺、松果体、胸腺、生殖腺、胰岛等，腺体虽小但调节机体的作用很强，其结构和功能活动有明显的年龄变化。

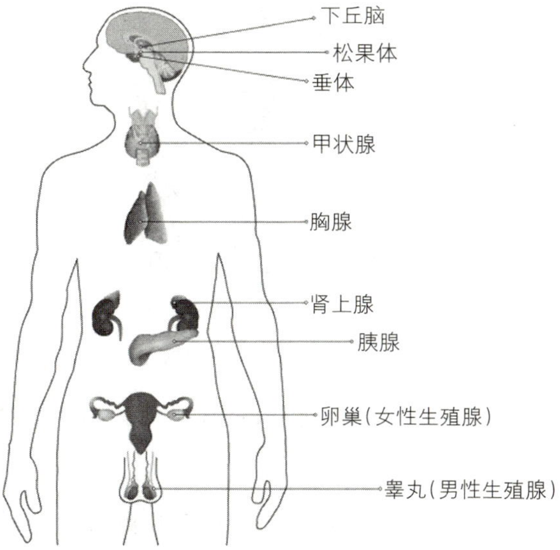

图7-10 内分泌系统

(一)垂体

垂体呈横椭圆形，灰红色，位于颅底垂体窝内，与下丘脑相连。垂体与骨骼和软组织的生长、调节其他内分泌腺的功能有关。垂体分为2部分：①腺垂体，重量约占总重量的70%，包括远侧部、结节部、中间部；②神经垂体，包括神经部和漏斗。远侧部和结节部合称垂体前叶，中间部和神经部合称垂体后叶。

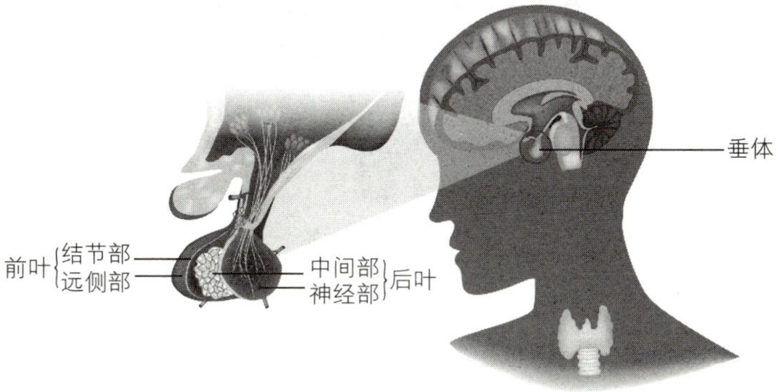

图7-11 垂体

(二)甲状腺

甲状腺呈“H”形，棕红色，位于颈前，中间以甲状腺峡连接左右两侧叶。甲状腺位于气管软骨环前方，分为前后缘、上下端、内外侧。上端至甲状软骨中部，下端至气管软骨环；内侧通过韧带与软骨相连，故做吞咽动作时甲状腺可上下移动；外面被两层膜包裹，内层膜为纤维囊，深入腺体实质并将其分为若干小叶，外层被颈部气管筋膜包绕。甲状腺的大小随着年龄、季节、营养状态而变化，婴幼儿甲状腺缺如或发育不全可影响其身材和智力。

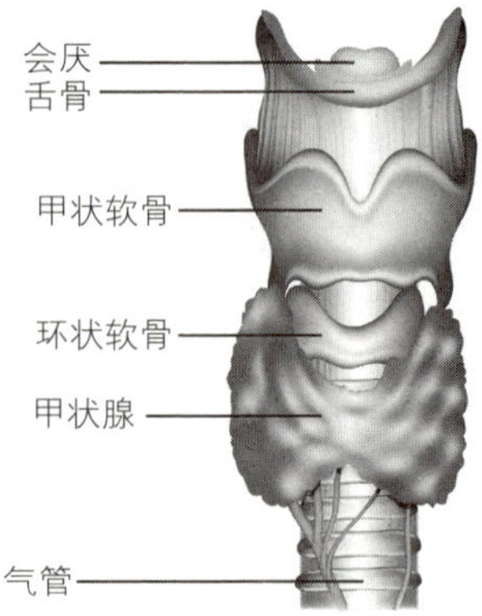

图7-12　甲状腺

（三）肾上腺

肾上腺呈淡黄色，位于肾的上方，左右各一，左侧似半月形，右侧呈三角形，肾筋膜将其与肾共同包裹在内，血管和神经由前面的肾上腺门进出。肾上腺实质从外向内为皮质和髓质，皮质约占总体积的90%，髓质约占10%。

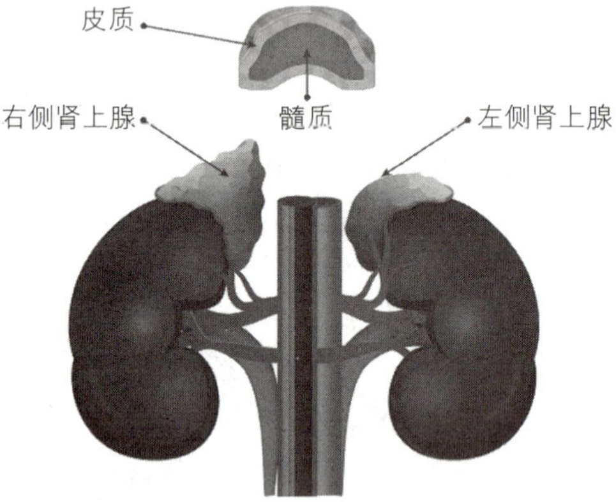

图7-13　肾上腺

（四）其他内分泌器官

1.松果体

松果体呈横椭圆形，灰红色，位于上丘脑后上方。儿童期松果体极为发达，一般7岁后逐渐萎缩，成年后因钙盐沉积形成脑砂，作为X射线脑内定位标志。

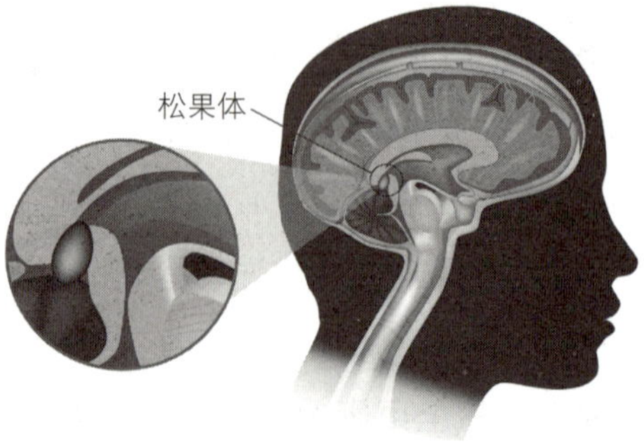

图7-14　松果体

2. 胸腺

胸腺多呈扁条状，左右两叶不对称，通过结缔组织相连，周围为脂肪和淋巴结，前方为胸骨柄，后方为大血管，下方贴近心包。胸腺属于淋巴器官，兼具内分泌功能。婴幼儿胸腺相对发达，性成熟后达最大，后逐渐退化萎缩，成年后通常被结缔组织替代，但遗迹一直存在。

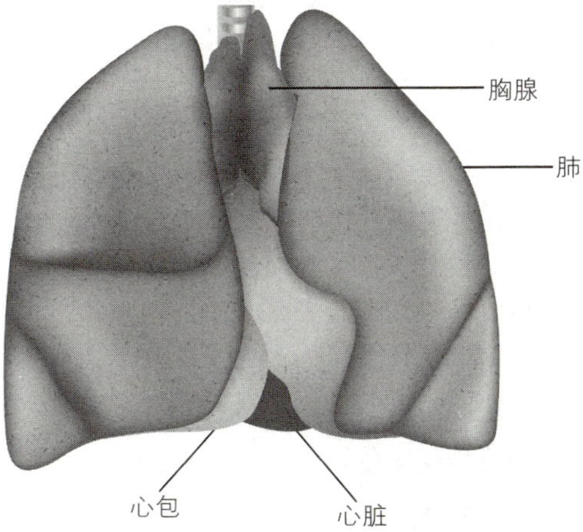

图7-15 胸腺

3. 生殖腺

男性生殖腺为睾丸，女性生殖腺为卵巢，解剖结构同前所述。

4. 胰岛

胰岛为大小、形状不等的细胞团，散在分布于胰腺实质内，胰尾最多，其周围被薄膜包裹。

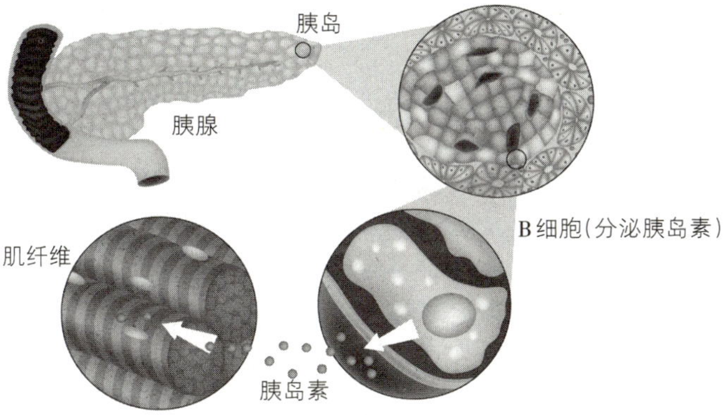

图7-16 胰岛

操作流程

（1）对照挂图或图片，认识生殖系统和内分泌系统各个器官，并熟悉各器官名称。

（2）准确说出生殖系统的组成以及内分泌系统的组成。

任务评价

教学评价：

主题	内容	优秀	良好	一般	较差	很差
学习态度	能准时参加全部课程，按时提交作业，及时查阅教师上传的学习材料	5	4	3	2	1
专业知识	掌握婴幼儿生殖及内分泌系统的组成及其与成人的区别	5	4	3	2	1
研讨精神	积极参与讨论，对其他人的发言能提出合理的分析和见解	5	4	3	2	1
团队协作	能很好地融入课堂小组讨论，共同推进学习进程	5	4	3	2	1
沟通交流	能够清晰准确地表达自己的观点，与他人交流时态度语气恰当	5	4	3	2	1
人文素养	能够关注医学人文知识，有意识地树立职业精神	5	4	3	2	1
信息素养	会检索常见的医学专业文献数据库，主动阅读医学文献	5	4	3	2	1
实践应用	能准确描述男性、女性婴幼儿生殖系统的组成，能了解内分泌系统的主要器官	5	4	3	2	1
自我小结						

企业评价：

评价维度	评价项目	评价内容	评价标准	学习反思与小结
判断识别	行为观察	婴幼儿生殖及内分泌器官异常症状的行为表现	能否根据所学的生殖及内分泌器官发育异常的外在具体症状识别婴幼儿的自卑、羞怯等行为表现	
科学护理与教育	发展支持	婴幼儿生殖器日常的科学护理与教育引导	能否在看到婴幼儿抓、挠外生殖器等时进行科学引导与护理	
与家长沟通	沟通的能力	行为与症状描述	能否清晰、正确描述婴幼儿由于生殖和内分泌系统异常的具体症状	
		家庭教育指导能力	能否有效指导家长对婴幼儿进行科学的性教育启蒙	

任务二

婴幼儿生殖及内分泌系统的特点

任务描述

在学习婴幼儿生殖及内分泌系统组成的基础上，进一步学习和认识婴幼儿生殖及内分泌系统的特点，从而理解不同性别婴幼儿生殖系统功能。这些内容的掌握会有助于理解婴幼儿一些异常行为，如抚摸性器官等，从而多角度探寻导致这些行为的原因，为后期科学的家园护理和教育引导与干预奠定良好基础。

（1）小组讨论：婴幼儿生殖内分泌系统调节中枢下丘脑-腺垂体的功能是什么？

（2）探究学习：婴幼儿性别意识萌芽的表现是什么？托育人员和家长应如何科学应对？

任务分析

了解生殖系统和内分泌系统的组成以及其相应的功能，在此基础上会观察并掌握科学的护理和教育引导方法，促进和提升婴幼儿身体和心理健康水平；婴幼儿性别意识萌芽的行为表现和成人对此的科学应对方式，是孩子身心健康成长的基石。

任务准备

（1）上网搜索了解不同性别婴幼儿下丘脑-腺垂体的生殖及内分泌功能特点。

（2）案例材料：不同性别幼儿性别意识启蒙。

案例材料

学习支持

生殖系统与内分泌系统相辅相成，生殖系统受内分泌系统调节，内分泌系统也接受生殖系统的反馈，男、女的主要生殖器官分别为睾丸和卵巢，以下分别介绍其生殖功能和内分泌功能。

一、生殖系统的功能

（一）男性生殖系统

男性的主要性器官为睾丸。

1.睾丸的生殖功能

睾丸的主要作用是产生精子、分泌雄性激素，其功能受下丘脑-腺垂体-睾丸轴调节，婴幼儿此轴功能处于抑制状态。睾丸从青春期开始产生精子。精子由精原细胞7次分裂而产生，这一过程约需两个半月。精子形成后在显微镜下状如蝌蚪，全长60 μm，分为头和尾2部分，新生成的精子输送至附睾进一步成熟，停留18~24 h后获得运动能力。适宜的温度有利于精子的生成，一般阴囊内温度约低于腹腔2 °C。

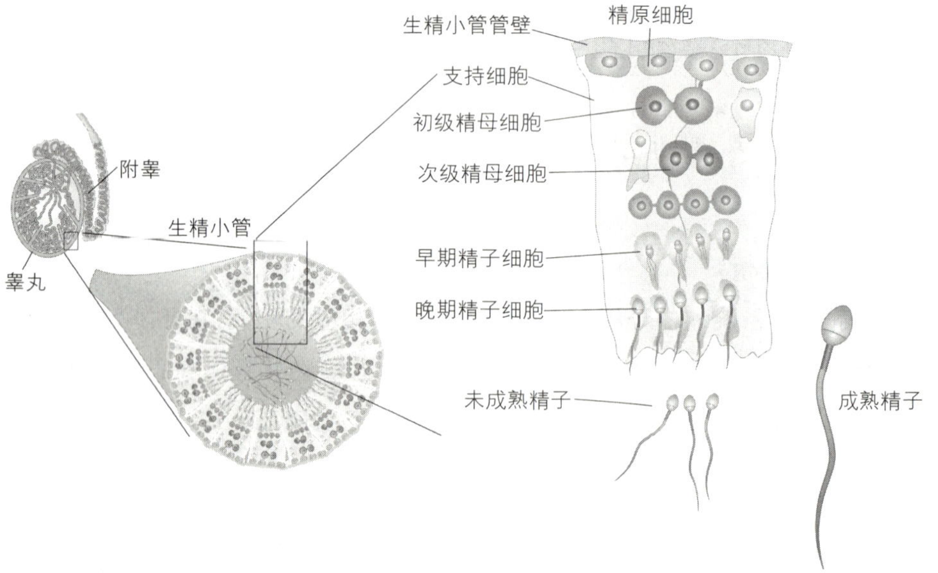

图7-17　精子发生

2.睾丸的内分泌功能

睾丸主要分泌雄激素，由间质细胞分泌，其次为抑制素，由支持细胞分泌。雄激素包括睾酮、脱氢表雄酮、雄酮等多种，其中生物活性最强的是睾酮，其余几种生物活性不及睾酮的1/5。睾酮由间质细胞线粒体内的胆固醇形成，以游离和与血浆蛋白结合两种形式存在于血液中，游离睾酮仅约2%，但只有此种形式的睾酮具有生物活性。婴幼儿血内睾酮含量较低，青春期后开始升高，20~50岁最高，50岁以上逐渐减少。睾酮的作用主要有：①影响胚胎分化，诱导Y染色体的胚胎分化并促进内生殖器发育；②维持生精，睾酮能够促进精子生成，因此患有间质细胞瘤的病儿可见到肿瘤附近早发的生精过程；③刺激附性器官生长，不仅刺激附性器官生长发育，还能促进并维持男性副性征如阴毛、胡须的生长；④对代谢的影响，促进蛋白质合成，促进骨骼生长及钙、磷沉积，促进红细胞生成。支持细胞分泌的抑制素选择性作用于腺垂体，起抑制作用。

（二）女性生殖内分泌系统

女性的主要性器官是卵巢。

1.卵巢的生殖功能

卵巢最基本的生殖功能是产生卵子，其功能受下丘脑-垂体-卵巢轴调节，婴幼儿到儿童早期（8岁前）此轴处于抑制状态，儿童后期（8岁起）抑制状态解除，卵巢内存在不同发育阶段的卵泡，青春期开始后出现周期性变化。

2.卵巢的内分泌功能

卵巢分泌多种激素，其中主要有雌激素和孕激素。雌激素包括3种：雌二醇、雌酮、雌三醇，其中雌二醇活性最强，雌酮次之，雌三醇活性最低。雌激素的合成是由内膜细胞和颗粒细胞共同参与完成的，内膜细胞生成雄激素，再进入颗粒细胞将雄激素转化成雌激素。雌激素的作用主要有：①促进女性生殖器官发育，雌激素可以促进卵泡发育成熟，促进子宫发育，促进子宫内膜增生，促进输卵管运动而利于精子和卵子运行，促使阴道分泌物酸性化，增强阴道抗菌能力；②促进女性第二性征发育，雌激素可以促进乳房发育，使脂肪沉积，维持女性第二性征，如毛发女性分布、音调高等；③对代谢的影响，雌激素能够加速蛋白质合成，能够降低血中低密度脂蛋白而增加高密度脂蛋白含量，在一定程度上抗动脉硬化，雌激素还能促进骨的成熟。

孕激素主要包括孕酮、羟孕酮等，其中孕酮的生物活性最强。孕酮主要在排卵后由黄体细胞分泌，妊娠2个月左右开始由胎盘合成。孕激素的作用主要有：①调节垂体激素的分泌，孕激素在排卵前与雌激素协同作用诱发垂体分泌的激素出现高峰，而则起负反馈抑制作用；②促进生殖器官和乳腺发育，孕激素能使增生的子宫内膜进一步增厚，降低内膜对受精卵的排斥反应，为受精卵着床和生存提供合适的环境，还能促进乳腺腺泡发育和成熟，为泌乳做准备；③升高基础体温，排卵前期基础体温较低，至排卵日达最低，排卵后可升高约0.5 ℃，绝经后卵巢功能消失或手术摘除后，其调节体温的机制也随之消失。

卵巢内的卵泡内膜细胞还能产生少量的雄激素，刺激阴毛与腋毛的生长，雄激素分泌过多时可出现男性化特征。卵巢还可分泌少量抑制素，抑制垂体分泌的激素的合成与释放，起到调控卵泡生长发育的作用。

二、内分泌系统的功能

内分泌系统与神经系统、免疫系统相辅相成，共同调节并维持机体内环境稳定，主要方式以分泌各种激素为主，内分泌细胞产生的激素分泌到体液中，再作用到靶细胞并产生效应。所谓“靶”就是激素最终发挥作用的特定目标，可以是器官、组织、细胞或基因等。

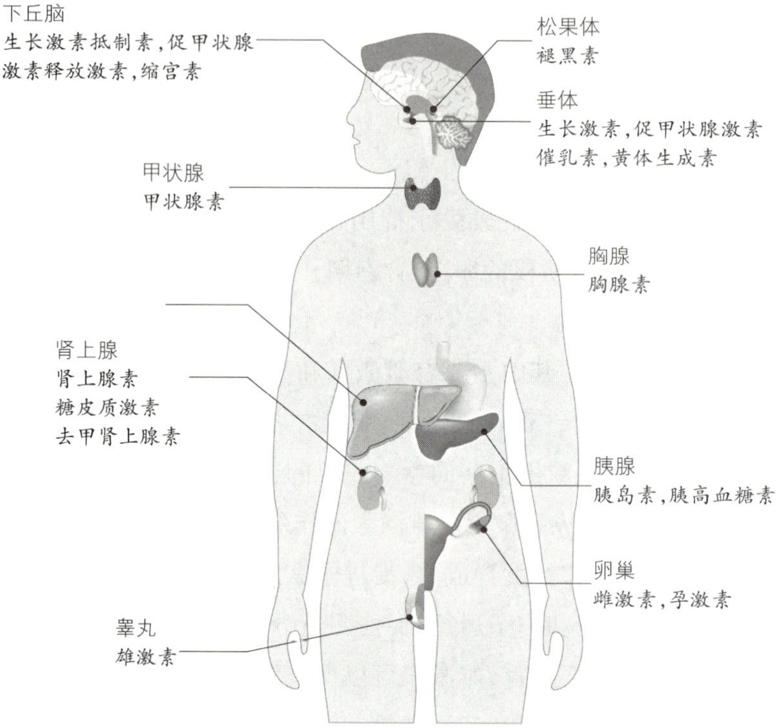

图7-18　内分泌腺和激素

(一)激素的特征与调控

激素以多种分子形式存在，按照其化学结构可分为胺类、脂类、多肽和蛋白质类三种，激素通过与靶细胞的受体结合而发挥作用，其产生的效应存在一些共同的特征：①特异作用，各种激素会选择作用跟其亲和力高的特定目标，但这并非绝对，主要由于部分激素与不同目标的亲和力差异不是很明显，可与多个目标结合，如生长激素、胰岛素等可作用于全身各器官组织；②信使作用，激素作为信使将内分泌细胞发布的指令传给特定的目标，使目标细胞发挥固有的生物效应，在此过程中激素不提供能量也不添加新功能；③高效作用，在正常生理状态下，血液中激素的浓度很低，与受体结合后通过引发细胞内的信号转导程序而逐级放大，产生极高的生物效应；④相互作用，机体全身分散着多个内分泌腺体和细胞，它们以激素为媒介相互联系，共同形成内分泌系统，所产生的效应彼此关联、错综复杂，起到“1+1>2”的作用，从而维持生理活动的相对稳定。

激素的分泌受到严密的调控，除自有的分泌节律外，还受神经和体液调节。激素的分泌表现为生物节律性，受自身机体生物钟的控制，如褪黑素表现为昼夜节律性分泌，下丘脑视交叉上核是机体生物钟的关键部位。在体液调节中，下丘脑-垂体-靶腺轴是最典型的调节环路，激素的分泌不仅有等级层次，还受大脑皮质等高级中枢调控，在此环路中，通常高位激素促进下位细胞分泌下位激素，下位激素对高位细胞起负反馈调节作用从而抑制其释放高位激素，通过这种环路的闭合式自动控制，维持各级激素相对稳定。在神经调节中，下丘脑为重要枢纽，内、外环境的刺激对下丘脑神经内分泌细胞都可能产生影响。在激素分泌的调节中，神经活动起着至关重要的作用，如应激状态下交感神经活动增强，肾上腺分泌的儿茶酚胺类激素增加，促进机体释放能量从而适应活动的需求，而在夜间睡眠时，迷走神经促进胰岛细胞分泌胰岛素，帮助机体蓄积能量。

（二）下丘脑-垂体内分泌轴

下丘脑-垂体是内分泌系统的调控中枢，包括下丘脑-腺垂体和下丘脑-神经垂体两部分。

1. 下丘脑-腺垂体

下丘脑可产生多种激素调节腺垂体分泌，两者通过血管网络相连。腺垂体分泌的激素主要有7种：生长激素、催乳素、促黑激素、促甲状腺激素、促肾上腺皮质激素、卵泡刺激素、黄体生成素。其中生长激素含量最多，婴幼儿及儿童期血中浓度高于成人，主要作用是促进代谢和生长发育，若分泌不足则患儿身材矮小、停止生长，称侏儒症，若分泌过多则引起巨人症，生长激素对物质代谢特别是肝外组织的蛋白质合成也具有重要作用。催乳素的作用除了促进乳腺、性腺发育外，还参与调节应激反应和免疫。促黑激素的作用除了加深皮肤和毛发颜色外，还参与调节生长激素、胰岛素等的分泌。促甲状腺激素、促肾上腺皮质激素、卵泡刺激素、黄体生成素这四种统称为促激素，分别作用于对应的靶器官，再通过靶器官分泌的激素调节细胞和组织活动。

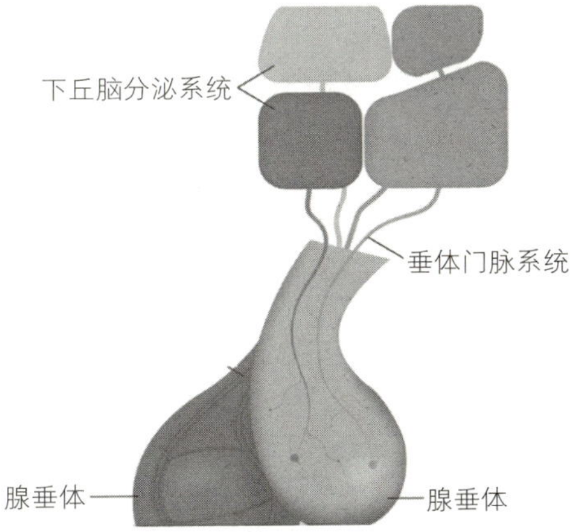

图7-19　下丘脑-垂体轴

2. 下丘脑-神经垂体

神经垂体本身不能合成激素，下丘脑分泌的血管升压素和缩宫素被转运至神经垂体末梢储存，机体需要时再释放入血。血管升压素，即抗利尿激素，正常生理情况下血中浓度很低，主要作用有抗利尿、收缩内脏血管、升高血压、增强记忆、调制疼痛等。缩宫素主要在分娩时刺激子宫收缩、在哺乳期促进乳汁排出，还对神经内分泌、学习记忆、调节体温等有一定影响。

（三）甲状腺内分泌

甲状腺是人体最大的内分泌腺，能合成并释放甲状腺激素。合成甲状腺激素需要的碘大部分来源于食物，少量来源于饮水和空气。甲状腺激素的分泌受下丘脑-腺垂体-甲状腺轴调节，是维持机体功能的基础激素。甲状腺激素的作用主要有：①促进生长发育，甲状腺激素是维持生长发育的重要激素，在胎儿和新生儿时期促进脑发育，在婴幼儿时期与生长激素共同调控生长发育，促进牙齿和骨骼生长。婴幼儿甲状腺功能减退表现为智力迟钝、身材矮小，称呆小症，且通常不可逆转。②调节新陈代谢，甲状腺激素可增强能量代谢，还可促进蛋白质、糖、脂肪的合成和分解。③影响器官系统功能，甲状腺激素是维持机体基础活动的重要激素，几乎影响所有器官的代谢和耗氧。

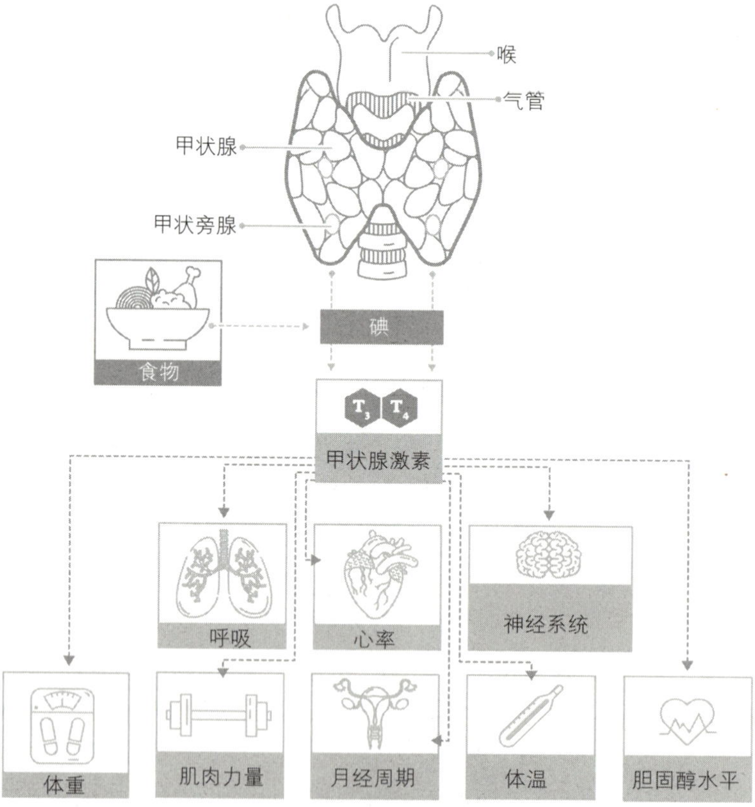

图7-20 甲状腺内分泌

（四）肾上腺内分泌

肾上腺皮质可分泌皮质激素和性激素，皮质激素分为调节体内水盐代谢的盐皮质激素和调节糖、脂肪代谢的糖皮质激素，性激素则主要影响生殖器官及第二性征。髓质可分泌肾上腺素和去甲肾上腺素，增强心肌和小动脉的收缩力，维持血压稳定，还可调节内脏平滑肌活动。

(五)其他内分泌

1. 松果体

松果体合成的激素中最具代表性的是褪黑素，松果体与视网膜之间的神经通路受光照刺激可使其分泌褪黑素，保证人体的生物节律与自然环境的昼夜和季节节律同步化。褪黑素的生理作用广泛，节律性表现为生物钟的调整，如“倒时差”则是褪黑素的作用；在神经系统中主要有催眠、镇静、镇痛、抗抑郁等作用；在生殖系统中作用与性激素呈负相关，若婴幼儿发生松果体病变导致分泌不足时可能出现性早熟或生殖器官过度发育，若分泌过多则导致青春期延迟。此外，褪黑素还可影响心血管、肺、胃肠、肾等功能，还可清除自由基、抗氧化。

2. 胸腺

胸腺分泌的胸腺素和胸腺生成素具有激素作用，具有免疫调节功能，保护机体自身稳定。

3. 胰岛

胰岛在胰腺中散在分布，仅占总体积的1%，有五种功能不同的细胞：约75%的B细胞分泌胰岛素，约20%的A细胞分泌胰高血糖素，约5%的D细胞分泌生长抑素，极少量的D_1细胞分泌血管活性肠肽和F细胞则分泌胰多肽。胰岛素全面促进物质合成代谢并与其他激素共同维持物质代谢水平的稳定，表现为降血糖、促进脂肪合成和储存、促进蛋白质合成并抑制其分解，还可参与摄食平衡的调节，进入中枢神经系统引起饱感，兴奋交感神经系统从而增加耗能和提高代谢率。胰高血糖素和生长抑素对B细胞起抑制作用，减少胰岛素的分泌，促进葡萄糖的生成而升高血糖，升高的血糖又进一步引起胰岛素的释放，达到动态平衡。

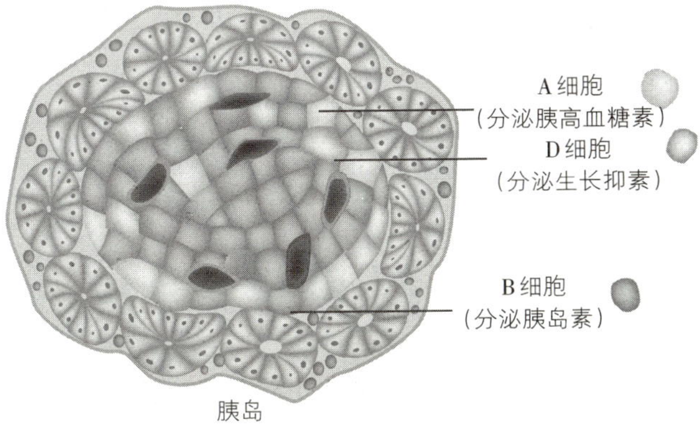

图7-21　胰岛内分泌

操作流程

（1）讨论不同性别婴幼儿下丘脑-腺垂体的生殖及内分泌功能特点。

（2）面对女宝宝提问“我为什么不能站着尿尿？”和男宝宝“玩弄生殖器”的现象进行科学正确的引导，促进性别意识萌芽。托育人员和家长可以通过绘本、图片或视频等方式，对宝宝进行科学的性启蒙教育和引导。

（3）性别启蒙教育的同时对宝宝进行保护隐私教育，从衣服、玩具、生活起居等方面告诉宝宝男女有别，在异性面前必须保护好自己，公共场合要去不一样的卫生间，不准他人触碰隐私部位，不在他人面前裸露。

任务评价

教学评价：

主题	内容	优秀	良好	一般	较差	很差
学习态度	能准时参加全部课程，按时提交作业，及时查阅教师上传的学习材料	5	4	3	2	1
专业知识	掌握婴幼儿生殖及内分泌系统的功能特点及其与成人的区别	5	4	3	2	1
研讨精神	积极参与讨论，对其他人的发言能提出合理的分析和见解	5	4	3	2	1
团队协作	能很好地融入课堂小组讨论，共同推进学习进程	5	4	3	2	1
沟通交流	能够清晰准确地表达自己的观点，与他人交流时态度语气恰当	5	4	3	2	1
人文素养	能够关注医学人文知识，有意识地树立职业精神	5	4	3	2	1
信息素养	会检索常见的医学专业文献数据库，主动阅读医学文献	5	4	3	2	1
实践应用	能准确描述男性、女性婴幼儿生殖系统的主性器官及其主要功能，能准确描述内分泌系统主要激素的作用	5	4	3	2	1
自我小结						

企业评价：

评价维度	评价项目	评价内容	评价标准	学习反思与小结
科学护理	发展支持	科学的日常照护能力	能否为不同性别的宝宝提供合适的、科学的私密部位的护理	
与家长沟通	沟通的能力	家庭教育指导能力	能否与家长有效沟通、科学指导家长对宝宝进行适时、适宜的性启蒙教育	

任务三

婴幼儿生殖及内分泌系统常见疾病

任务描述

婴幼儿生殖系统、内分泌系统常见疾病的症状一般会通过婴幼儿日常的一些异常行为体现出来，掌握婴幼儿生殖系统、内分泌系统常见疾病的症状会为日后的具体工作打下良好基础。因此，这部分内容的学习需要以小组为单位，研讨相关常见疾病症状与行为表现的关系，这样有助于理解婴幼儿异常行为的起因与心理需求，从而为其身心健康成长提供科学支持。

(1)小组讨论：导致男婴幼儿隐睾发生的主要原因。

(2)举例说明：给5个月大的男宝宝洗澡的时候发现阴囊空瘪应怀疑什么疾病并如何处理。

任务分析

在常见疾病诸如"隐睾"的症状和成因分析的基础上，进一步寻找科学处理和护理方式，并指导家长做好配合工作，实现家园共育的育人效果。

任务准备

材料准备：婴幼儿生殖系统、内分泌系统常见疾病症状的图片或视频。

学习支持

一、生殖系统常见疾病

婴幼儿生殖系统处于生长发育阶段，根据其生长发育特点对不同性别婴幼儿的生殖系统常见疾病作以下概述。

(一)两性畸形

两性畸形是婴幼儿常见的生殖系统畸形，指胚胎发育过程中受多种因素干扰导致生殖器官发育畸形，同时具有男女两性特征，按性腺的不同分为真两性畸形和假两性畸形，发生率为0.18%~1.7%。性染色体(女性XX，男性XY)决定着卵巢和睾丸的分化，正常情况下胚胎第8~12周末可根据外生殖器生长情况分辨性别。

1. 真两性畸形

当性染色体畸变或影响性别分化的基因发生突变时则导致真两性畸形，这种疾病较少见。由于患儿体内同时存在睾丸和卵巢，所以外生殖器有从男到女的各种表现，一旦发现异常需及时就医。

2. 女性假两性畸形

患儿的性染色体核型和内生殖器官均为女性，但雄激素过多，所以外生殖器表现为不同程度的男性化，从阴蒂增大到完全男性化均有可能发生。主要原因有两种：①先天性肾上腺皮质增生，因肾上腺增生而过多地分泌雄激素，导致女婴幼儿外生殖器男性化，可以通过补充糖皮质激素及手术来治疗，且性成熟后具有生育能力；②母体雄激素增多，孕妇妊娠期间患有卵巢黄体瘤或肾上腺皮质肿瘤，或孕早期接受雄激素类药物治疗，以上两种情况均使过多的雄激素通过胎盘，从而导致女胎男性化，但此类型异常罕见。

3. 男性假两性畸形

患儿性染色体核型正常，具有睾丸，外生殖器表现为不同程度的女性化。主要有3种情况：①外生殖器完全为男性，原因是男胎相应激素缺乏导致副中肾管没有退化，从而发育成幼稚的子宫和输卵管，这种情况下胎睾分泌睾酮正常，因此患儿具有全套的正常男性内外生殖器，但有幼稚发育的女性内生殖器即子宫和输卵管。②外生殖器模棱两可，原因是睾酮的合成和作用障碍，胎睾在合成睾酮时缺乏一种酶导致其合成障碍，或与睾酮结合的受体不足导致其不能发挥作用。这种情况内生殖器通常为男性，而且无女性内生殖器存在，患儿表现为外生殖器介于正常男性和正常女性之间。③外生殖器完全为女性，此种情况最常见，患儿有睾丸，但是与睾酮结合的受体缺乏，使生殖器官对睾酮完全不起作用，导致外生殖器表现为女性，但无子宫和子宫附件。

两性畸形患儿通常伴随心理障碍，需要家长及托育机构的支持和帮助，关注孩子的身心健康，必要时需心理咨询。

（二）隐睾

隐睾是婴幼儿时期男性生殖系统常见疾病，又称睾丸未降或睾丸下降不全，指睾丸没有从腹膜后下降至阴囊。胚胎初期睾丸位于腹膜后肾的下方，阴囊是下腹壁向外凸起而形成的，胚胎第7个月时睾丸引带是肿胀的，位于腹股沟和阴囊之间，随着睾丸的发育，引带逐渐退变、收缩，睾丸沿着引带扩张过的腹股沟管经内环出外环最后下降至阴囊的过程均在出生前完成。隐睾包括真性隐睾和睾丸下降异常，下降异常也称异位。真性隐睾的睾丸位于正常下降途径上，下降异常是指睾丸已经完成腹膜后到腹股沟管的下降过程，但未能降至阴囊内，通常在腹股沟外的皮下筋膜深部。出生体重低于900 g的早产儿隐睾发生率为100%，足月新生儿约为4%，1岁婴儿约为1%，成人约为0.7%。主要原因有以下2种：①内分泌失调，主要包括睾丸分化异常、睾酮等激素分泌不足；②物理因素，睾丸下降主要靠引带的牵引作用，若此过程中引带异常或沿引带的其他分支下降，则发生睾丸异位，此外，腹内压不足和解剖障碍也有可能导致隐睾。

隐睾的睾丸通常体积小、质地软，并且有不同程度的发育不良，在幼儿2岁起就有明显的生殖细胞发育障碍，组织学变化主要表现为曲细精管变小、精原细胞减少、支持细胞减少，且随着年龄增大，病理改变越明显。隐睾的位置越高，病理损害也越严重。因此，隐睾一经明确诊断后应尽早治疗，如果6月龄的婴儿睾丸仍未下降，其自行下降的机会很低，1岁以内可采用激素治疗，激素治疗无效或者就诊时超过1岁应采取手术治疗，隐睾的治疗必须在2岁以内完成。

（三）小阴唇粘连

小阴唇粘连是婴幼儿时期女性生殖系统常见疾病，家长常因发现女宝宝外阴异常或排尿的尿线异常而就诊，表现为两侧小阴唇内侧粘连，仅阴蒂下方有一小孔可使尿液排出。主要原因为先天性阴唇皱襞和尿生殖窦发育异常，还有可能为出生后外阴感染或缺乏雌激素导致。治疗方法较为简单，消毒后轻轻分开两侧粘连即可，涂抹油脂以免再次粘连。复发率约为10%，此时应检查血中雌二醇水平，若偏低则局部涂抹含有雌激素的霜剂或油膏以促进表皮增生。

二、内分泌系统常见疾病

婴幼儿处于不断生长发育的阶段，内分泌系统仍在不断发育，因此内分泌疾病种类与成人不同，疾病一旦确诊，往往需长期甚至终身治疗。以下介绍婴幼儿内分泌系统常见疾病。

（一）生长激素缺乏症

生长激素缺乏症是由于垂体前叶合成和分泌的生长激素缺乏导致的，表现为生长发育障碍，又称侏儒症或矮小症。患儿出生时身长、体重均正常，通常在1岁以后生长速度减慢，身高落后于同龄、同性别婴幼儿为显著，表现为匀称性身材矮小，头圆、脸圆、皮肤细腻、头发纤细，牙齿萌出延迟，智能正常。根据病因主要分为以下3类：①原发性，患儿下丘脑、垂体通常无明显病灶，但因神经递质-神经激素途径的功能缺陷导致下丘脑-垂体功能障碍，从而引起生长激素分泌功能不足，也有极少部分是因生长激素基因缺陷导致的遗传病；②继发性，多继发于器质性病变，如颅内肿瘤、头颅创伤、感染、细胞浸润、放射性损伤等，我国主要原因是产伤；③暂时性，多见于青春期，多与社会心理性生长抑制、原发性甲状腺功能减退造成的生长激素暂时性分泌功能低下有关，消除外界不良因素或治疗原发疾病后即恢复正常。为保证能够及时补充生长激素，定期儿童保健的同时若发现宝宝身长体重生长缓慢，还需及时到儿童内分泌专科门诊就诊。

（二）先天性甲状腺功能减退症

先天性甲状腺功能减退症简称甲减，是由于甲状腺激素合成不足导致的，主要表现为智能落后、生长发育迟缓、生理功能低下，故又称呆小症。根据病因的不同可分为2类：①散发性，最主要原因是甲状腺不发育、发育不全或异位，多见于女孩，造成甲状腺发育的原因尚不明确，可能与遗传或免疫有关。次要原因为甲状腺激素合成障碍，往往为常染色体隐性遗传病，由于甲状腺激素合成和分泌过程中酶的缺陷导致的。少数由于下丘脑–垂体功能障碍导致促甲状腺激素分泌不足导致，而因甲状腺受体缺陷导致的先天性甲减最罕见。②地方性，多见于山区，因水、土和食物中碘缺乏导致，目前因我国广泛应用碘化食盐而发病率明显下降，地方性先天性甲减多因孕妇饮食中碘缺乏，胎儿在胚胎时期因碘缺乏而导致先天性甲状腺功能低下。甲状腺激素除了促进生长发育和能量代谢外，还对神经系统的发育尤其重要，若胎儿和婴幼儿时期甲状腺激素不足，则不可逆转地影响脑的发育和成熟，因此我国将本病列入新生儿筛查的疾病中，确诊后应立即正规治疗，避免损害脑的发育，若出生后3个月内开始治疗，智力大多数可达到正常，若6个月后才开始治疗，生长状况可以得到改善，但智力会受到严重损害。

（三）中枢性尿崩症

中枢性尿崩症是由于抗利尿激素分泌或释放不足引起的，可发生于任何年龄，主要表现为烦渴、多饮、多尿，婴幼儿表现为哭闹不安、不肯吃奶，喂水后安静，若喂水不足可能会发生便秘、脱水甚至休克，严重时导致脑损伤及智力缺陷。根据病因可分为3类：①特发性，多为散发，因下丘脑的部分神经元发育不全或退行性病变所致，部分与自身免疫有关。②继发性，继发于颅内肿瘤，如颅咽管瘤、松果体瘤、视神经胶质瘤，这些肿瘤的共同特点是损害下丘脑和垂体，从而导致尿崩。其次可继发于颅脑外伤、颅内感染、朗格汉斯细胞组织细胞增生症等。③遗传性，由基因突变导致，极少发生，为常染色体遗传病。治疗以病因治疗为主，若发生脱水或高钠血症时应及时治疗，以免发生脑水肿。

操作流程

（1）描述男婴幼儿隐睾的症状表现及原因。

（2）模拟与家长沟通场景，及时给出指导建议。

任务评价

教学评价：

主题	内容	优秀	良好	一般	较差	很差
学习态度	能准时参加全部课程，按时提交作业，及时查阅教师上传的学习材料	5	4	3	2	1
专业知识	掌握婴幼儿生殖及内分泌系统常见病基本临床表现及病因	5	4	3	2	1
研讨精神	积极参与讨论，对其他人的发言能提出合理的分析和见解	5	4	3	2	1
团队协作	能很好地融入课堂小组讨论，共同推进学习进程	5	4	3	2	1
沟通交流	能够清晰准确地表达自己的观点，与他人交流时态度语气恰当	5	4	3	2	1
人文素养	能够关注医学人文知识，有意识地树立职业精神	5	4	3	2	1
信息素养	会检索常见的医学专业文献数据库，主动阅读医学文献	5	4	3	2	1
实践应用	能准确描述男性、女性婴幼儿生殖及内分泌系统常见病主要表现及初步识别	5	4	3	2	1
自我小结						

企业评价：

评价维度	评价项目	评价内容	评价标准	学习反思与小结
判断与识别	行为观察	婴幼儿生殖及内分泌系统常见疾病症状的观察能力	能否通过日常行为观察及时并准确识别婴幼儿生殖及内分泌系统常见疾病外在表现	
科学护理	发展支持	及时发现问题并科学处理	能否对婴幼儿生殖及内分泌系统常见疾病的康复进行日常科学护理	
与家长沟通	沟通的能力	婴幼儿生殖及内分泌系统常见疾病症状的描述	能否清晰、准确描述婴幼儿生殖及内分泌系统常见疾病症状	
		家庭教育指导能力	能否通过观察到的现状准确地描述给家长，指导家长科学应对	

项目小结

本项目首先详细介绍了生殖及内分泌系统的基本组成，在生殖及内分泌系统的组成基础上描述了婴幼儿该系统的生长发育特点，并阐述了婴幼儿与成人生殖及内分泌系统之间的区别，最后简要概述了生殖及内分泌系统的常见疾病。同学们在学习时主要理解生殖及内分泌系统的基本组成，掌握生殖及内分泌系统的特点，了解生殖及内分泌系统常见疾病，同时在理论知识基础上探索三个任务之间的联系。

思考练习

答案

1.生殖系统由哪些器官组成？

2.（判断题）下丘脑-垂体-性腺轴在婴幼儿时期处于抑制状态。（　　）

3.婴幼儿时期较成人相对发达的内分泌器官有哪些？（　　）

A.下丘脑、垂体　　B.松果体、垂体

C.松果体、胸腺　　D.肾上腺、胸腺　　E.松果体、肾上腺

4.甲状腺作为人体最大的内分泌腺，其分泌的甲状腺激素主要有哪些生理作用？

5.隐睾的治疗必须在几岁内完成？（　　）

A.1岁　　B.2岁　　C.3岁　　D.4岁　　E.5岁

实践实训

请结合本项目所学的相应理论知识，设计一个能体现出科学的性教育理念和符合婴幼儿年龄特征的婴幼儿性启蒙教育方案。

推荐阅读

[1]徐晓阳，吴宗辉．性健康有问必答[M]．重庆：西南师范大学出版社，2018.

[2]朱大年，王庭槐．生理学．[M]．第8版．北京：人民卫生出版社，2013.

（编写：徐晓阳，张艳博，韩林东，连伟利，涂腾）

项目八

免疫系统

项目目标

1. 了解婴幼儿常见免疫相关疾病。

2. 理解婴幼儿免疫应答的种类及特点。

3. 掌握婴幼儿免疫系统的组成与功能。

4. 能根据婴幼儿免疫系统的发育情况在照护过程中给予相应的预防措施。

5. 培养学生善于观察婴幼儿相应行为及症状，学会思考、分析行为以及症状的成因，与家长有效沟通和解决问题的能力。

学习重难点

学习重点：

1. 免疫系统的组成及功能。

2. 免疫应答的种类和特点。

学习难点：

各型超敏反应的识别与防治原则。

思维导图

- 免疫系统
  - 婴幼儿免疫系统的组成
    - 免疫的概念
    - 免疫系统的组成
  - 婴幼儿免疫系统的功能特点
    - 免疫系统的功能
    - 免疫系统的功能特点
    - 免疫应答的种类及特点
    - 婴幼儿免疫系统的特点及与成人区别
  - 婴幼儿免疫系统常见疾病与免疫接种
    - 传染性疾病的免疫反应
    - 超敏反应
    - 免疫缺陷病
    - 自身免疫病
    - 免疫接种
    - 疫苗的接种

任务一
婴幼儿免疫系统的组成

任务描述

免疫系统是机体执行免疫应答及免疫功能的重要系统，是防御病原体入侵最有效的武器，它能发现并清除异物、外来病原微生物等引起内环境波动的因素。

（1）小组讨论：婴幼儿免疫系统的组成有哪些？

（2）举例说明：抗体是如何产生的？抗体的功能是什么？

任务分析

免疫系统主要由免疫器官和组织、免疫细胞以及免疫分子组成。不同的免疫器官（如骨髓）产生相应的免疫细胞（如B细胞）。而一些免疫细胞（如B细胞）在一定的条件下（如抗原刺激）又可以产生相应的免疫分子（如抗体）。这些物质一起构成了机体防御外来抗原的保护性反应。抗体即为机体防御外来抗原时产生的主要保护性免疫分子之一，是在抗原的刺激下由B淋巴细胞产生的一组免疫分子。抗体通过与相应的抗原结合来发挥清除相应病原体的功能，其作用具有特异性，即一种抗体只对其相应的抗原产生保护性反应。因抗原主要存在于一些病原体的表面，而不同的病原体表面通常具有不同的抗原，故婴幼儿的免疫系统是在与不同的病原微生物的接触过程中逐渐完善的。

任务准备

准备人体免疫器官和组织分布图、各种免疫细胞的图片。

案例材料

学习支持

（一）免疫的概念

免疫就是人体的免疫系统识别抗原（细菌、病毒、衰老的自身细胞及突变的异常体细胞等）或危险信号后从有感染状态转为不受感染的过程，即人体对疾病有了抵抗力，是机体的一种保护性反应。人们具有的防御感染的能力即免疫力或免疫功能。

其中的抗原是指进入机体后能诱发免疫应答的物质。抗原具有两种特性：一为免疫原性，即能诱发机体产生免疫应答的能力（如诱发机体抗体的产生）；另一为免疫反应性，即与免疫应答的物质特异性结合的能力（如和抗体的结合）。

(二)免疫系统的组成

免疫系统包括免疫器官和组织、免疫细胞以及免疫分子。

表9-1 免疫系统的组成

免疫器官和组织		免疫细胞		免疫分子	
中枢	外周	参与固有免疫	参与适应性免疫	膜型分子	分泌型分子
胸腺	脾脏	吞噬细胞	T细胞	TCR	免疫球蛋白（即抗体）
骨髓	淋巴结	树突状细胞	B细胞	BCR	补体
	黏膜相关淋巴组织	NK细胞		CD分子	细胞因子
	皮肤相关淋巴组织	NKT细胞		黏附分子	
		其他（嗜酸性和嗜碱性粒细胞）		MHC分子	
				细胞因子受体	

1. 免疫器官和组织

免疫器官，又称淋巴器官，按其功能可分为中枢免疫器官和外周免疫器官。

表9-2 免疫器官的基本信息

免疫器官		位置	功能	发育不全/缺如
中枢免疫器官	骨髓	骨松质的隙及长骨的骨髓腔内	1. 各类血细胞和免疫细胞生成的场所 2. B细胞和NK细胞分化的场所 3. 体液免疫应答发生的场所	造血功能和免疫功能受损
	胸腺	胸骨后面	1. T细胞成熟的场所 2. 免疫调节作用 3. 免疫耐受的建立与维持	T细胞缺乏和细胞免疫功能缺陷 自身免疫性疾病
外周免疫器官	淋巴结	广泛分布于全身非黏膜部位的淋巴通道汇集处	1. T细胞和B细胞定居的场所 2. 对引流淋巴液而来的抗原产生免疫应答的场所 3. 参与淋巴细胞再循环 4. 过滤作用	
	脾	腹腔的左上方，左季肋区胃底与膈之间	1. T细胞和B细胞定居的场所 2. 对血源性抗原产生免疫应答的场所 3. 合成生物活性物质 4. 过滤作用	
	黏膜相关淋巴组织	呼吸道、泌尿生殖道及胃肠道黏膜固有层	1. 黏膜局部免疫应答 2. 产生分泌型IgA	

(1)中枢免疫器官。中枢免疫器官是免疫细胞生成、分化、发育和成熟的场所。

骨髓是各类血细胞(红细胞、血小板、免疫细胞等)的起源地,是人类B细胞发育成熟的场所,也是发生再次体液免疫反应和抗体生成的主要器官,是血液中抗体的主要来源。骨髓位于骨松质的间隙及长骨的骨髓腔中,分为红骨髓和黄骨髓。红骨髓具有活跃的造血功能。因此,当骨髓功能缺陷或受损时,会影响机体的造血功能和免疫功能。

胸腺是T细胞分化、发育和成熟的地方。

(2)外周免疫器官和组织。外周免疫器官是成熟的T细胞和B细胞定居及对外来抗原发生免疫应答的主要场所,主要包括淋巴结、脾和黏膜相关淋巴组织。

淋巴结:主要分布在身体浅表部位的凹陷处(颈部、腋窝、腹股沟等)及内脏器官门附近(肺门淋巴结等),广泛存在于非黏膜部位的淋巴通道汇集处。局部淋巴结的肿大通常意味着相应引流部位的器官或组织出现了炎症或病变。

脾:是胚胎时期的造血器官,骨髓造血后,其为人体最大的免疫器官,它不与淋巴管道相连。

黏膜相关淋巴组织:主要包括呼吸道、胃肠道及泌尿生殖道及扁桃体、阑尾等处的淋巴组织。人体有近一半的淋巴组织是分布在黏膜系统的,其为抵抗病原体等抗原入侵的主要途径。主要由肠相关淋巴组织(抵御肠道病原体等抗原的入侵)、鼻相关淋巴组织(抵御空气来源的病原体等抗原的入侵)及支气管相关淋巴组织等组成。

2. 免疫分子

(1)抗体。抗体是在抗原的刺激下,由B淋巴细胞分化的浆细胞产生的、能与相应抗原特异性结合的免疫球蛋白,主要存在于血清、体液及黏膜分泌物中,是机体体液免疫的主要物质。球蛋白可分为甲$_1$、甲$_2$、乙$_1$、乙$_2$及丙种球蛋白五种,丙种球蛋白即为免疫球蛋白。故一切抗体都是球蛋白,但血清中的球蛋白不一定是抗体。按抗体化学结构的不同可分为IgG、IgM、IgA、IgD和IgE。

IgG是人体血清中含量最高的抗体(占血清总抗体的75%~80%),是再次免疫应答的主要抗体,也是唯一一个可以通过胎盘的抗体。由于IgG的半衰期约为23天,其在新生儿抗感染中有重要作用。

IgM占血清总抗体的5%~10%,存在于血清中的IgM不能通过血管壁,是个体最早合成和分泌的抗体。在胎儿晚期即可检测到,故脐带血中特异性IgM增高意味着胎儿可能有宫内感染。IgM也是初次免疫应答最早出现的抗体,故血清中IgM增高,提示新近感染。

IgA 占血清总抗体的 10%~15%，有血清型和分泌型两类。血清型为单体，分泌型为二聚体，可在胃肠道和支气管分泌液、初乳、泪液等中检测到，主要参与黏膜局部免疫。

IgD 约占血清中总抗体的 0.3%，可分为血清型和膜结合型，血清型的功能目前尚不清楚，膜型是 B 细胞分化成熟的标志，未成熟的 B 细胞表面只有膜型的 IgM，成熟的 B 细胞（也称初始 B 细胞）表面同时含有 IgM 和 IgD。

IgE 血清浓度极低，是正常人血清中含量最少的抗体。主要与机体的 Ⅰ 型超敏反应和抗寄生虫免疫有关。

因此，抗体的功能主要有：

抗体可结合病原体、中和毒素等，但不能清除病原体。

抗体与相应抗原结合后，会激活补体系统。

IgG、IgA 和 IgE 抗体可与中性粒细胞或巨噬细胞结合后促进细胞对病原体的吞噬作用，当相应抗体与杀伤细胞结合后介导杀伤细胞杀伤靶细胞以及介导 Ⅰ 型超敏反应（当 IgE 抗体与肥大细胞和嗜碱性粒细胞结合后发生 Ⅰ 型超敏反应）。

IgM 抗体可穿过胎盘使新生儿被动免疫（帮助新生儿抗感染），IgA 可分泌到黏膜部位起到局部抗感染作用。

抗体产生具有一定的规律。一般是按照先出现初次应答、接着是二次应答、之后是回忆反应的顺序进行。机体初次接触抗原后，需要经过一段的潜伏期才能检测出相应的抗体。此时产生抗体的特点为持续时间短、效价低且不稳定，且最先出现 IgM，当其效价下降后，IgG 才出现并升高，最后出现的是 IgA 抗体。当机体第二次接触同一种抗原后，因激活了记忆细胞，故抗体产生加快，先是血清中抗体的暂时性下降，之后迅速上升为初次免疫的数倍甚至数十倍，且此时的抗体多为在体内持续时间较长的 IgG 抗体。当机体抗体随时间下降或消失时，若又遇到了同一抗原，机体抗体的形成则更快，效价也更高。因此，在计划免疫（通常为接种死菌苗或类毒素）时为了保证免疫效果，通常需多次接种且第一针和第二针的接种时间有一定的间隔（如新冠疫苗需要连续接种三针即依据的是抗体产生特点）。

（2）补体系统。补体系统是指存在于人体血清、组织液及细胞膜表面的具有精密调控机制的蛋白质反应系统，是体内重要的免疫效应放大系统，参与固有免疫和适应性免疫。补体不具有抗体的功能，更类似于一个酶系统，在未活化前以无活性酶原形式存在，活化后才变成有活性的酶而发生连锁反应。

（3）细胞因子。细胞因子指免疫细胞及组织细胞分泌的在细胞间可发挥调控作用的一类可溶性多肽蛋白，其具有调节细胞的生长分化及调控免疫应答的作用。细胞因子的种类繁多，多达200余种，根据结构和功能的不同可分为以下六类：白细胞介素、集落刺激因子、干扰素、肿瘤坏死因子、生长因子和趋化因子。

细胞因子在免疫学中的功能主要为调控免疫细胞在中枢和外周免疫器官中的发育、分化和效能及调控机体的免疫应答（如抗感染、抗肿瘤及诱导细胞凋亡）。细胞因子还具有刺激造血、促进血管生成和组织修复的功能。

（4）人白细胞分化抗原与黏附因子。人白细胞分化抗原是表达于造血干细胞各个发育阶段的细胞膜表面的细胞表面分子，参与细胞间相互识别。因最初研究该抗原时是在白细胞中发现的，故取名为“白细胞分化抗原”。实则该抗原广泛分布于红细胞、血小板、神经内分泌细胞及血管内皮细胞中等。人白细胞分化抗原种类繁多，目前常用CD编号对其进行分类，如人类T细胞表面的CD4分子是人类免疫缺陷病毒（HIV，艾滋病的病原体）识别和感染人类T细胞的一种人白细胞分化抗原。

细胞黏附因子是介导细胞间或细胞与细胞外基质间相互作用的一类白细胞分化抗原。黏附因子主要作用有参与免疫细胞之间的相互作用和活化、参与炎症过程中白细胞和血管内皮细胞间的黏附作用。

3.免疫细胞

（1）B淋巴细胞。B淋巴细胞是由骨髓中的淋巴样干细胞分化发育而来，其在骨髓中经历了祖B细胞、前B细胞、未成熟B细胞及成熟B细胞几个发育阶段后离开骨髓到达外周免疫器官中定居，在外周免疫器官处接受外来抗原的刺激从而活化增殖为成熟的浆细胞及记忆细胞，从而合成并分泌抗体，参与机体的体液免疫应答反应。

因此，B淋巴细胞的功能主要有：产生抗体来介导体液免疫应答、作为专职的抗原提呈细胞对外来抗原进行摄取、加工和提呈（特别是可溶性抗原）及免疫调节功能（B细胞可产生多种细胞因子，参与调节T细胞、NK细胞及巨噬细胞等的功能）。

（2）T淋巴细胞。T淋巴细胞是由骨髓造血干细胞和淋巴样祖细胞进入胸腺后，在胸腺中分化发育成熟的。成熟的T细胞随血液进入外周免疫器官定居，并在此接受抗原刺激而发生细胞免疫应答。进入外周免疫器官中的尚未接受过抗原刺激的成熟T细胞被称为初始T细胞，初始T细胞在接触抗原后，分化为具有不同功能的效应T细胞亚群、调节性T细胞或记忆细胞。按照所处的活化阶段的不同，可将T细胞分为初始T细胞（存活期短、可参与淋巴再循环，接受抗原刺激后可活化为效应T细胞和记忆T细胞）、效应T细胞（存活期短、不参与淋巴再循环、行使免疫效应的细胞）和记忆T细胞（存活期长、可参与淋巴再循环、再次接受相同抗原刺激时可迅速活化为效应T细胞)。根据CD分子的不同可将T细胞分为$CD4^+T$细胞和$CD8^+T$细胞;其活化后分化为细胞毒T细胞而杀伤靶细胞。T淋巴细胞主要参与机体的细胞免疫反应。

操作流程

(1)对照免疫系统相关图片,认识各免疫器官及细胞。

(2)准确描述每个器官及细胞的功能。

(3)结合“任务准备”中“太过讲究”的案例材料,理解抗体的产生过程及主要功能。

(4)指导家长不要过分地给婴幼儿提供无菌的生活环境,帮助婴幼儿产生保护性的抗体。

任务评价

教学评价:

主题	内容	优秀	良好	一般	较差	很差
学习态度	能准时参加全部课程,按时提交作业,及时查阅教师上传的学习材料	5	4	3	2	1
专业知识	掌握婴幼儿免疫系统的组成	5	4	3	2	1
研讨精神	积极参与讨论,对其他人的发言能提出合理的分析和见解	5	4	3	2	1
团队协作	能很好地融入课堂小组讨论,共同推进学习进程	5	4	3	2	1
沟通交流	能够清晰准确地表达自己的观点,与他人交流时态度语气恰当	5	4	3	2	1
人文素养	能够关注医学人文知识,有意识地树立职业精神	5	4	3	2	1
信息素养	会检索常见的医学专业文献数据库,主动阅读医学文献	5	4	3	2	1
实践应用	能应用理论知识理解实际问题(如婴幼儿抗体IgA水平尚未达到成人水平,对呼吸道、胃肠道等疾病易感)	5	4	3	2	1
自我小结						

企业评价：

评价维度	评价项目	评价内容	评价标准	学习反思与小结
判断识别	行为观察	了解婴幼儿免疫系统的功能和意义	能否识别各免疫器官的组成及功能	
科学干预	发展支持	能否区分中枢免疫器官与外周免疫器官的分布	能够结合图表区分婴幼儿免疫系统的中枢免疫器官和外周免疫器官	
与家长沟通	沟通的能力	家庭教育指导能力	能否有效指导家长在家中对婴幼儿进行科学喂养，共同保护婴幼儿免疫系统	

任务二
婴幼儿免疫系统的功能特点

任务描述

由于婴幼儿免疫功能尚未发育完善，自我保护能力相对较弱，容易受到外界细菌与病毒的侵袭，导致各种传染性或感染性疾病的发生。

（1）小组讨论：婴幼儿免疫系统的功能有哪些？与成人有什么区别？

（2）举例说明：孩子经常生病是否需要进行提高免疫力的治疗？

任务分析

婴幼儿免疫系统的功能和成人一样，都具有免疫防御、免疫监视和免疫自身稳定的能力。但因婴幼儿的固有免疫应答能力在其5岁时才发育完成，且IgG和IgA抗体自身合成不足，再加上婴幼儿的免疫系统尚未有足够的时间得到锻炼（适时适量地接触一些病原体）；因此免疫功能相对较弱，主要表现为经常性的生病（如发烧等）。这种现象不必过于担心，因为在妈妈腹中时，通过胎盘会将含有免疫功能的IgG和IgA抗体输送给宝宝，它们可以在宝宝出生后留存6个月左右；而母乳中也含有一定量的IgA抗体；并且随着宝宝接触外来病原微生物的机会的增多（宝宝学会爬行、走路等），这些外源病原体会帮助宝宝逐渐建立起完善的免疫功能。

任务准备

准备免疫细胞与病原体斗争过程的科普视频。

案例材料

学习支持

一、免疫系统的功能

免疫系统的功能在机体内表现为免疫防御、免疫监视和免疫自身稳定三方面。免疫反应的结果在正常情况下对机体是有利的，在个别异常情况下，可能会对机体造成不良影响。

表9-3 免疫系统的功能

类型	抗原来源	正常	异常	
			过强	不足或缺如
免疫防御	外源性(病原微生物)	抗感染或防止其他抗原异物	超敏反应	免疫缺陷病
免疫监视	外源性\内源性	清除“非己”成分,如突变的细胞及衰老、凋亡的细胞	—	肿瘤发生或持续性病毒感染
免疫自身稳定	外源性\内源性	通过自身免疫耐受和免疫调节实现免疫系统内环境的稳定	自身免疫病或过敏性疾病	—

(一)免疫防御

防止外源性病原体的侵入及清除已入侵的病原体(病毒、细菌、真菌、寄生虫、支原体等)及其他有害物质(毒素、异物等)。如免疫系统发育不全,免疫功能低下或缺如,可发生免疫缺陷病。如免疫反应过强或持续时间过长,则在清除病原体的同时,也可引起自身的组织损伤或功能异常,发生超敏反应。

(二)免疫监视

识别和清除体内的非己成分,如衰老、凋亡或突变的细胞。免疫监视功能过低,则会出现持续性的病毒感染或肿瘤。

(三)免疫自身稳定

通过免疫耐受和免疫调节达到免疫系统内环境的稳定。正常情况下,免疫系统对自身的细胞组织是不产生免疫应答的,即免疫耐受。免疫耐受赋予了免疫系统识别和区分“自身”和“非己”成分的能力。如若平衡被打破,免疫调节功能紊乱,可能出现自身免疫病或过敏性疾病。

除上述功能外,免疫系统还可与神经和内分泌系统组成神经-内分泌-免疫网络,共同调节整个机体内环境的稳定。

二、免疫系统的功能特点

(一)免疫耐受

免疫耐受指机体免疫系统对特定抗原的“免疫无应答”状态(不对自身抗原产生免疫反应)。正常情况下,机体免疫系统需要保持自身稳定即需要对外来抗原产生适当的应答以清除抗原物质;也需要对自身抗原表现出无应答,以避免自身免疫病的发生。免疫耐受具有高度的特异性,即只对特定的抗原起反应;因此免疫耐受并不影响其适应性免疫应答能力。

免疫耐受的形成：无论是在胚胎发育期，还是出生后，T细胞和B细胞都可能形成对所接触抗原（自身或外源性抗原）的免疫耐受，通常情况下，胚胎期形成的免疫耐受相比于出生后形成的免疫耐受，其持续时间会更长，且不会轻易被打破。

（二）免疫调节

免疫调节指在免疫应答过程中免疫细胞（T细胞、B细胞等）、免疫分子（抗原、抗体、补体、细胞因子等）和机体多个系统（神经和内分泌系统等）之间形成相互作用和制约的网络，一起维持机体内环境的稳定。若免疫调节功能异常，对非己成分不能产生免疫应答，则易发生感染或死亡；若对自身成分反应过激，则易发生自身免疫病。

三、免疫应答的种类及特点

（一）固有免疫及介导的免疫应答

固有免疫系统主要由组织屏障、固有免疫细胞和分子组成，是生物体长期进化过程中形成的天然免疫体系。

人体的组织屏障主要由皮肤黏膜屏障（物理、化学和微生物屏障是机体阻挡和抵抗外来病原体入侵的第一道防线）和体内屏障（当病原体侵入机体血液循环时，体内的血脑和胎盘屏障可有效阻止病原体进入神经系统和胎儿体内）两种构成。

固有免疫细胞主要包括单核/巨噬细胞、中性粒细胞、树突状细胞、NK细胞、NTK细胞、B1细胞、肥大细胞、嗜碱性粒细胞和嗜酸性粒细胞等。而固有免疫分子包括补体系统、细胞因子及其他抗菌物质（抗菌肽、溶菌酶等）。

固有免疫应答指固有免疫细胞和分子识别病原体或其产物或体内衰老细胞或突变的细胞等抗原后，被活化并可有效吞噬、杀伤、清除病原体或体内"非已"成分；产生非特异性免疫防御、监视和自身稳定的作用的过程，也称非特异性免疫应答。

固有免疫具有如下特点：

固有免疫细胞其识别病原体等的特异性差。

固有免疫通过趋化募集的方式（即"集中优势兵力的方式"；调遣其他地方的固有免疫细胞的方式）迅速发生免疫应答；而不是通过克隆（复制）、分化为效应细胞（如浆细胞、效应T细胞）的方式发挥作用。

固有免疫细胞参与适应性免疫应答并通过分泌细胞因子的方式影响适应性免疫应答的类型。

固有免疫细胞寿命较短，也不产生记忆效应细胞，故其持续时间短，也不发生再次应答。

（二）T淋巴细胞介导的适应性免疫应答

T淋巴细胞介导的适应性免疫应答的主要过程为胸腺中发育成熟的初始T细胞识别抗原，在其他因素辅助下，活化并分化成效应T细胞，行使其抗原清除功能，此过程也称为细胞免疫应答。

（三）B淋巴细胞介导的适应性免疫应答

B淋巴细胞介导的适应性免疫应答指抗原进入机体后诱导机体相应的特异性B细胞活化、增值并分化为浆细胞后产生特异性的抗体发挥免疫效应，因抗体主要存在于体液中，故也称体液免疫。

体液免疫应答具有如下规律和特点：抗原初次进入机体引发初次应答；若初次应答产生的记忆细胞再次接触相同的抗原后会产生迅速、高效、持久的应答，为再次应答。初次应答产生的抗体少、亲和力低，其产生过程顺序如下：潜伏期（接触刺激到血清特异性抗体能够被检测到的时期）、对数期（血清特异性抗体呈指数增长期）、平台期（血清相应抗体维持在稳定的相对较高水平的时期）和下降期（因抗体被降解或以抗原抗体复合物形式被清除后血清相应抗体降低的时期）。再次应答发生在机体再次接触相同抗原后，相较于初次应答，具有潜伏期短、快速到达平台期且平台更高、抗体维持时间长、诱发需要的抗原剂量更小且产生的抗体亲和力更高，为IgG而非IgM。体液免疫的主要效应分子为抗体，其可通过中和作用、激活补体、调理作用和阻止局部黏膜入侵等方式清除非己成分。

正常情况下，固有免疫应答和适应性免疫应答（T细胞和B细胞介导）相互依存和配合来帮助机体实现免疫防御、免疫监视和免疫自身稳定的状态，产生保护机体的免疫反应。

表9-4　固有免疫应答和适应性免疫应答的区别

类型	固有免疫	适应性免疫
参与细胞	皮肤黏膜上皮细胞、吞噬细胞、树突状细胞、NK细胞等	T细胞和B细胞
效应分子	补体、细胞因子、抗菌蛋白、穿孔素等	特异性抗体、细胞因子、穿孔素、颗粒酶等
作用时相	即刻~96小时	96小时之后
识别特点	直接识别（无特异性）	需要其他细胞提呈（特异性强）
作用特点	通过募集方式迅速产生免疫应答，不产生记忆效应细胞，不发生再次应答	通过克隆和分化产生效应细胞来发挥作用，具有免疫记忆能力，可发生再次应答
维持时长	较短	较长

四、婴幼儿免疫系统的特点及与成人的区别

新生儿或婴儿B1细胞（参与固有免疫应答的免疫细胞）发育不成熟，人体的B1细胞在5岁时才发育完成（即固有免疫反应的发育在婴幼儿期尚未达到成人水平），故对多糖类抗原不应答，如肺炎菌荚膜多糖、聚合鞭毛素、沙门菌多聚鞭毛等，因此婴幼儿极易发生由该类病原体引起的细菌感染（肺炎、腹泻等疾病）。且其IgG抗体是在新生儿出生三个月后才开始合成的，3到5岁时其合成量才与成人相当，由于IgG是血清中占比最高的抗体（约占血清中总抗体的75%~80%），其亲和力高且分布广泛，是机体再次免疫应答的主要抗体，因此婴幼儿时期其抗感染能力较弱，对多种传染性/感染性疾病易感。由于IgA抗体是唯一一个可分泌到黏膜部位的抗体，其在局部抗感染中发挥重要作用，虽然新生儿可从母乳中获得分泌型的IgA，但因其自身IgA合成不足，极易发生呼吸道、胃肠道感染。

操作流程

（1）准确描述婴幼儿免疫系统的功能及其与成人间的差别。

（2）结合“任务准备”中“父母强烈要求医生给宝宝使用增强免疫力的药物”的案例材料，理解婴幼儿免疫功能低是暂时的生理现象，会随着接触病原体机会的逐渐增多而发育至成人水平。

（3）指导家长不必过分地担忧婴幼儿出现的经常性生病的问题或采取不当的方式（进行提高免疫力的治疗等方式）帮助婴幼儿“提高免疫力”。

任务评价

教学评价：

主题	内容	优秀	良好	一般	较差	很差
学习态度	能准时参加全部课程，按时提交作业，及时查阅教师上传的学习材料	5	4	3	2	1
专业知识	掌握婴幼儿免疫应答的种类以及免疫系统的功能及功能特点	5	4	3	2	1
研讨精神	积极参与讨论，对其他人的发言能提出合理的分析和见解	5	4	3	2	1
团队协作	能很好地融入课堂小组讨论，共同推进学习进程	5	4	3	2	1
沟通交流	能够清晰准确地表达自己的观点，与他人交流时态度语气恰当	5	4	3	2	1

续表

主题	内容	优秀	良好	一般	较差	很差
人文素养	能够关注医学人文知识，有意识地树立职业精神	5	4	3	2	1
信息素养	会检索常见的医学专业文献数据库，主动阅读医学文献	5	4	3	2	1
实践应用	能将理论知识如对婴幼儿免疫系统特点的理解应用于婴幼儿照护过程	5	4	3	2	1
自我小结						

企业评价：

评价维度	评价项目	评价内容	评价标准	学习反思与小结
判断识别	行为观察	了解婴幼儿免疫系统的功能和意义	能否识别各免疫器官的组成及功能	
科学干预	发展支持	能否区分中枢免疫器官与外周免疫器官的分布	能够结合图表区分婴幼儿免疫系统的中枢免疫器官和外周免疫器官	
与家长沟通	沟通的能力	家庭教育指导能力	能否有效指导家长在家中对婴幼儿进行科学照护，共同保护婴幼儿免疫系统	

任务三

婴幼儿免疫系统常见疾病与免疫接种

任务描述

婴幼儿的免疫生理状况与成人明显不同，在婴幼儿身上发生的免疫相关疾病的种类虽与成人大致相同，但因婴幼儿自身的一些特点，与成人间仍有一些区别，尤其需要注意防治过敏原的问题。

（1）小组讨论：婴幼儿常见免疫相关疾病有哪几类？其防护原则有哪些？

（2）举例说明：湿疹宝宝有必要做过敏原检查吗？

任务分析

婴幼儿常见的免疫相关疾病的种类与成人一致，只是在好发疾病上有一些差别，主要有几大类：超敏反应、免疫缺陷病、传染性疾病及自身免疫病几种。其中在婴幼儿中发生率较高的主要为超敏反应，湿疹是最常见的超敏反应体征之一。我们知道防治过敏性疾病（超敏反应）最有效的方法是避免接触过敏原。但因婴幼儿的免疫功能发育仍不成熟，对常用的过敏检测方法接受性差（其皮肤较成人敏感），且对过敏原的反应也会不断变化（不稳定），准确性也较差。最重要的是目前尚无制定针对婴幼儿的过敏原剂量标准，安全性尚需确定。

任务准备

准备几类关于常见免疫相关疾病症状描述的卡片和几种写有免疫相关疾病名称的卡片。

案例材料

学习支持

免疫应答在正常情况下对机体是一种保护性的反应，但当其功能失调时，如对自身抗原的免疫耐受遭到破坏或免疫调节能力障碍，则会导致免疫相关疾病的发生；常见的有肿瘤（免疫监视功能障碍）、传染性疾病（免疫防御功能低下或发育尚未达到成熟水平）、超敏反应、免疫缺陷病、自身免疫性疾病等。

一、传染性疾病的免疫反应

（一）细菌性传染病

1.细菌性传染病的免疫

（1）以外毒素致病的细菌性传染病。某些细菌感染，如破伤风等，其病原的侵袭能力不强，其致病主要依赖细菌产生的外毒素。对此类细菌，机体中的抗体主要发挥重要作用。

（2）细胞外感染的细菌性传染病。有些细菌感染，如脑膜炎球菌、鼠疫杆菌等，这类细菌通常具有抗吞噬作用，机体内的调理素能促使巨噬细胞对该类细菌的吞噬作用，从而清除该类病原。而有些细菌感染，如细菌性痢疾，分泌型的IgA抗体的黏附作用可能发挥主要的功能。补体介导的溶菌作用在机体抵抗脑膜炎和霍乱中可能发挥重要功能。

（3）细胞内感染的细菌性传染病。如结核病等，因病原主要存在于人体细胞内，故体液免疫对其无效，而细胞免疫在此类细胞内感染的细菌性传染病中发挥主要作用（抽血做结核感染T细胞检测被用于结核诊断中）。

还有一些细菌的感染，如梅毒及沙门氏菌属的感染，体液和细胞免疫协同发挥抗感染效用。

2.病毒性传染病的免疫

机体对病毒性传染病的免疫主要取决于病毒抗原的变异（因变异产生了新的抗原导致机体针对原有抗原的免疫能力不再发挥抵御功能而导致该病毒的感染；其中，周期性的流感大流行即因为抗原的变异引起，而新冠变异株的不断出现也是导致新冠较难控制的主要原因之一）、病毒侵入机体的位置（如寄生在呼吸道黏膜中的病毒因处于机体主要免疫防御之外，则较易发生该病毒的感染）。此外，因病毒是通过寄生在人体的细胞内而感染的，故机体产生的抗体以及巨噬细胞等很难对细胞内的病毒产生作用，如乙肝病毒、艾滋病病毒等一旦进入细胞均很难被机体完全清除。

3.真菌性传染病的免疫

某些真菌感染时，如发生球孢菌病时，机体的细胞免疫起主要作用。而白色念珠菌感染时，体液和细胞免疫共同起防御作用。胸腺发育缺陷或T细胞功能障碍比其他免疫组分的障碍更容易引发全身性的真菌感染，而免疫球蛋白对全身性的真菌感染比皮肤真菌感染效果更明显。

4.寄生虫性传染病的免疫

多数寄生虫的感染通常会诱发机体同时产生体液免疫和细胞免疫，一般情况下，机体多表现为对寄生虫的完全清除，且机体对该寄生虫产生长期的免疫；当感染了某些寄生虫时，如人阿米巴原虫病感染（致原发性脑膜炎病），机体并不产生有效的免疫反应，从而发生该寄生虫的感染；当感染了某些寄生虫时，如血吸虫感染（致血吸虫病），会出现带虫免疫的现象。

二、超敏反应

超敏反应指机体接受某些抗原刺激后，发生的生理功能紊乱或组织细胞损伤等异常的适应性免疫应答现象。其多发生于致敏的个体再次接触到相同的抗原后。根据其发生机制的不同，可将其分为Ⅰ、Ⅱ、Ⅲ及Ⅳ型超敏反应。

（一）Ⅰ型超敏反应

Ⅰ型超敏反应又称速发型超敏反应，主要特点有：发生快、消退快、主要引起生理功能紊乱、几乎不发生组织细胞损伤、具有个体差异和遗传倾向。主要由IgE介导，由肥大细胞和嗜碱性粒细胞释放生物活性介质引起局部或全身反应。常见的能引起个人产生IgE的主要抗原有：药物或化学性抗原（青霉素、有机碘化合物等）、吸入性抗原（花粉、尘螨排泄物、动物皮毛等）、食物抗原（牛奶、蛋、虾等）等。

根据反应发生的长短和快慢，可分为速发相和迟发相反应。速发相在再次接触抗原的数秒内即可产生，可持续数小时，主要表现为毛细血管扩张和其通透性增加、平滑肌收缩与腺体分泌的症状，如皮肤红肿疙瘩、口唇红肿（食物过敏）、眼结膜充血、喉头水肿、气促等，严重者休克表现（面色苍白、出冷汗、四肢湿冷、脉搏细速、呼吸抑制、口唇青紫、浑身抽搐、意识丧失等）。迟发相则发生在刺激后的4~6 h，可持续数天，表现为局部以酸性粒细胞（30%）、中性粒细胞等为浸润特点的炎症反应。

1. 婴幼儿临床常见Ⅰ型超敏反应性疾病

常见的Ⅰ型超敏反应性疾病主要有两大类，一类表现为全身性过敏反应，常见的有药物过敏性休克（如青霉素过敏，青霉素的降解产物与体内蛋白结合后激发Ⅰ型超敏反应）和血清过敏性休克（应用动物免疫血清如破伤风抗毒素，某些人可因曾接触过相同的制剂而发生过敏性休克）。另一类为局部过敏反应，常见的有呼吸道过敏反应（如过敏性鼻炎和过敏性哮喘，多因吸入动物皮毛、花粉等吸入性变应原引起）、消化道过敏反应（如过敏性胃肠炎，多因摄入虾、蛋等食物性变应原引起）和皮肤过敏反应（如荨麻疹等，多因摄入药物、食物、肠道寄生虫引起）。

2. 防治原则

在托育机构中常用的有效防治方式主要为：（1）查明变应原，避免接触是预防和治疗Ⅰ型超敏反应最有效的方法；（2）如已出现影响生活质量（如不适感加重）、甚至生命（过敏性休克）的倾向，请及时就医。

（二）Ⅱ型超敏反应

Ⅱ型超敏反应主要特点为由IgM或IgG类抗体与靶细胞表面相应抗原结合

后，在补体、NK细胞和吞噬细胞作用下，发生的以细胞溶解或组织损伤为主的免疫反应，发作较快，也被称为溶细胞型或细胞毒性超敏反应。

婴幼儿临床常见Ⅱ型超敏反应性疾病主要有：(1)输血反应，供血者红细胞表面的血型抗原与接受输血者体内天然存在的抗体(IgM)结合后激活补体使红细胞溶解发生溶血现象；(2)新生儿溶血，母子血型不合引起。如妈妈是O型血，爸爸是A型或B型血，胎儿可能是A型、B型或O型血，当胎儿是A型血或B型血时，在第一胎时胎儿发生溶血的概率可达到40%~50%，由于妈妈体内含有抗A、抗B的抗体，且抗A、抗B抗体可透过胎盘屏障进入胎儿体内，与红细胞结合导致红细胞破裂，引起胎儿或新生儿发生溶血。因此O型血妈妈在怀孕期间需进行ABO血型抗体监测，通过监测ABO血型抗体的滴度，了解胎儿或新生儿发生溶血的风险。除ABO型溶血外，还有5%Rh溶血发生的可能，如果妈妈是Rh阴性血型，爸爸是Rh阳性血型，胎儿可能会出现Rh溶血的情况。一般Rh溶血的症状比ABO溶血症状更加严重，可引起胎儿出生后发生重度贫血，甚至心力衰竭，因此孕妇应提前进行血液检查，以避免溶血发生；(3)自身免疫性溶血性贫血，服用某些药物或某些病毒感染后导致红细胞表面抗原改变，触发机体产生抗体后激活补体而发生溶血反应；(4)药物过敏性血细胞减少，某些药物与体内的血细胞或血浆蛋白结合后刺激机体产生相应抗体，抗原抗体复合物与血细胞结合，诱发溶血性贫血、粒细胞减少症或血小板减少性紫癜。(5)肺出血-肾炎综合征，由于患者产生了对自身基底膜的抗体，抗体又与肺泡基底膜或肾小球基底膜结合，导致肺出血和肾炎。

（三）Ⅲ型超敏反应

Ⅲ型超敏反应是因抗原抗体形成的免疫复合物沉积于局部或全身的毛细血管基底膜后引发补体激活，在中性粒细胞、血小板等细胞作用下，发生的以充血水肿、局部坏死和中性粒细胞浸润为主的炎症或组织损伤；也被称为免疫复合物型或血管炎性变态反应。

婴幼儿临床常见Ⅲ型超敏反应性疾病主要分为局部免疫复合物沉积和全身性免疫复合物沉积；其中常见的局部免疫复合物沉积的疾病主要有类Arthus反应，即胰岛素依赖性糖尿病患者局部反复注射胰岛素后刺激机体产生了相应的IgG类抗体引起注射部位出现的红肿坏死现象。常见的全身性免疫复合物病主要有血清病（一般为初次注射大量的抗毒素，如抗蛇毒血清后1~2周后发生的以发热、淋巴结肿大、关节肿痛和一过性蛋白尿为症状的现象）和链球菌感染后肾小球肾炎（通常是在A族溶血性链球菌感染后数周后，机体产生的抗体与链球菌可溶性抗原结合后形成了循环免疫复合物因沉积于肾小球基底膜诱发免疫复合物型肾炎）。

（四）Ⅳ型超敏反应

Ⅳ型超敏反应指T细胞介导的免疫应答，跟抗体和补体无关，主要由T细胞与特异性抗原结合后，引发的以单个核细胞浸润和组织损伤为特点的炎症反应。其发生较慢，一般在再次接触相同抗原的24~72 h出现；也称为迟发性超敏反应。

婴幼儿临床常见Ⅳ型超敏反应性疾病主要有感染性迟发型超敏反应和接触性迟发型超敏反应。其中感染性迟发型超敏反应常发生于胞内寄生物感染，如结核杆菌感染，感染了结核杆菌的巨噬细胞在Th1细胞释放的细胞因子作用下被活化并杀死结核杆菌。若结核杆菌对巨噬细胞的杀伤产生了抵抗，则发展为慢性感染，此时会形成肉芽肿（其中央为在缺氧和巨噬细胞的细胞毒作用下形成的干酪样坏死）。接触性迟发型超敏反应一般是在接触了小分子半抗原（如油漆、农药、化妆品）后，其与体内蛋白质结合为完全抗原并引发朗格汉斯细胞（分布于皮肤处的树突状细胞，具有活化T细胞的能力）的摄取和提呈，使T细胞活化为效应T细胞或记忆细胞；当再次接触相同抗原时诱发活化的效应细胞或记忆细胞生成细胞因子等，诱导皮肤角化细胞释放炎性细胞因子而诱发组织损伤，出现皮肤红肿、皮疹或皮肤剥脱等症状。

三、免疫缺陷病

免疫缺陷病指因遗传或其他因素造成的免疫系统先天发育不足或后天损伤而发生的以免疫成分缺失、免疫功能障碍所致的一系列临床表型为特征的疾病。按病因不同可分为原发性免疫缺陷病和获得性免疫缺陷病。其共同特征为：反复慢性和难以控制的感染，感染的性质和缺陷的类型相关；常伴发自身免疫、超敏反应和炎症性反应；易发肿瘤（特别是淋巴系统恶性肿瘤）及多数原发性免疫缺陷病具有遗传倾向。

（一）原发性免疫缺陷病

原发性免疫缺陷病也称为先天性免疫缺陷病，指因免疫系统遗传基因异常或先天免疫系统发育障碍而引起的以免疫功能不全为主要临床表现的疾病；多发于婴幼儿。已发现的有200余种。

（二）获得性免疫缺陷病

获得性免疫缺陷病指由后天因素引起的、继发于某些疾病或药物使用后而发生的免疫缺陷病。其中常见的诱发获得性免疫缺陷病的因素主要有非感染性因素（如营养不良、免疫系统恶性肿瘤、因长期使用糖皮质激素等免疫抑制类药物引起的医源性免疫缺陷）和感染因素（如人类免疫缺陷病毒HIV、麻疹病毒、结合分枝杆菌感染等）。其中对人类危害最大的是HIV感染引起的获得性免疫缺陷综合征（AIDS；艾滋病）。AIDS因HIV病毒的靶细胞为$CD4^{+}$T淋巴细胞，故引起细胞免疫严重缺陷，导致以一些机会性感染、恶性肿瘤和神经系统病变为主要临床症状的临床综合征。

四、自身免疫病

自身免疫病指某些内因或外因作用下，自身免疫耐受状态被打破，持续的自身免疫对自身抗原产生异常免疫应答，导致自身细胞损伤、组织破坏或功能紊乱，产生一系列相应的临床症状。常见的疾病有红斑狼疮、溃疡性结肠炎等。

五、免疫接种

我们可以通过自然免疫和人工免疫获得适应性免疫应答。自然免疫指机体感染病原体后产生的适应性免疫，包括胎儿或新生儿从母亲胎盘和乳汁中获得的抗体。人工免疫指人为使机体获得的适应性免疫，有人工主动（主要指注射抗体）和人工被动免疫（主要指注射抗原）两种。其中人工被动免疫指给机体注射含有特异性抗体的抗毒素等，以治疗或紧急预防疾病的方法。人工主动免疫即为我们常说的免疫接种，指用疫苗接种使机体获得适应性免疫的方式。疫苗指接种后能获得对特定疾病产生免疫力的生物制剂的统称。

六、疫苗的应用

疫苗的应用不仅限于预防疾病，还可以通过调整机体的免疫功能发挥作用。

疫苗主要用于抗感染和计划免疫、抗肿瘤等。其中计划免疫指根据某些特定的传染性疾病的疫情监测结果和人群免疫情况，有计划、有目的地用疫苗进行接种来预防相应传染病，达到控制甚至消灭某些传染病的目的。我国婴幼儿常用的疫苗有卡介苗（出生时注射）、乙肝疫苗（出生时、一月龄和六月龄注射）、脊髓灰质炎疫苗（二月龄、三月龄、四月龄及4周岁注射）和百白破疫苗（三月龄、四月龄、五月龄及18~24月龄分别注射）。目前常用的抗肿瘤疫苗有EB病毒疫苗（预防鼻咽癌）和人乳头瘤病毒疫苗（预防宫颈癌）。

操作流程

（1）描述婴幼儿常见免疫相关疾病有哪几类，并熟悉相应的防护原则。

（2）通过将写有不同免疫相关疾病症状的卡片与相对应的免疫疾病进行归类，帮助学生识别婴幼儿常见的免疫相关疾病。

（3）结合“任务准备”中的案例材料“患湿疹孩子的妈妈强烈要求医生给孩子做过敏原皮试检查”的案例，理解虽然查找过敏原并避免接触是最有效的防治过敏性疾病的方法，但因婴幼儿本身的特点，过敏原皮试并不适用于婴幼儿。

(4)指导家长学会选择合适婴幼儿的过敏原寻找方法,不能将成人的寻找方法直接应用于婴幼儿。

任务评价

教学评价:

主题	内容	优秀	良好	一般	较差	很差
学习态度	能准时参加全部课程,按时提交作业,及时查阅教师上传的学习材料	5	4	3	2	1
专业知识	掌握婴幼儿常见传染性疾病的免疫特点;常见免疫相关疾病的种类与各自的特点;常见的过敏原;免疫接种的意义	5	4	3	2	1
研讨精神	积极参与讨论,对其他人的发言能提出合理的分析和见解	5	4	3	2	1
团队协作	能很好地融入课堂小组讨论,共同推进学习进程	5	4	3	2	1
沟通交流	能够清晰准确地表达自己的观点,与他人交流时态度语气恰当	5	4	3	2	1
人文素养	能够关注医学人文知识,有意识地树立职业精神	5	4	3	2	1
信息素养	会检索常见的医学专业文献数据库,主动阅读医学文献	5	4	3	2	1
实践应用	能通过理论知识的学习掌握婴幼儿常见免疫相关疾病的特点并在照护幼儿过程中予以防护	5	4	3	2	1
自我小结						

企业评价：

评价维度	评价项目	评价内容	评价标准	学习反思与小结
判断与识别	行为观察	婴幼儿免疫系统常见疾病表现	能否通过日常行为观察及时并准确识别婴幼儿免疫系统常见的疾病表现	
科学干预	环境提供	适宜的室内环境创设	能否根据婴幼儿免疫系统病症的康复需要进行室内环境的创设	
	发展支持	科学的护理设计	能否根据婴幼儿免疫系统病症康复需要给予适宜的活动和护理	
与家长沟通	沟通的能力	婴幼儿免疫系统常见疾病症状的描述	能否清晰、准确描述婴幼儿免疫系统常见疾病症状	
		家庭教育指导能力	能否通过科学的护理设计等，指导家长进行疾病的辅助治疗	

项目小结

人体具有完善的免疫系统来保障和执行免疫功能。免疫系统主要由免疫器官、免疫细胞和免疫分子组成，其功能为免疫防御、免疫监视和免疫自身稳定。免疫应答可分为固有免疫应答和适应性免疫应答。正常情况下，固有和适应性免疫应答相互配合来发挥保护机体的功能。然而其功能的异常也可导致超敏反应、自身免疫病和免疫缺陷病等的发生。疫苗的接种在预防和消除传染性疾病中有重要贡献。对于B细胞发育尚未完全的婴幼儿来讲，其抗感染能力较弱，极易发生呼吸道、胃肠道的细菌感染。在照护婴幼儿时应具备相应的判别和诊断及预防的能力。

思考练习

1. 简述中枢免疫器官和外周免疫器官的组成与功能？

2. 简述各类抗体的功能异同点？

3. 固有免疫应答和适应性免疫应答的特点及其区别？

4.（判断题）宝宝经常发热是免疫力低的表现。（　　）

5. 以下哪种情况下婴幼儿不宜接种疫苗（　　）

A. 正患传染病期　　B. 传染病恢复期

C. 发热　　D. 严重营养不良

E. 有哮喘过敏体质的儿童

答案

实践实训

能甄别常见传染病的症状并采取恰当措施控制传染源。

推荐阅读

[1](日)安宝徹. 免疫力[M]. 郑雅柯译. 长春:吉林科技技术出版社,2013.

[2](美)马特·里克特. 优雅的守卫者[M]. 秦琪凯译. 北京:中信出版社,2020.

[3]《免疫力就是最好的医生》编委会. 免疫力就是最好的医生[M]. 重庆:重庆出版社,2020.

(编写:毋囡囡,包兴润,宋慧,齐晓娅)

项目九

运动系统

项目目标

1. 了解婴幼儿运动系统常见疾病。

2. 理解婴幼儿骨骼系统、肌肉系统的特点。

3. 掌握婴幼儿运动系统的基本检查方法。

4. 能通过婴幼儿运动系统的基本检查初步判断是否患有运动系统疾患。

5. 能够通过观察婴幼儿的活动，以及运动系统的基本检查，分析运动系统出现问题的原因，并能与家长进行科学沟通；能够有效识别家长存在的养育误区并能进行科学的家庭教育指导。

学习重难点

学习重点：

1. 婴幼儿常见运动系统疾病的查体方法。

2. 婴幼儿运动系统协调发展的支持策略。

学习难点：

婴幼儿常见运动系统疾病的诊断与鉴别。

思维导图

- 运动系统
  - 婴幼儿运动系统解剖特点
    - 骨骼系统
    - 肌肉系统
  - 婴幼儿运动系统检查方法
    - 全身性观察
    - 步态
    - 局部检查
    - 肌力检查
    - 神经系统检查
  - 婴幼儿运动系统常见疾病
    - 先天性畸形
    - 发育性髋关节发育不良
    - 脊柱侧弯

任务一 婴幼儿运动系统的解剖特点

任务描述

运动系统包括骨骼系统和肌肉系统。学习者应结合0~3岁婴幼儿运动系统的解剖特点，选择能支持婴幼儿运动系统协调发展的照护方法。

（1）小组讨论：婴幼儿运动系统的解剖特点。

（2）查看婴幼儿大运动及精细动作发展里程碑，小组讨论设计一组支持0~3岁婴幼儿10项运动能力（抬头、坐、爬、站、走、跑、跳、投、踢、平衡）发展的亲子小游戏。

任务分析

基于婴幼儿运动系统的解剖特点，其动作发展有其特有规律。婴幼儿的动作发展遵循抬头—翻身—坐—爬—站—行走的顺序。越接近躯干的部分发展越早，而远离身体中心的肢端动作发展较迟。生理的发展是从大肌肉到小肌肉，婴幼儿先学会大肌肉、大幅度的粗动作，然后才逐渐学会小肌肉的精细动作。针对婴幼儿运动系统发展的生理特点及运动能力发展的科学规律，设计支持婴幼儿运动能力发展的小游戏，有助于唤醒其身体里的运动潜能，为将来良好的身体素质打下坚实的基础。

任务准备

了解婴幼儿生长发育民间俗语：三抬、四翻、六坐、七滚、八爬、九扶、周岁会走的大动作以及精细动作发展里程碑。

（1）材料1：婴幼儿大动作发展里程碑。

表9-1 婴幼儿大运动发展里程碑

年龄	抬头	翻身	坐	匍匐、爬	站、走、跳
新生儿	俯卧抬头	伸展脊柱从侧卧位到仰卧位	腰肌无力	俯卧位有反射性匍匐动作	直立时，可负重；出现踏步反射和立足反射
2月龄				俯卧交替踢脚，是匍匐的开始	
3月龄	抬头45°，较稳，能自由转动		扶坐腰背呈弧形	用手撑上身数分钟	

续表

年龄	抬头	翻身	坐	匍匐、爬	站、走、跳
4月龄		较有意地以身体为一体从侧卧位到仰卧位，但无身体转动	扶坐时能竖颈		
5月龄	俯卧抬头 90°				扶站时，双下肢可负重，并可上下跳
6月龄		从仰卧位翻至侧卧位，或从俯卧位至仰卧位	靠双手支撑，坐稳片刻		
7月龄		有意伸展上肢（或下肢），继而躯干、下肢（或上肢），分段转动，连续从仰卧位至俯卧位，再翻至仰卧位	坐稳，双手可玩玩具，但活动范围较大时身体向侧面倾斜失去平衡，发展前向保护反射	俯卧时可后退或原地转	
8月龄			坐稳，背部竖直，左右转动，当活动范围较大时，双手伸出维持身体倾斜时的平衡	匍匐运动	扶站片刻
9月龄				跪爬，伸出一侧手向前取物	
10月龄				熟练爬行	独站片刻，扶走
12月龄			发展后向保护反射；自己爬上凳子，转身坐下		
18月龄			独坐小凳，弯腰拾物		跑和倒退走
2岁					
30月龄					单足站立，原地并足跳
3岁					上下楼梯、并足跳远、单足跳

(2)材料2:婴幼儿精细动作发展里程碑。

表9-2 婴幼儿精细动作发展里程碑

年龄	精细运动
新生儿	手紧握拳
3月龄	注视双手,可胸前玩手,手抓拔物品
4月龄	欲伸手够物,当够到物品时,出现抓握动作,但仅手掌碰触与抓握,动作不超过肢体中线;全手抓握动作逐渐精细化和准确化
5月龄	大拇指参与握物,抓物入口探索
6月龄	始单手活动,伸手活动范围可越过身体中线;始在水平和垂直方向塑造自己的双手
7月龄	拇指协同其他手指倾斜地捋起小物品,已可不放在手掌;换手与捏、敲等探索性动作出现
9月龄	拇食指可垂直于物体表面摘起小物品
12月龄	伸手接触物品前,能将手定位在合适方向;手运动精细化,手腕参与旋转;搭积木游戏,逐渐使用工具,如匙和铅笔等
18月龄	叠2~3块积木,拉脱手套或袜子
2岁	叠6~7块积木,一页一页翻书,拿住杯子喝水,模仿画垂线和圆
3~4岁	使用"工具性"玩具,如拧瓶盖、玩泥胶

资料来源:成卫健发〔2021〕25号文:成都市卫生健康委员会关于印发《成都市托育机构婴幼儿照护服务指南(试行)》的通知。

(3)婴幼儿亲子体育游戏案例参考。

游戏名称:虫虫飞(6~8个月)

游戏目的:促进手眼协调能力、平衡能力,激发亲子间愉悦情感。

游戏玩法:家长抓住宝宝的双手,引导宝宝将两个食指对拢又分开,并用语言表达:"虫虫,虫虫——飞",说"虫虫"时,两个食指间对拢,说"飞"时,手指分开。

学习支持

运动系统包括骨、骨连结和骨骼肌,约占成人体重的60%~70%。骨骼的功能包括支持体重,保护内脏,维持体姿,赋予人体基本形态,并为骨骼肌提供了广阔的附着点。骨内储存体内大量的钙磷等矿物质,并且还是重要的造血器官。肌肉是运动系统中的动力装置,在神经系统支配下,收缩牵拉其所附着的骨,以骨连结为枢纽,产生杠杆运动。

一、婴幼儿骨骼系统的特点

婴幼儿自身的健康和营养条件与生长密切相关。婴幼儿的生长受很多因素影响，主要包括遗传、母体健康状况、婴幼儿自身的健康和营养条件以及骨骼系统的发育等，其中婴幼儿骨骼系统的解剖生理特点与婴幼儿生长发育的特点分述如下。

（一）组织化学的特点

婴幼儿骨组织与成人有很大区别，其化学组成水分较多而固体物质和无机盐成分却很少，含水总量可高达60%。因此，婴幼儿骨骼相对弹性较强而不易折断，但压迫时较易变形。

（二）组织学的特点

在婴儿期，基本的骨组织为编织骨（未成熟骨）所组成，仅有很少的板层结构（成熟骨）。直到2~3岁才见到较成形的板层组织。婴幼儿骨组织的新生和吸收过程均较成人显著旺盛，成骨细胞和破骨细胞均比较丰富，骨组织再生能力较成人强，其骨折愈合时间远比成人短。

长骨的生长主要是在骨干两端的干骺端和骨骺间的软骨骺板中进行。随着部分软骨细胞的老化、坏死、钙化，干骺端血管长入，吞噬掉坏变的软骨细胞。同时，成骨细胞进入，分泌碱性磷酸酶，使矿盐沉着于基质中，随之就出现骨化。因此，影响骨生长的疾病如佝偻病可因骨化过程中缺乏钙盐沉积而以大量骨样组织增生代偿，故在干骺端出现“手镯”样改变，在肋骨端有“串珠”样改变。而成人缺乏维生素D时，由于干骺端与骨骺间已愈合，生长线消失，则无此症状。

同时，由于临时钙化带及骨骺部分的小血管丰富，干骺端营养动脉的分支末端折回呈小袢状，该处血流速度减慢，成为致病菌繁殖的理想条件，故儿童骨髓炎易在干骺部发生。

胚胎期骨髓腔内充满红髓和松质骨。随年龄的增长，到5~7岁时红髓内脂肪组织增多。12岁左右只是在长管状骨的干骺端内才能见到红髓。但是，肋骨、椎体、颅骨和髂骨内则终生含有红髓，并具造血功能。其余部分的骨髓均代之以脂肪增生，即黄髓。

（三）脊柱特点

胎儿和新生儿的脊柱不像成人一样有4个特定的弯曲（图9-2），从侧面观看几乎是直的，或仅稍向后突出。当婴儿2~3个月大开始抬头时，就出现颈椎前突；6~7个月能独坐时，就形成胸椎后突；在1岁左右学走路时形成腰椎前突。最初这些弯曲是不恒定的，当婴幼儿仰卧时仍可伸平。脊柱从背后正面观应是笔直的。

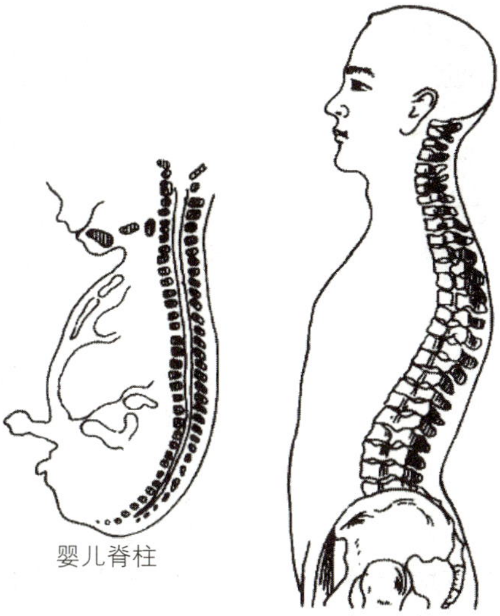

图9-2 小儿脊柱的特点[引自江载芳，申昆玲，沈颖《诸福棠实用儿科学》(第8版)]

检查脊柱时，应注意有无异常的前突或后突，弯曲部位的角度，有无运动障碍和疼痛，有无畸形。从背后看有无脊柱侧弯。

婴儿患佝偻病时，坐位脊柱可呈弧形后突，但在仰卧位脊柱仍可变直。如长期不经治疗，可成持久性脊柱变形。脊柱结核病的早期，患儿常因疼痛而出现局部痉挛性强直，以后局部有压痛及后突变形。

先天脊柱裂可发生在脊柱任何部位，有时呈隐性。如果伴有脊膜膨出，甚至脊髓膨出，则不难诊断。

（四）四肢特点

婴儿四肢和躯干相比，相对较短。随着年龄增长，四肢长骨增长速度远较躯干增长迅速。四肢短于正常的常见于呆小病、软骨营养障碍等。新生儿及几个月大的婴儿，其小腿外观上会有些生理性的向外弯曲，在6~12个月时逐渐改变趋于正常。而佝偻病患儿却在会走以后(1~3岁)，反而出现下肢向内或向外弯曲(“O”形或“X”形腿)(图9-3)，但2~7岁儿童有轻度膝内/外翻，尚属正常生理范围，大部分在生长过程中自行纠正。两下肢靠拢后膝关节间或踝关节间距离超过10 cm的变形时须及时治疗。生后头几个月婴儿扁平足是足底脂肪过多而产生的假象，通常无须特殊处理，到会站会走后逐渐改变，接近于正常儿童的足弓。婴幼儿关节附近的韧带较松，应避免过度地牵引或负重，以免引起脱臼或损伤。四肢骨骼虽脆弱，低能量损伤一般很少引起骨折，但如发现有反复骨折或多发性骨折，应考虑先天性成骨不全可能。检查四肢应注意四肢长短与躯干的比例关系，还应注意关节的活动范围和运动能力，有无自主运动或被动运动时的疼痛或压痛，并应注意骨骺端的大小。

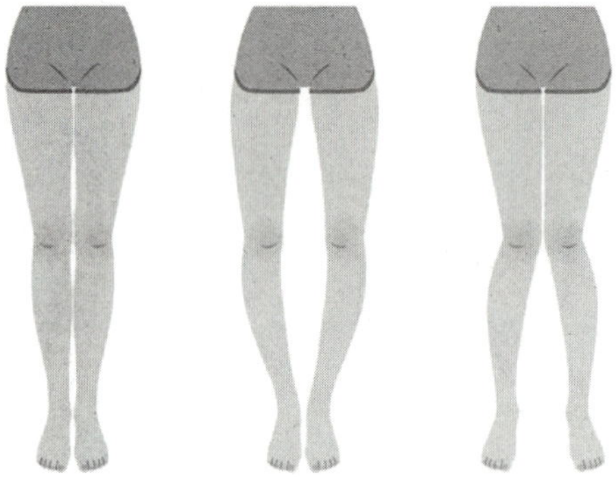

图9-3 “O”形腿和“X”形腿

（五）骨盆特点

6~7岁以前，男女骨盆形态基本一致，以后逐渐发育，女性骨盆较男性宽。

二、婴幼儿肌肉系统的特点

婴幼儿肌纤维较细，间质组织较多。生后肌肉重量的增长主要靠肌纤维的加粗，而非肌纤维数目的增加。新生儿肌肉发育较差，其总重量只占体重的23.5%。以后，肌肉重量的增长较其他器官快得多。健康成人的肌肉重量达体重的41.8%，几乎是婴幼儿肌肉与体重之比的两倍。

新生儿期及婴儿期头几个月时，四肢往往呈屈曲状，这是由于婴儿肌肉紧张度较高，尤以四肢的屈肌最为显著。婴幼儿肌力随年龄而显著增长。应利用一切机会来发展婴幼儿的自主与被动运动。给予适合其年龄的玩具，利用走圈、围栏、游戏和体育活动，帮助肌肉的正常发育。蛋白质营养与肌肉发育有直接关系。

操作流程

（1）通过学习任务准备部分“婴幼儿亲子体育游戏案例”，了解体育游戏案例撰写的基本格式。明确“游戏名称”撰写要点：简洁、生动、形象；“游戏目的”撰写要点：具体、聚焦、简明；“游戏材料”撰写要点：生活化、卫生性、安全性；“游戏玩法”撰写要点：靶向、互动、愉悦。

（2）8~10人一组，小组成员基于10项运动能力：抬头、坐、爬、站、走、跑、跳、投、踢、平衡，聚焦大运动及精细动作发展里程碑，每组选择一项运动能力，结合表9-1和表9-2婴幼儿大运动和精细动作发展里程碑进行亲子体育游戏设计。

（3）小组成员以“讲解+示范”的方式分享亲子体育游戏，互相评说、补充、优化、调整。

（4）提交作业集：班级“0~3岁婴幼儿亲子体育游戏原创案例集”。

任务评价

教学评价：

主题	内容	优秀	良好	一般	较差	很差
学习态度	能准时参加全部课程，按时提交作业，及时查阅教师上传的学习材料	5	4	3	2	1
专业知识	了解婴幼儿骨骼系统、肌肉系统的特点及其与成人的区别	5	4	3	2	1
研讨精神	积极参与讨论，对其他人的发言能提出合理的分析和见解	5	4	3	2	1
团队协作	能很好地融入课堂小组讨论，共同推进学习进程	5	4	3	2	1
沟通交流	能够清晰准确地表达自己的观点，与他人交流时态度语气恰当	5	4	3	2	1
人文素养	能够关注医学人文知识，有意识地树立职业精神	5	4	3	2	1
信息素养	会检索常见的医学专业文献数据库，主动阅读医学文献	5	4	3	2	1
实践应用	能够根据婴幼儿骨骼、肌肉的特点，设计与其对应年龄段相匹配的活动或游戏	5	4	3	2	1
自我小结						

企业评价：

评价维度	评价项目	评价内容	评价标准	学习反思与小结
判断与识别	行为观察	婴幼儿运动系统解剖特点	是否熟知婴幼儿运动系统的解剖特点	
科学干预	发展支持	科学的护理设计	是否熟知婴幼儿大运动及精细动作发展里程碑	
与家长沟通	沟通能力	家庭教育指导能力	能否独立设计一个婴幼儿亲子体育游戏	

任务二

婴幼儿运动系统的检查方法

任务描述

婴幼儿运动系统的检查包括全身性观察、步态、局部检查、肌力和神经系统检查。托育人员应了解并熟悉各类检查的操作要点。

(1)小组讨论:婴幼儿运动系统的检查方法。

(2)和同学结伴相互间模拟完成一次婴幼儿徒手肌力检查。

任务分析

婴幼儿生长发育极其旺盛,容易受到各方面因素的影响。了解婴幼儿"鸭步""足跟行走""跨越""企鹅"步态等现象;熟悉婴幼儿运动系统的检查方法,如徒手肌力检测的基本操作方法,有助于对婴幼儿运动系统发育不良或发育迟缓做到早发现、早干预、早康复。

任务准备

(1)上网搜索婴幼儿"鸭步""足跟行走""跨越""企鹅"步态等视频。

(2)上网搜索徒手肌力检查的视频。

学习支持

婴幼儿运动系统的检查应先做全身性观察,包括姿势、步态、各种动作,然后再做进一步的体格检查。

一、全身性观察

全身性观察时,宜尽量脱去外衣,只着短裤,检查时应争取婴幼儿的合作。从前方、侧方和后方观察婴幼儿站立姿势,走、跑、足趾和足跟走路、下蹲和起立的动作,了解其四肢和躯干的形态和完成上述活动的情况。注意脊椎的侧方,颈椎生理前突、胸椎生理后突和腰椎生理前突的弧度是否正常。骨盆是否平齐,髋、膝、踝关节的动作是否相同和协调,足弓是否消失,有无膝内/外翻,大腿和小腿的比例是否正常,并引导婴幼儿从地面上拾物、坐地、起立和单腿站立等。观察体型,胖瘦高矮和有无特殊体态很重要。比如肥胖可能造成婴幼儿股骨头滑脱症;短颈可能会有先天性颈椎畸形。

二、步态

人类是唯一以完全直立的姿势进行生活和从事劳动的生物体。人类最基本的运动是双足移动而变换位置。步态是指人体变换位置时身体重心从失去平衡到恢复平衡的前进过程。正常步行时双下肢交替呈节律性、周期性重复动作,同时还包括躯干的摆动、上肢的游动和头颈部的活动。

病理性步态:步态的临床评定对异常步态的甄别往往有特别的诊断价值。引起病理性步态的原因有很多,如肌肉无力、骨和关节结构性病变、支配运动的感觉和运动神经的病变以及影响氧气和能量供给的异常如心肺疾病等。

(一)肌肉无力

肌肉无力是病理步态最常见的原因。肌肉无力的部位和程度导致不同的跛行步态。

(1)臀中肌:主要功能是使髋关节外展。当出现一侧臀中肌无力,该侧髋外展无力,不能维持髋的侧向稳定,身体向患侧侧弯,出现跛行步态。当两侧臀中肌损害时,行走时身体左右摇晃,呈“鸭步”。

(2)臀大肌:主要功能是使髋关节后伸。若一侧臀大肌无力,该侧伸髋障碍,身体用力后仰,形成仰胸凸肚、躯干后仰的姿态。

(3)股四头肌:位于大腿前侧,主要作用是使膝关节伸直、髋关节屈曲,当股四头肌无力时会出现髋、膝关节屈伸活动受限,身体前倾。表现为下楼梯困难,常常会出现打软腿,向前跪倒的倾向,为此,患儿常用手压住大腿前方以克服屈膝跌倒;由蹲位站立时困难,患儿往往需要借助外力。

(4)小腿三头肌:位于小腿后,在躯干不前倾以及膝关节不屈曲的情况下,正常小腿三头肌的力量能够提高躯干,维持踝关节动作自由并能使足趾负重。小腿三头肌无力时,踝关节跖屈功能受限,无法在负重期最后阶段产生向前推进的力量,当下肢即将离开地面,躯体向前推进时胫骨在距骨上面后移,从而呈“足跟行走”步态。

(5)足背伸肌:足背伸肌无力时,患侧踝关节背伸功能受限,受重力和小腿三头肌的作用,患侧足下垂状,足跟难以着地。行走时为使足趾离地,患儿必须过度屈髋和屈膝,外展、外旋下肢,表现为“跨越”步态。

(二)骨和关节结构性畸形

(1)下肢短缩畸形:下肢短缩是否引起跛行,取决于短缩程度。在成人一般下肢短缩不超过2 cm可借助骨盆倾斜而不显示跛行。但从新生儿至青少年下肢长度差异太大,下肢短缩超过多少会出现跛行,尚无较准确的数据。下肢短缩除骨盆倾斜外,还可通过患侧足下垂或健侧髋关节和膝关节屈曲而代偿,长期代偿可能导致患侧足呈马蹄畸形,髋关节和膝关节伸直受限。下肢短缩引起的跛行,主要表现为身体重心移至患侧时,患儿躯干向患侧倾斜。步态呈现高低起伏。

(2)下肢关节强直畸形:各种原因导致关节僵硬、发挺、屈伸功能受限,下肢关节强直引起的病理步态取决于受累的关节和强直的位置。髋关节强直于功能位时,摆动期骨盆在腰椎的活动幅度增大;膝关节强直时,摆动期提高骨盆使患侧足离开地面;而踝关节强直时,则跛行不明显,与正常步态区别困难。

(3)髋关节畸形:包括髋关节脱位、短髋和髋内翻畸形,由于累及臀中肌,导致肌力减弱,出现臀中肌跛行。

(三)神经系统疾患:

神经系统疾患可造成各种病理性步态,有些是具有特征性的。

(1)痉挛性步态:痉挛性步态是由于肌张力过高,与拮抗肌失去平衡而出现的一种病理步态。典型的痉挛性步态是剪刀样步态,主要表现为双侧髋关节过度内收、内旋,双侧膝关节相互交叉,相互摩擦,相互绕过对侧下肢向前摆动。双侧上肢肩关节内收、内旋,肘关节屈曲,前臂旋前,腕关节屈曲,拇指内收,其余手指掌指关节过伸,指间关节屈曲。行走时上肢往往不能正常摆动。

(2)共济失调步态:分脊髓型和小脑型两种。前者是对身体失去正确的定位,失去运动的感受及方向感而造成的;在睁眼行走时步态不显示异常,要求患儿闭眼行走时则站立不稳,不知向何处迈步而不能行走。后者是由于小脑及其连接系统协调机制障碍所致;睁眼和闭眼均出现步态失调,行走不稳,步履蹒跚。

(3)肌营养不良型步态:多见于肌肉病变。患儿站立或行走时,腰椎前凸明显增加,躯干和上肢过度摇摆,呈“企鹅步态”。

三、局部检查

注意畸形的类型和部位;分析畸形属于骨、关节或软组织;判断畸形的严重程度;以及属于固定性畸形或是可通过主、被动活动能够矫正的畸形。

(一)髋关节屈曲畸形

髋关节屈曲畸形可部分被骨盆向前倾斜和腰椎过度前凸所掩盖。为此可用托马斯试验测出屈曲畸形的角度。患儿平卧,双髋尽量屈曲,消除因代偿而加大的腰椎生理前突。屈髋畸形的一侧不能伸直的程度,即大腿与检查台形成的角度为髋屈曲的角度。

(二)髋外展畸形

让患儿侧卧,健侧在下,并尽量屈髋屈膝,使腰椎伸直。检查时先将膝屈曲90°,尽量外展髋关节,再伸直髋关节,最后内收髋关节。全部检查过程保持膝关节屈曲90°,如大腿只能与检查台水平面平行,则说明髋关节有外展挛缩。正常情况下,大腿应能达到水平线以下。

四、肌力检查

肌力通常分为运动肌力和静止肌力两种。运动肌力是指改变体位的力量;静止肌力是指对抗外力的力量,关节没有明显动作。肌力弱不仅表现在静止肌力和动态肌力减弱,而且还表现在疲乏,动作速度减慢或不能做精细动作等。

使用肌力检查采用徒手测量法(manual muscle testing,MMT)(表9-3),可以初步判断婴幼儿的肌力情况。

表9-3 肌力检查采用徒手测量法(manual muscle testing,MMT)

级数	肌力表现
0级	肌力完全消失,无收缩,肌电图检查无活动电位变化。
1级	肌肉收缩力微弱,用力时只有颤动,而不能活动关节。
2级	肌肉收缩可以沿水平面活动关节,但不能对抗地心引力。
3级	肌肉收缩可以对抗地心引力,但不能对抗阻力。
4级	肌肉收缩可以对抗一些阻力,但较对侧正常侧弱。
5级	肌肉收缩可以对抗阻力,并与正常侧相同。

五、神经系统检查

在检查运动系统时,应当重视神经系统的检查。尤其在出现肌力减弱,肌张力改变、共济失调和神经肌肉功能紊乱等情况时。神经系统的检查应包括运动功能(灵活性、速度、精细和粗大动作以及肌力等),感觉功能(温度、触觉、痛觉、本体和位置感等),脑神经功能,自主神经功能,深、浅反射,协调动作,平衡功能、智力以及情绪等。

操作流程

(1)分组讨论婴幼儿运动系统的检查方法。

(2)熟知徒手肌力检查的方法、分级及判定标准。

(3)2人一组,实操练习:髋关节屈曲检查操作要点。

(4)自主查询资料学习了解髋关节伸展、膝屈曲的髋关节伸展、髋关节内收、髋关节外展、髋关节外旋、髋关节内旋、膝关节屈曲、膝关节伸展、踝关节跖屈、踝关节背屈、踝关节外翻、踝关节内翻、拇指屈曲、足趾屈曲、拇指伸展、足趾伸展、颈部屈曲、肩胛骨上举、颈部伸展、体干前屈、腹外斜肌、体干伸展、肩胛骨内收、肩胛骨下降内收、肩胛骨外展、肩关节屈曲、肩关节外展等检查操作要点,并依次进行实操练习。

5.将徒手肌张力检查操作图片打印做成图卡牌,两两一组进行卡片分组按级排列或抽卡判断游戏,巩固知识。

任务评价

教学评价：

主题	内容	优秀	良好	一般	较差	很差
学习态度	能准时参加全部课程，按时提交作业，及时查阅教师上传的学习材料	5	4	3	2	1
专业知识	掌握婴幼儿运动系统的基本检查方法，能够对婴幼儿运动系统是否存在问题做出基本判断	5	4	3	2	1
研讨精神	积极参与讨论，对其他人的发言能提出合理的分析和见解	5	4	3	2	1
团队协作	能很好地融入课堂小组讨论，共同推进学习进程	5	4	3	2	1
沟通交流	能够清晰准确地表达自己的观点，与他人交流时态度语气恰当	5	4	3	2	1
人文素养	能够关注医学人文知识，有意识地树立职业精神	5	4	3	2	1
信息素养	会检索常见的医学专业文献数据库，主动阅读医学文献	5	4	3	2	1
实践应用	能够对婴幼儿的运动系统各个部分做出相应的检查	5	4	3	2	1
自我小结						

企业评价：

评价维度	评价项目	评价内容	评价标准	学习反思与小结
判断与识别	行为观察	婴幼儿运动系统检查方法	是否了解婴幼儿“企鹅步态”等现象	
科学干预	发展支持	科学的护理设计	是否知晓徒手肌力检测的基本操作方法	
与家长沟通	沟通能力	家庭教育指导能力	是否熟知婴幼儿出生后42天，3个月，6个月，8个月，12个月健康体检的重点	

任务三

婴幼儿运动系统常见疾病

任务描述

婴幼儿运动系统常见疾病包括先天性畸形、发育性髋关节发育不良、脊柱侧弯等。学习者应熟知各类运动系统常见疾病的病理特征和临床表现,这将有助于为婴幼儿提供更专业的照护。

(1)小组讨论:婴幼儿运动系统常见疾病的病理特点及临床表现。

(2)实操练习:能熟练穿戴Pavlik连衣挽具(吊带),为髋关节发育不良患儿做护理。

任务分析

婴幼儿运动系统具有骨骼生长迅速、骨骼柔软易弯曲、头部骨骼尚未发育好、关节发育不全、足弓尚未形成、肌肉力量小等特征。专业的照护人员需要了解婴幼儿运动系统的常见疾病,如:"先天性肌性斜颈""先天性马蹄内翻足""多指、并指畸形""先天性狭窄性腱鞘炎""特发性脊柱侧弯""先天性脊柱侧弯"等的基本表现,并掌握扎实的专业护理基本功,如能熟练穿戴Pavlik连衣挽具等,从而为婴幼儿照护提供专业的支持。

任务准备

(1)案例材料:家长给婴幼儿绑腿。

(2)上网搜索了解Pavlik连衣挽具(吊带)及其佩戴方法。

案例材料

学习支持

一、先天性畸形

(一)先天性肌性斜颈

引起婴幼儿斜颈的原因有很多,先天性肌性斜颈是斜颈之中最常见的一种。生后7~10天可以在颈部一侧见到或扪到一个肌性、无痛性肿物。3个月以后逐渐退化为挛缩的纤维索条。由于一侧胸锁乳突肌挛缩,导致头向患侧偏斜,下颌转向健侧,年长儿通常伴有患侧面部发育落后。

病因

先天性肌性斜颈的直接原因是胸锁乳突肌纤维化,随后发生挛缩。但引起胸锁乳突肌纤维化的具体原因目前仍不十分清楚,存在多种观点和学说。

1.供血不足

胸锁乳突肌的血液循环只有甲状腺上动脉的分支——胸锁乳突肌支供应，如果血供不充分，可引起肌肉缺血，继发纤维化挛缩。另外胎儿在宫内头颈过度侧屈，使胸锁乳突肌的静脉闭塞，造成肌肉水肿、变性、纤维化而发生斜颈。

2.产伤出血

有学者认为产伤后肌肉出血引起肌肉纤维化，但证据不足。

3.先天性畸形

先天性肌性斜颈常与其他先天性肌肉骨骼畸形同时存在，认为胸锁乳突肌纤维化在母体内已形成，是先天性或遗传因素所致。

4.胸锁乳突肌筋膜室综合征的后遗症

MRI检查发现斜颈患儿胸锁乳突肌的信号与筋膜室综合征后的前臂和小腿相似，推测其可能是宫内或围生期肌筋膜室综合征的后遗症。

病理

病变常位于胸锁乳突肌中、下1/3处。表现为质硬、圆形或椭圆形的肿块。

临床表现

婴儿出生时并无异常，约7~10天后发现一侧颈部胸锁乳突肌中、下1/3处有肿块隆起，质坚硬，呈圆形或椭圆形，底部不固定，可移动，无压痛。头偏向患侧，下颌转向健侧，活动有不同程度受限。一段时间后，肿块逐渐消失，出现坚硬的条索状胸锁乳突肌，头颈向健侧旋转，颈部向患侧旋转和健侧侧屈活动明显受限(颈部活动尤其是屈曲活动受限更明显)。同时出现头面部不对称，患侧面部发育落后。

(二)先天性马蹄内翻足

先天性马蹄内翻足是最常见的足部先天性畸形，发病率为1‰，男性多见，男女之比约为5∶1，双侧多见，占50%左右。马蹄内翻足可单独存在，也可伴其他畸形，如发育性髋关节发育不良、先天性多发性关节挛缩症、并指、多指等。大部分患者为散发病例，但有文献报道，本畸形有家族性，属常染色体显性遗传伴不完全外显率。

病因

先天性马蹄内翻足的病因尚不十分清楚，与下列因素有关：

1.遗传因素

患有马蹄内翻足的家族，其子代发病率是正常人群的25~30倍。有学者认为其遗传模式是多基因遗传基础上的多因素协同作用所致。

2.神经肌肉病变

研究发现足和小腿后内侧肌肉中的Ⅰ型和Ⅱ型肌纤维分布异常。神经电生理研究发现大部分患儿有脊髓和周围神经损伤，有的病例合并隐性骶椎裂，小腿肌肉明显萎缩，经过治疗改善不明显。

3.基因突变

近年研究发现转录因子Hox基因与马蹄内翻足相关，该基因在胚胎发育过程中，调控肢体的形成，因此Hox基因可能导致先天性马蹄内翻足。

4.胚胎期骨骼发育异常和纤维组织挛缩

有学者研究表明，马蹄内翻足有软骨发育缺陷和软组织的挛缩。

5.其他

如血管异常、孕早期羊膜穿刺等也可能导致马蹄内翻足。

病理

在治疗马蹄内翻足之前，我们先要清楚地了解马蹄内翻足畸形的病理变化。马蹄内翻足畸形主要的三种病理变化是踝关节跖屈、跟骨内翻和前足内收畸形，大部分患儿还伴有不同程度的胫骨内旋。畸形的程度轻重不一。

先天性马蹄内翻足通常还合并足部软组织的挛缩或异常，进一步加重畸形程度，增加了骨性畸形矫正以及关节力线恢复的难度。

临床表现

生后一足或双足呈现马蹄内翻改变。前足表现内收、内旋，中足内侧移位、后足内翻和马蹄改变，可以伴有胫骨内旋，诊断并不困难，应注意是否存在肌肉骨骼系统疾病和神经管闭合不全。

分类

按病因学可分三类：

1.姿势性马蹄内翻足

是柔韧的，是由于怀孕后期宫内胎位所致，经系列石膏矫形，畸形很快纠正；早期畸形较轻的甚至可手法按摩矫正。

2.特发性马蹄内翻足

僵硬程度中等，为多种因素协同所致。

3.畸形性马蹄内翻足

常伴有关节挛缩、脊髓脊膜膨出和其他全身性疾病，僵硬严重，治疗很难。

从临床治疗效果观察，一般分为僵硬型和松软型两类：

1.僵硬型

严重而固定，跖面可见一条深的横形皮肤皱褶，跟骨小，跟骨因下垂而隐藏于内，跟腱细而紧，皮肤也相对紧绷，呈明显马蹄、内翻、内收畸形，多为双侧。

2. 松软型

畸形程度较轻，足小，皮肤、肌腱均不紧，可用手法矫正。

（三）多指、并指畸形

1. 多指畸形

多指畸形是最多见的先天性手畸形（图9-5），表现为一个或多个指全部或部分的重复性，许多综合征中也伴有多指。拇指发病率占总数的90%，其次是小指多指，而中间指多指少见。一般认为由环境因素和遗传因素综合所致。

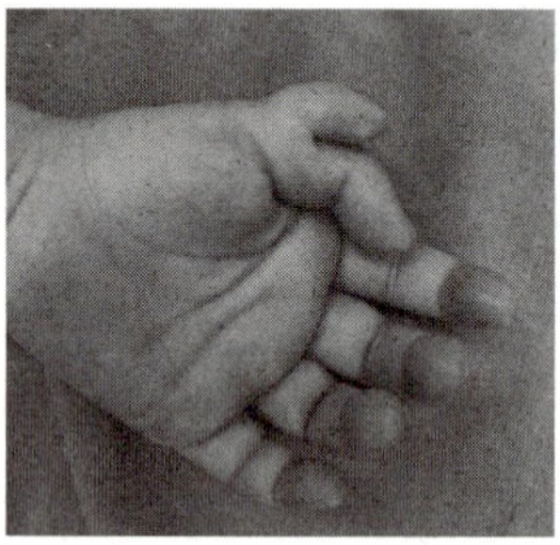

图9-5　多指畸形

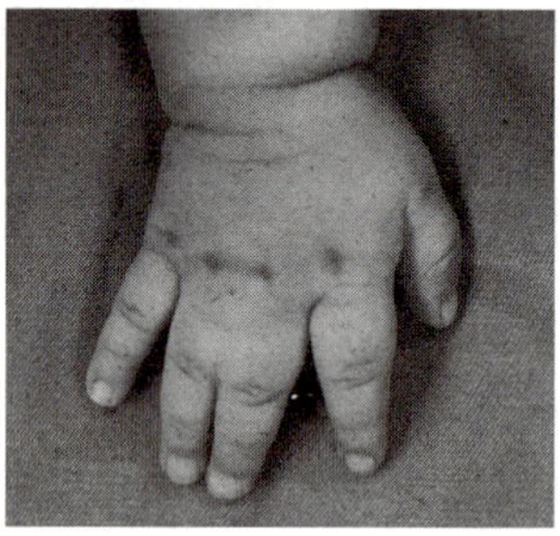

图9-6　并指畸形

2. 并指畸形

并指畸形也是人群中比较常见的手部先天性畸形（图9-6），仅次于多指畸形，大多数为常染色体显性遗传。并指畸形分为部分并指和完全型并指，如果只涉及软组织，是为简单型；如果伴有指骨间融合是为复杂型。并指以中指和环指两者之间最为常见。

（四）先天性狭窄性腱鞘炎

狭窄性腱鞘炎是婴幼儿常见的先天性畸形。主要特征是手指指间关节屈曲畸形，掌侧掌指关节有硬结，单侧多见。发病与先天性因素有关。多在出生后数月或1岁以后发现。（图9-7）拇指的指骨间关节固定在屈曲位，伸直受限。强行伸直时患儿哭啼，在弹响的同时伸直拇指。不能伸直者也不少见。在拇指掌指关节掌侧可摸增粗的肌腱硬结。

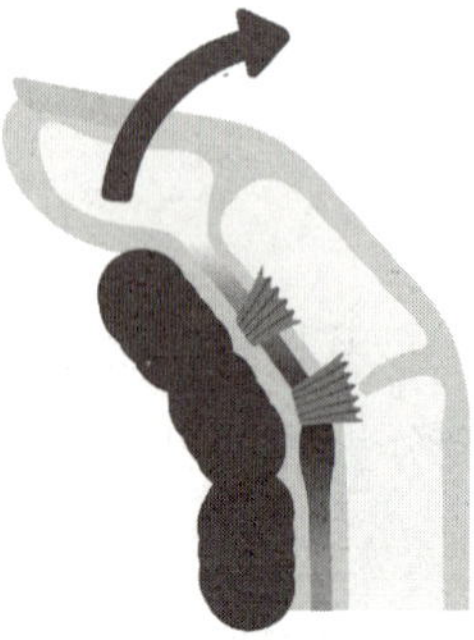

图9-7　狭窄性腱鞘炎

二、发育性髋关节发育不良

发育性髋关节发育不良是婴幼儿最常见的四肢畸形之一，是指发生在出生前及出生后股骨头和髋臼在发育和(或)解剖关系中出现异常的一系列髋关节病症。它可以是非常轻微的髋臼发育不良，也可以是导致成人期严重丧失关节功能的髋关节病变。最初认为它是由原发性髋臼发育不良和关节韧带松弛造成的，故称之为先天性髋关节脱位。随着病因学研究的不断深入，人们逐渐认识到它是髋关节发育过程中一类疾病的总称，在不同年龄阶段有不同的表现。1992年，北美小儿矫形外科学会将先天性髋关节脱位更名为发育性髋关节发育不良。随后欧洲、日本和我国的香港地区均已相继更名。20世纪末我国的小儿骨科医生也普遍接受了这一更名。

病因

发育性髋关节发育不良的病因学是多因素的，受到激素和基因等的调控。胎儿发育过程中维持髋关节稳定的髋臼直径、深度和股骨头、圆韧带长度的比例，以及髋关节周围的肌肉、韧带和关节囊是否正常，成为本病病因学的解剖缺陷。本病常合并关节韧带松弛症、先天性马蹄内翻足、先天性斜颈及其他系统的畸形，这些均与先天性因素有关。本病多见于女孩，约占全部病例的80%~90%，可能与母亲松弛激素(放松韧带，扩张产道)通过胎盘进入胎儿体内产生松弛效应，它对女孩的影响远远大于男孩，这也是女孩发育性髋关节发育不良发病率高的原因。有家族史的发病率是没有家族史的7倍，不同种族的发病率差别很大，这可能遗传和种族有关。不同国度和地区的人们生活方式和习惯不尽相同，发育性髋关节发育不良发病率差别亦很大。在我国从南到北发育性髋关节发育不良发病率逐渐增高。这可能是由于北方寒冷，婴儿出生后常被置于襁褓内，捆绑双下肢，使髋关节呈伸直位，这些地区的发病率较高。相反我国南方一些少数民族，习惯背婴儿，双髋外展，其发病率明显较低。另外本病的发生还与母亲分娩时胎儿的胎位、分娩方式、分娩次数等有关，臀位产发病率比正常高5倍。流行病学研究结果显示，内分泌因素、分娩、生活习惯和环境等对发育性髋关节发育不良的发生均有直接的影响。

类型

发育性髋关节发育不良由于其病变程度的不同，常分为三型：

1.髋臼发育不良

其又称为不稳定髋关节。新生婴儿髋关节不稳定的发生率较高约在0.1%~3.5%，X线片表现为髋臼指数增大，并随生长发育而逐渐稳定。如果采用髋关节外展位而随之自愈；少数持续存在髋臼发育不良，在年长后出现症状，需手术治疗。

2.髋关节半脱位

股骨头和髋臼发育较差，股骨头向外上方移位，但未完全脱离髋臼，保留部分关节面接触。X线片表现为股骨头向外移位、髋臼指数增大至30°以上，但腹股沟前方仍可摸及股骨头。髋关节半脱位不一定是髋臼发育不良的结果，也不是髋关节脱位的必然过渡阶段，它可长期存在，成为一独立类型。

3.髋关节脱位

此型最为常见，股骨头已明显脱离髋臼，多数向外、上移位，原始关节面无接触（图9-8）。关节造影中盂唇嵌入关节中，使髋臼与股骨头隔离，股骨头无法进入髋臼。随着年龄的增大，出现很多继发性的变化，使治疗更困难。

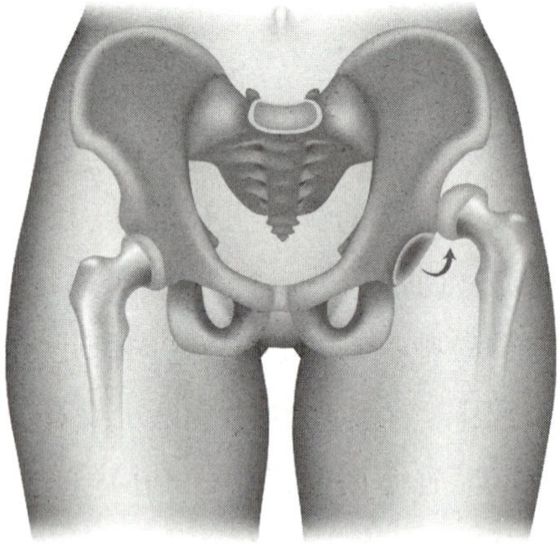

图9-8 髋关节脱位

极少数患儿出生前即发生脱位，生后有关节活动受限，不能手法复位；多为双侧髋关节脱位，双膝关节伸直位僵硬，不能屈曲，双手双足极度外旋位，单独割裂出来，称为畸形性髋关节脱位。多见于先天性多发性关节挛缩症，需手术治疗，但治疗难度大，疗效往往不理想。

病理

发育性髋关节发育不良是一个逐渐进展的疾病，不同年龄段有不同的解剖方面的改变，多数情况下早期是可以逆转的。它包括骨骼和软组织两方面变化。

1.骨骼改变

髋关节发育异常是最重要的病理改变，这些病理改变包括骨盆、髋臼、股骨头、股骨颈，甚至骨盆及脊柱也会相继出现一些代偿性或失代偿性的改变。

(1)髋臼：髋臼的发育有一个动态变化的过程，即胚胎期髋臼较深呈球窝状，而接近分娩时则变浅，多数出生后逐渐加深，最终充分覆盖股骨头。脱位的股骨头刺激使髂翼出现凹陷，关节囊在此处粘连形成假髋臼。

(2)股骨头：正常股骨头呈球形，脱位后股骨头骨骺较小，发育迟缓，随着时间推移股骨头失去球形而不规则。

(3)股骨颈：股骨颈变短变粗。正常股骨颈前倾角5°~15°，新生儿此角高达15°~30°，到2岁时逐渐减少至15°左右。发育性髋关节发育不良时股骨头在髋臼后方，正常肌肉收缩使股骨头向前旋转，前倾角因而增大，甚至超过60°以上。

(4)骨盆：单侧的脱位使骨盆倾斜，脊柱出现代偿性弯曲。双侧性脱位使骨盆较垂直，腰椎前凸增加，臀部后突，行走时表现为"鸭步"。

2. 软组织改变

髋关节周围的软组织都有变化，有些在很早即存在，另外一些以后才出现。最重要的仍是盂唇、关节囊与肌腱。如脱位时关节囊拉长、变形，圆韧带拉长、增生，肌肉及筋膜如臀肌、阔筋膜张肌、内收肌群、髂腰肌不同程度的挛缩，阻碍股骨头复位。

临床表现

倘若每一个新生儿生后均能做常规检查，在3~7天内明确诊断而进行治疗，其疗效最理想。1岁以内明确诊断，治疗成功，日后X线片检查可完全正常，说明早期诊断和治疗的重要性。

在新生儿期和小婴儿期(出生后至6个月)进行细致的临床检查特别重要，因为在这个年龄段仅依靠X线检查作出诊断有难度。

髋关节脱位时，大腿与小腿不相称，臀部宽，腹股沟皱纹不对称，患侧短或消失。臀部的皮肤皱纹亦不相同，患侧升高或多一条，整个下肢短缩，呈轻度外旋位。这种皮纹不对称并不代表一定存在髋关节发育不良，只能是作为需要进一步检查的体征。正常婴儿可有皮纹不对称，而髋关节脱位患儿也可有对称的皮纹。由于髋关节脱位，触摸股动脉会感觉搏动明显减弱，这是由于股动脉失去了股骨头的衬托所致。

年龄在6~18个月的婴幼儿，临床表现有了一些变化。如股骨头已脱出了髋臼，单纯外展髋关节已不可能使股骨头纳入髋臼，表现为髋关节外展功能受限。将婴幼儿平卧于检查台上，屈膝、屈髋各90°，检查者面对婴幼儿臀部，两手握住双膝同时外展，正常膝外侧面可触及台面，脱位时患侧只能达到75~80°，称为髋关节外展试验阳性，是最可靠的脱位征象。当股骨头不仅向外侧脱位，而且还向上脱位，引起脱位侧股骨相对短缩时，则患儿仰卧屈髋屈膝，两足平行置于床面，两踝靠拢可见两膝高低不等。由于双侧髋关节脱位无不对称表现，可采取其他检查帮助判别。检查者可将中指置于大转子处，将食指置于髂前上棘处，两点的连线应指向肚脐。如果髋关节脱位，大转子上移，该连线则指向肚脐以下。

进入行走年龄的儿童，患儿通常以跛行或步态异常为主诉。单侧脱位者，临床征象明显，患侧下肢短缩，跛行；双侧脱位识别较困难，但腰椎前凸加大，臀部后凸明显，步态摇摆很常见，表现"鸭步"姿态。

三、脊柱侧弯

（一）特发性脊柱侧弯

脊柱侧弯是脊柱正常中心轴线的侧向弯曲，同时伴有不同程度的生理曲度丧失和椎体水平旋转，是一种三维平面的改变（图9-9）。生后脊柱正常，随发育出现原因不明的脊柱弯曲称之为特发性脊柱侧弯。由于大部分患者青春期发病，所以又称为青春期特发性脊柱侧弯。该病发病率较高，欧美发达国家达2%~3%（Cobb角大于10°），Cobb角大于30°仍高达2‰~3‰。国内普查大约在1‰，女性发病尤为多见，男女之比为1∶（7~10），甚而更多。由于是无原因、无症状发病，患者就诊时往往畸形已经较重，所以目前国际上提倡在中小学校进行广泛的普查，以早期发现该病，控制其发展，减少手术率，降低致残率，提高生命质量。

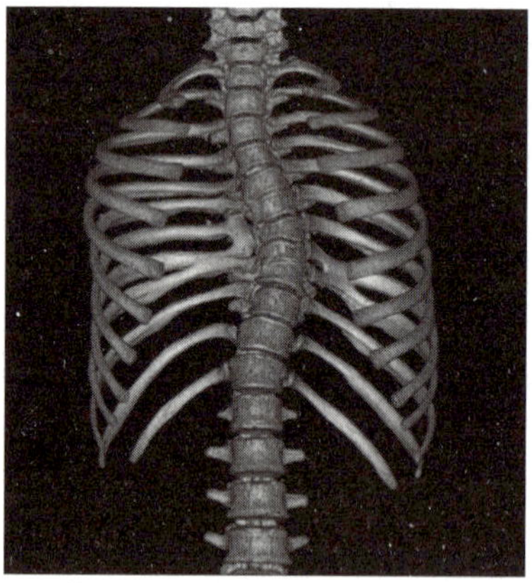

图9-9　脊柱侧弯

病因及分类

特发性脊柱侧弯病因不明，研究、推论、学说众多，目前趋向认为是多基因遗传加之神经肌肉系统改变导致了脊柱侧弯。

特发性脊柱侧弯依其年龄可分为婴儿型（生后至3岁）、少年型（3~10岁）和青少年型（10~17岁）。

病理

脊柱侧弯弧度的转折部称为顶点，其上下逐渐减轻乃至消失。并发的椎体旋转总是旋向侧弯的突侧。因此，棘突指向凹侧。生长中的脊柱因有侧弯而承受不同的压力，随侧弯的严重程度而表现不同的椎体楔形改变。胸廓因侧弯而变形。因胸椎旋转和向一侧移位使凸侧肋骨向后方隆起，产生“驼峰”畸形。伴有胸椎直背畸形者，会使胸腔容积减小，进而心肺功能受损。特发性脊柱侧弯发生脊神经损伤现象并不多见。

临床表现

患儿因双肩不等高、胸廓畸形、骨盆倾斜、髋部突出或脊柱不正直而就诊。有的是在摄胸部X线片时偶然发现。少数患儿诉背痛或易疲乏。对有症状的患儿应仔细检查有无并发其他畸形。

脊柱检查的次序为：

(1)患儿站立，脱衣后从前、侧、后方观察脊柱的姿势，力线，是否并发脊柱后突。目测双肩高度、肩胛骨位置和双侧腰部曲线是否对称。

(2)用铅垂线一端置第7颈椎棘突，正常下垂线应通过臀中沟。如躯干向一侧偏斜，则垂线偏离臀中沟。即侧弯失去代偿。

(3)前屈试验检查脊柱旋转畸形的严重程度和旋转方向。患者双膝伸直，双足靠拢，向前弯腰，双手扶膝。对比两侧胸背的高度是否对称。可用特制角度尺测量双侧的倾斜度。通过前屈试验可以进行中学生普查。

(4)检查侧弯弧度的柔韧性：患儿直立，再向左右两侧弯曲躯干，观察侧弯的矫正程度。

(5)注意患儿有无韧带过度松弛，肌力是否正常，皮肤有无咖啡色素斑或足部畸形。目的是检查有无神经系统并发症以及神经纤维瘤病等病因。

(二)先天性脊柱侧弯

先天性脊柱侧弯由椎体发育畸形引起。发病率：1/1000；发生部位：胸、腰、颈椎均可以发生。由于半椎体的位置和椎体的不同区域融合导致脊柱畸形，表现为侧弯、后凸(多见)和前凸(少见)。伴随畸形：常常伴有其他系统的畸形，如神经系统畸形占35%，包括有脊髓纵裂、脊髓栓系、脊髓空洞等，MRI检查可以明确诊断；泌尿系统畸形占20%，甚而会更高，超声检查可以确诊；心脏病占10%~15%，应用心脏超声扇扫确定。

病因无明显的遗传因素，大部分患者为散发，畸形包括：椎体畸形、椎板畸形、肋骨畸形、椎管畸形，以及椎体、椎板间部分融合。

操作流程

(1)观看Pavlik连衣挽具(吊带)佩戴方法视频。

(2)实操练习，掌握穿戴要点：如何穿、如何脱。

(3)熟知护理要点：

①佩戴前穿衣服的指导；

②佩戴后如何穿吊带和如何脱吊带的指导；

③佩戴中的护理要点；

④治疗结束后的护理建议。

任务评价

教学评价：

主题	内容	优秀	良好	一般	较差	很差
学习态度	能准时参加全部课程，按时提交作业，及时查阅教师上传的学习材料	5	4	3	2	1
专业知识	掌握婴幼儿运动系统常见疾病的病因，及其相对应的临床表现	5	4	3	2	1
研讨精神	积极参与讨论，对其他人的发言能提出合理的分析和见解	5	4	3	2	1
团队协作	能很好地融入课堂小组讨论，共同推进学习进程	5	4	3	2	1
沟通交流	能够清晰准确地表达自己的观点，与他人交流时态度语气恰当	5	4	3	2	1
人文素养	能够关注医学人文知识，有意识地树立职业精神	5	4	3	2	1
信息素养	会检索常见的医学专业文献数据库，主动阅读医学文献	5	4	3	2	1
实践应用	能够准确描述婴幼儿运动系统常见疾病的主要表现及做出初步的识别	5	4	3	2	1
自我小结						

企业评价：

评价维度	评价项目	评价内容	评价标准	学习反思与小结
判断与识别	行为观察	婴幼儿运动系统检查方法	是否了解婴幼儿运动系统常见疾病，如“先天性肌性斜颈”“先天性马蹄内翻足”“多指、并指畸形”“先天性狭窄性腱鞘炎”“特发性脊柱侧弯”“先天性脊柱侧弯”的基本形态	
科学干预	环境提供	适宜的室内环境创设	能否根据婴幼儿运动系统病症的康复需要进行室内环境的创设	
	发展支持	科学的护理设计	能否熟练穿戴 Pavlik 连衣挽具（吊带）	
与家长沟通	沟通能力	婴幼儿运动系统常见疾病症状的描述	能否有针对性地对有需要的家庭的护理和照顾提出专业的建议和意见	
		家庭教育指导能力	能否为“臀纹不对称”即髋关节发育不良患儿做护理	

项目小结

本项目首先详细介绍了婴幼儿骨骼肌肉系统的特点、运动系统的基本检查方法以及运动系统疾病的基本特点，让同学们了解了婴幼儿在骨骼肌肉系统上与成人的不同之处，最后简要介绍了几种运动系统常见疾病。同学们在学习时需要了解婴幼儿骨骼系统、肌肉系统的特点，掌握婴幼儿运动系统的基本检查方法，理解婴幼儿运动系统疾病的基本特点，熟悉婴幼儿运动系统常见疾病的病因及临床表现；能够通过这部分学习，熟知婴幼儿运动系统协调发展的支持策略。

思考题

1. 先天性肌性斜颈患儿的头和下颌分别偏向哪一侧？（　　）

A. 头偏向患侧，下颌偏向健侧

B. 头偏向健侧，下颌偏向患侧

C. 头和下颌均偏向健侧

D. 头和下颌均偏向患侧

E. 头偏向患侧，下颌不偏斜

答案

2.（判断题）臀部皮纹不对称的患儿一定存在髋关节发育不良或者脱位。（　　）

3. 发育性髋关节发育不良有哪几种类型？

实践实训

结合本项目所学设计一套能支持婴幼儿精细动作发展的家庭游戏方案。

推荐阅读

[1]（美）伯顿·L. 怀特. 从出生到三岁[M]. 宋苗译. 北京：联合出版公司，2016.

[2]成都市卫生健康委员会. 成都市家庭婴幼儿照护指南（试行），2021.

[3]郑玉巧. 郑玉巧育儿经·婴儿卷[M]. 南昌：二十一世纪出版社，2016.

[4]鲍秀兰. 0~3岁儿童最佳的人生开端——中国宝宝早期教育和潜能开发指南[M]. 北京：中国妇女出版社，2019.

（编写：宿玉玺，胡波，齐晓娅）

参考文献

[1]江载芳,申昆玲,沈颖.诸福棠实用儿科学[M].第8版.北京:人民卫生出版社,2015.

[2]蔡威,张潍平,魏光辉.小儿外科学[M].第5版.北京:人民卫生出版社,2020.

[3](美)伯顿·L.怀特.从出生到三岁[M].宋苗译.北京:联合出版公司,2016.

[4]王卫平,孙锟,常立文.儿科学[M].第9版.北京:人民卫生出版社,2018.

[5]郁波.婴幼儿感官教具设计研究[D].无锡:江南大学,2008.

[6]刘琍,刘智妹.扬州市婴幼儿眼病筛查结果分析及对策研究[J].现代医学,2020,48(06).

[7]陈伟伟,张荣涵,付晶.8351人次0~3岁眼科住院婴幼儿的临床特征分析[J].中华眼科医学杂志(电子版),2019,9(4).

[8]杨培增,范先群.眼科学[M].第9版.人民卫生出版社,2018.

[9]孙虹,张罗.耳鼻咽喉头颈外科学[M].第9版.北京:人民卫生出版社,2019.

[10]韩冰,历建强,兰兰,等.中国内地新生儿听力筛查情况的回顾性分析[J].听力学及言语疾病杂志,2012,20(01).

[11]张学军,郑捷.皮肤性病学[M].第9版.北京:人民卫生出版社,2018.

[12]马琳.儿童皮肤病学[M].北京:人民卫生出版社,2014.

[13]王雁.学前教育幼儿卫生与保健[M].北京:人民教育出版社,2018.

[14]夏长丽,等.人体解剖学[M].第11版.吉林:吉林科学出版社,2019.

[15]季成叶.儿童少年卫生学[M].第7版.北京:人民卫生出版社,2013.

[16]金星明.儿科专科医师规范化培训教材.发育行为学分册[M].北京:人民卫生出版社,2017.

[17]于菲.小儿神经系统疾病诊疗常规[M].汕头:汕头大学出版社,2019.

[18]罗云,等.小儿神经系统疾病诊断治疗学[M].北京:中国医药科技出版社,2001.

[19]彭凯平,闫伟.孩子的品格:写给父母的积极心理学[M].北京:中信出版集团,2021.

[20]丁文龙,刘学政.系统解剖学[M].第9版.北京:人民卫生出版社,2018.

[21]董炘.人体解剖学[M].第2版.北京:人民卫生出版社,2015.

[22]唐军民,高俊玲.组织学与胚胎学[M].第4版.北京:北京大学医学出版社,2018.

[23]张徽.幼儿卫生与保健[M].上海:华东师范大学出版社,2014.

[24]张金哲,潘少川,黄澄如.实用小儿外科学[M].杭州:浙江科学技术出版社,2003.

[25]李秋.儿科临床手册[M].北京:人民卫生出版社,2014.

[26]徐樨巍,刘志峰.儿童健康好帮手(儿童消化系统疾病分册)[M].北京:人民卫生出版社,2020.

[27]朱大年,王庭槐.生理学.[M].第8版.北京:人民卫生出版社,2013.

[28]张金哲,杨啟政,刘贵麟.中华小儿外科学[M].郑州:郑州大学出版社,2006.

[29]张永红,曹映红.学前儿童发展心理学[M].北京:高等教育出版社,2011.

[30]曹雪涛.医学免疫学[M].第7版.北京:人民卫生出版社,2013.

[31]于益芝.人体健康与免疫科普丛书·婴幼儿篇[M].北京:人民卫生出版社,2019.

[32]王理.儿童免疫知识问答[M].西安:陕西科学技术出版社,1990.

[33]《免疫力就是最好的医生》编委会.免疫力就是最好的医生[M].重庆:重庆出版社,2020.